動かなくなったカラダが
よみがえる
身体蘇生メソッド

中野ジェームズ修一 著

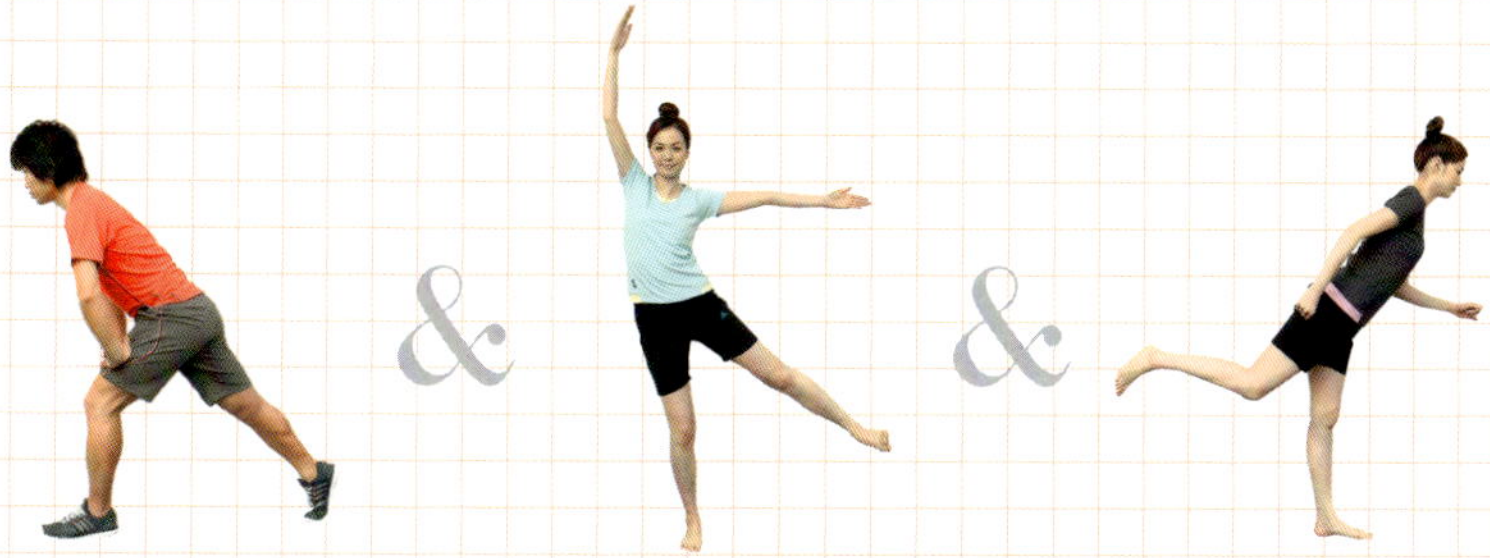

TRAINING　LOCOMO SELF CHECK　STRETCH

大泉書店

はじめに

最近感じるのは、高齢期を迎えた方たちの生活の二極化です。趣味や暮らしを大いに楽しみ、若者も負けてしまうほど元気な毎日を送られている方がいらっしゃるかと思えば、日々介護を必要とし、1日のほとんどをベッドや椅子の上で過ごしている方も、残念ながらたくさんお見受けします。

同年代でありながら、これほどの差がついてしまうのはどうしてでしょうか。

それは30代を迎えたあたりでの、自分のカラダとの向き合い方にあると、私は考えています。不摂生をしてもびくともしなかった20代を過ぎ、少しずつカラダの衰えを感じざるを得なくなった年代に差し掛かったときに、自分のカラダの状態を見直すか見直さないかで、その後の人生はまったく違ったものになってしまうのです。

人間は機械ではありませんから、どうしても年月とともにカラダの機能は低下していきます。しかし、運動や食事に気を配って、日頃からカラダのメンテナンスを欠かさずにいれば、その低下の速度は確実に落ちていきます。肉体的な老化は遅らせることができるのです。

いくつになってもカラダを自分の意志通りに動かせることは、もっとも幸せなことではないでしょうか。行きたいところへ自由に足を運べなくなってしまうと、どうしても人は気力を失いがちになるものです。夢や希望が持てないことほど寂しいものはないですよね。

80代、90代になったときに、やりたいことが何でも自分でできたら素敵だと思いませんか。年を重ねることも怖くなくなります。現にスキーやダンスなど、アクティブな趣味を満喫している方も大勢いらっしゃいます。一生、何かをあきらめることなく生きていくために、今すぐにでも自分のカラダの見直しをしてください。

本書では、あなたのカラダの可能性を最大限に引き出しながら、あなたの人生の可能性をも広げることを願ってまとめた「身体蘇生メソッド」をたくさん紹介しています。最初から、意気込んですべて実行しようとしなくても大丈夫です。ピンと来たところ、興味がわいたところからはじめてください。あなたのこれからの日々に、自分のカラダと関わる時間が増えることを心から願っています。

中野ジェームズ修一

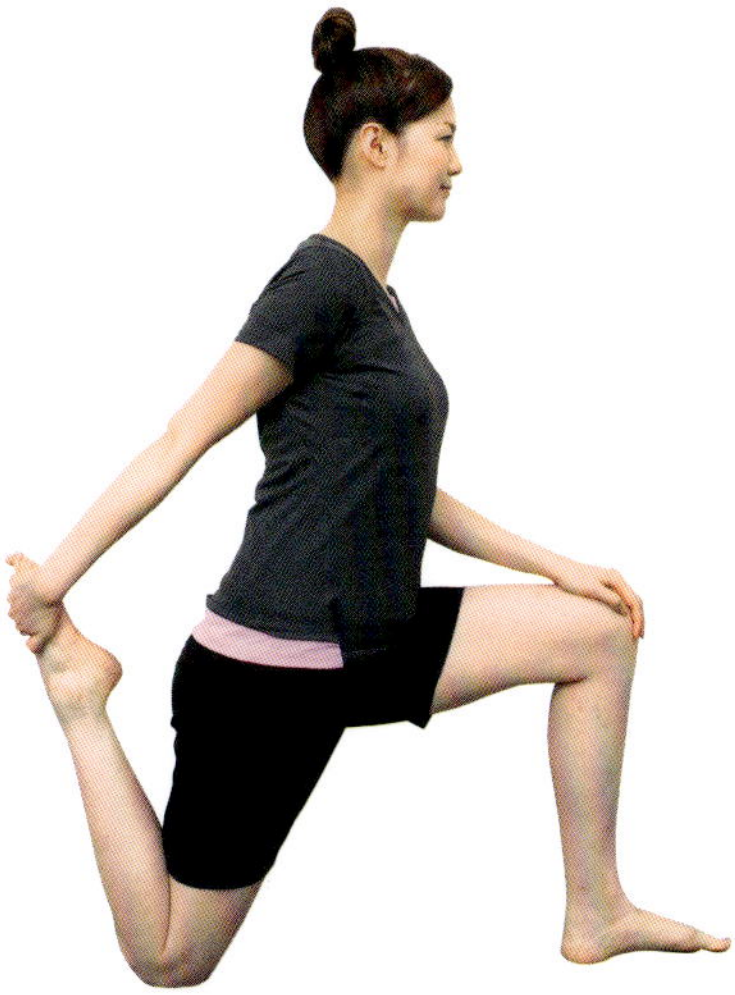

INTRO 蘇生理論 1

運動不足な人ほどカラダの衰えが加速

何もしなければ20歳前後をピークに筋肉量が減っていく

現在、40~74歳の男性では50パーセント、女性では20パーセントもの人が、メタボリックシンドローム(内臓脂肪症候群)が疑われています。これは、20歳前後をピークに、特別な運動をしていない人は、筋肉量が年1パーセント程度ずつ減っていくことに大きな原因があります。筋肉量が減れば、脂肪燃焼量も減ります。若い頃は運動せずとも体型を維持できていた人も、30歳を過ぎたころから、お腹まわり、ウエストまわりのサイズが気になりだすのは

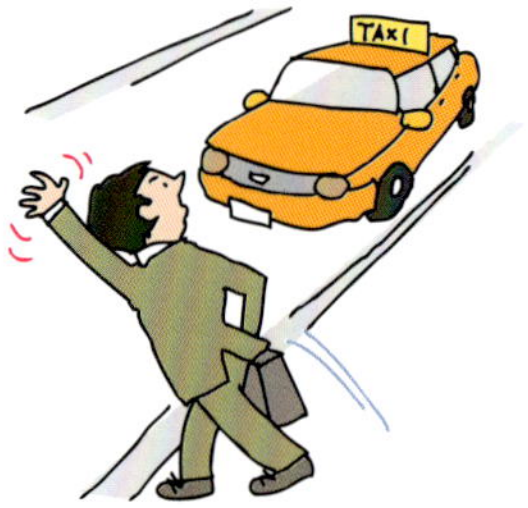

歩くのがおっくう

歩くのは、もっとも手軽で身近な運動。歩きやすい靴を探すなりして、もっと脚を使う毎日に切り替えましょう。歩く癖をつけてしまえば、だんだん苦にならずに歩けるようになっていきます。

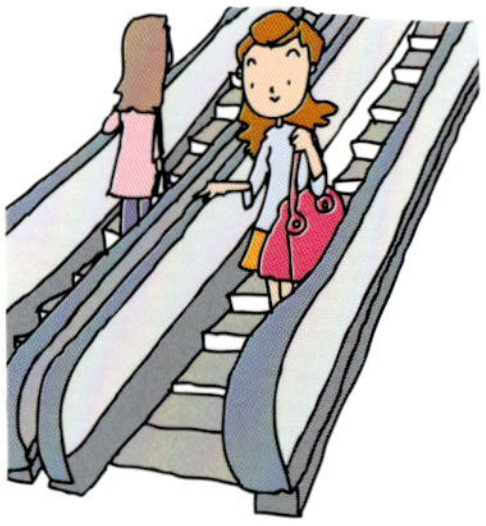

階段は嫌い

階段を上り下りすると、片脚で全体重を支えることになるので負荷が2倍になり、脚腰の筋肉を効果的に鍛えられます。今日からエレベーター、エスカレーターを使わない生活をはじめましょう。

そのため。まったく運動の機会を持たずにいれば、脂肪は蓄積されていくばかりなのです。

特にこのページの下段のような生活を送っている人はカラダの衰えもどんどん加速してしまいます。

子どもの運動会で走ってたら脚がもつれて転んでしまった…

また、日頃ほとんど運動をしていない人が、いきなり激しくカラダを動かしたりすると、脚がもつれることがあります。これは下半身の筋肉が使われていない証拠。お子さんの運動会で、勢い余って転んでしまったとしても無理もないのです。

階段を使う、早歩きをするなど、徐々に脚を使う時間を増やしていくと、次第に下半身が強化され、運動に耐えられるカラダに変わっていきます。その感覚をつかむことからはじめてください。

まったく運動しなかった頃と比べれば、着実に筋肉に刺激が加わっているので、体型も、体調も改善されているのがわかるはずです。

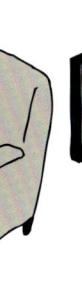

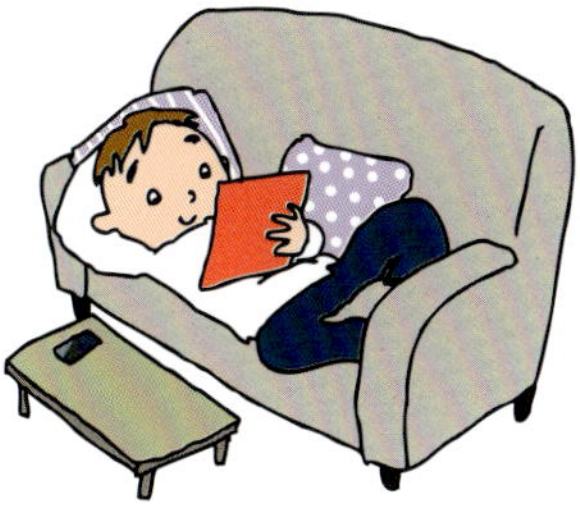

休日はゴロ寝が一番

ゴロゴロ寝ていても、実は疲れはとれません。積極的にカラダを動かすことで、血行がうながされ、老廃物もスムーズに排出でき、結果として疲労が回復します。運動後の爽快感でストレスも解消！

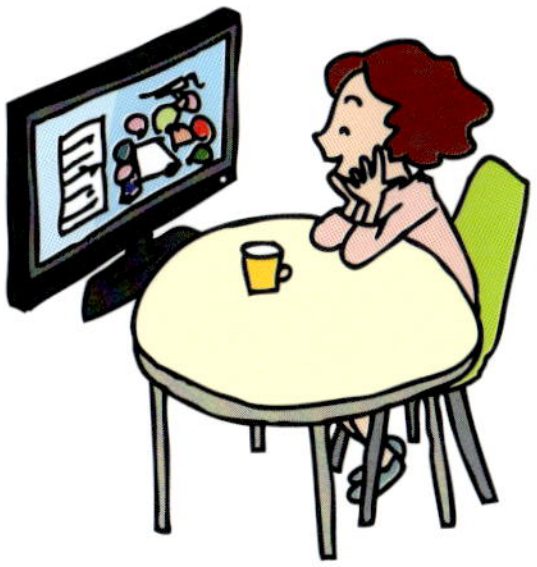

ウォーキングも3日坊主

ウォーキングに挫折しないためには、歩くのが楽しみになるような道を選ぶのも大切です。さらに同士がいれば理想的。気の合う友人や家族とともに励まし合って行えば、きっと続くことでしょう。

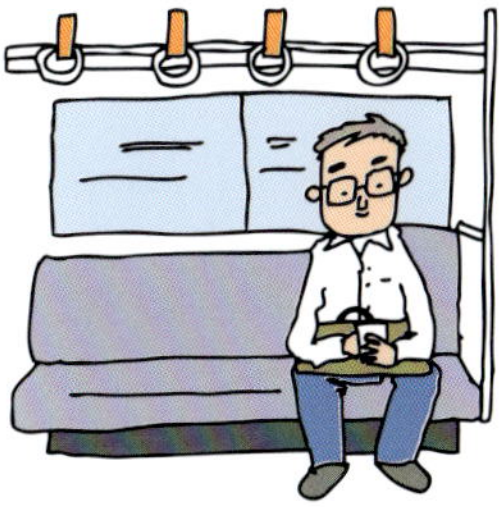

電車では絶対座る

電車内で立っているだけでも筋トレになります。背筋を伸ばし、体幹を意識してバランスをとって立つことで全身の筋肉が鍛えられます。急ブレーキに備え、すぐにつり革や手すりにつかまれる状態で行いましょう。

カラダが衰えたと感じたことありませんか?

INTRO 蘇生理論

2 筋肉量の低下によってカラダは衰えていく

若い頃に比べて カラダが思うように動かない…

学生時代の仲間と久しぶりにテニスに出かけたものの、カラダが以前と同じように動いてくれない！　すぐにへばってしまった……こんな事態にショックを受けたことはありませんか。これは一大事とばかりに、ジムへの入会を決意したりした人もいらっしゃるでしょうか。

大丈夫です。ジムなどへ通ったりしなくとも、日常の暮らしを一変しなくても、ちょっとした心掛け次第で誰でも無理なく、自然に動けるカラダをとり戻すことができます。

そのカギは、筋肉を鍛えることにあります。実はカラダの衰えとは、イコール筋肉量の低下によって起きたといってもよいでしょう。さら

MEMO

基礎代謝量と筋肉の関係

年をとるごとに太りやすくなるのは、年齢のせいだけではありません。これは基礎代謝量が減ったため。生命維持のために最低限必要とされるこの基礎代謝量は、筋肉量と密接な関係があり、筋肉が1キロ減ると、1日にして約50キロカロリーの代謝が落ちるといわれています。

つまり筋肉量を増やせば、食べても太りにくいカラダが得られるのです。運動はカロリーを消費する目的だけではなく、筋肉量を増やすためにも必要です。

には筋肉の柔軟性が失われ、カラダのバランスが崩れたために起こったことなのです。そして日頃の運動不足は、どんどん筋肉を退化させますから、何も行動を起こさずにいればカラダは老ける一方に。

つまり、カラダを錆びつかせたくなかったなら、1日に10分でも15分でも運動する習慣を持ち、筋肉を維持することです。筋肉は、働きかければ必ずこたえてくれます。快適で、活動的な毎日は、日常の運動から。今日からぜひ、はじめてください。

まずは歩くだけでもOK 有酸素運動で基礎体力の向上を！

もっともはじめやすい運動、それは歩くことです。カラダの機能に磨きをかけるためには体力の向上が必要ですが、これには有酸素運動が効果的。息がはずむくらいの軽い動作をリズミカルに続ける運動のことです。エアロビクスやダンスなどが代表的なものですが、歩くことも立派な有酸素運動です。ややきつい、というペースで歩いてみましょう。続けていくと心臓の容積が大きくなります。心臓が1回の拍動で送り出せる血液量が増えるため、心肺機能が高まり、体力、持久力ともに上がるのです。基礎体力の向上は、これから運動をしていくベースになります。

MEMO

加齢にともなうカラダの悩み

加齢にともなうカラダの悩みの多くは、どれも筋肉量の低下と深く関係しています。たとえば疲れやすさ。しっかりと筋肉があれば、持久力も高く、体力が維持されるでしょう。

そしておなじみの肩こり、腰痛も、原因のいくつかは低筋力によるものです。運動することで筋肉に適切な刺激を与え、筋力をつけてあげれば解消できます。もちろんダイエット効果もアップ！　筋肉量を増やせば、代謝が上がり、体脂肪の燃焼スピードも上がるのです。

動かなくなったカラダがよみがえる

身体蘇生メソッド

Contents

はじめに …… 2
運動不足な人ほどカラダの衰えが加速 …… 4
筋肉量の低下によってカラダは衰えていく …… 6

PART 1 カラダの衰えを感じたら

筋肉量を増やすのに年齢は関係がない …… 12
毛細血管の数を増やして細胞を再生 …… 14
運動器の機能低下は30代から予防する …… 16

ロコモチェック

片脚でのバランスと筋力チェック …… 18
大腿部と臀部の筋力チェック …… 19
脊柱の可動域チェック …… 20
全身の筋力と柔軟性チェック …… 21
Kのポーズチェック …… 22
スプリットチェック …… 23
放っておくと筋肉量はどんどん減少する …… 24
現実を認識するのが意識革命のはじまり …… 26
特に女性が注意すべき骨粗しょう症とは？ …… 28
動けるカラダをキープするために …… 30
腹筋運動だけではお腹の脂肪は減らない …… 32
成人男性なら体脂肪率12～13％を目指そう …… 34
心拍を計ることで確実な結果が出る …… 36
動けるカラダづくりでスポーツを楽しもう …… 38
動けるカラダをとり戻す身体蘇生メソッドとは？ …… 40
●Column トレーニングの意外な効果 …… 44

PART 2 正しいストレッチでカラダのベースづくり

ストレッチの考え方間違っていませんか？ …… 46
自分に合わせたストレッチを行う …… 48

ストレッチメソッド

肩と肩甲骨をほぐす　肘まわしストレッチ …… 50
肩甲骨まわりの筋肉をほぐす　肩甲骨まわし …… 51
腰背部全体をほぐす　腰〜背中・肩まわりのストレッチ …… 52
手首を曲げ前腕部をほぐす　前腕のストレッチ …… 53
腰まわりの筋肉をほぐす　腰背部のストレッチ …… 54
腰から脇をほぐす　広背筋のストレッチ …… 55
腰のまわりを緩める　腰緩めストレッチ …… 56
腰の違和感を改善する　腰方形筋のストレッチ …… 57
股関節をほぐす　股関節まわしストレッチ …… 58
股関節をやわらげる　股関節の振り子運動ストレッチ …… 59
上半身と下半身をしっかりつなぐ　腸腰筋のストレッチ …… 60
お尻の筋肉をほぐす　大臀筋のストレッチ …… 61
太ももの前面をほぐす　大腿四頭筋のストレッチ …… 62
太ももの裏側をほぐす　ハムストリングスのストレッチ …… 63
お尻の奥をほぐす　梨状筋のストレッチ …… 64
脚の側面をほぐす　大腿筋膜張筋のストレッチ …… 65
内ももの筋肉をほぐす　内転筋群のストレッチ …… 66
ふくらはぎをほぐす　腓腹筋のストレッチ …… 67
ふくらはぎをほぐす　ヒラメ筋のストレッチ …… 68
足裏の筋肉をほぐす　足底筋のストレッチ …… 69
風呂上がりマッサージが疲労回復のコツ …… 70

セルフマッサージメソッド

お尻の筋肉をほぐす　中臀筋のボールマッサージ …… 72
ふくらはぎの筋肉をほぐす　下腿三頭筋のボールマッサージ …… 73
足の底の筋肉をほぐす　足底筋のボールマッサージ …… 74
胸の筋肉をほぐす　小胸筋のボールマッサージ …… 75
すねの筋肉をほぐす　頸骨筋のボールマッサージ …… 76
ふくらはぎの筋肉をほぐす　下腿三頭筋の筒マッサージ …… 77
●Column　静的ストレッチと動的ストレッチ …… 78

PART 3 動けるカラダのための正しい筋トレ

効果的に筋肉量を増やす筋トレメソッド …… 80

しっかり筋トレメソッド

ワンレッグスクワット　太ももの筋肉を鍛える …… 82
ワンレッグスクワット&ベントオーバーラテラルレイズ　太ももから背中を鍛える …… 84
バックランジwithキャスターチェアー　太ももとお尻の筋肉を鍛える …… 86
スクワット&フロントアーム　太ももと肩を鍛える …… 88
ワンレッグサイドスクワットwithチェアー　太ももとお尻を鍛える …… 90

フロアレッグアダクション　太ももの内側を鍛える……92
リバースフライ　背中と腕の筋肉を鍛える……94
チェアープッシュアップ　胸と腕を鍛える……96
アンダーチェアーチンニング&レッグレイズ　お腹まわりを鍛える……98
サイドプランク&ヒップアブダクション
お尻とお腹まわりを鍛える……100
フロアクライマーポジション　体幹とお腹まわりを鍛える……102

ゆる筋トレメソッド

太ももの筋肉を刺激する　イスの立ち上がり運動……104
ふくらはぎの筋肉を刺激する　歯磨きしながら運動……105
太ももの筋肉を刺激する　階段を上りながら運動……106
太ももの内側を刺激する　イスに座りながら運動……107
太ももからお尻の筋肉を刺激する　休憩しながら運動……108
太ももからお尻の筋肉を刺激する　仕事をしながら運動……109
ランニングは下半身強化に最適……110
心肺機能を高めるウォーキングの方法……112

ランニングメソッド

ランニングで重要な2つのポイント
ランニングフォームで意識すること……114
ランニングで疲労した筋肉をほぐす　ランニング後のストレッチ……116
●Column　若返りたいなら靴選びにもこだわろう……118

PART 4 食生活でカラダの中から変える

1日14品目の食事で簡単栄養管理……120
食欲コントロールで動けるカラダへ……122
スポーツドリンクはトレーニングに最適……124
朝食を抜くと筋肉量が減少する!?……126
肉を食べないと太りやすくなる事実……128
嗜好品と上手に付き合う方法……130
●Column　明確な動機を持つことが成功へのカギ……132

PART 5 継続するための極意

ほどよい目標が成功へ導いてくれる……134
成功体験の多い人ほど成功する……136
全身筋肉図解……138
モチベーションノート……140
おわりに……142

PART 1

カラダの衰えを感じたら

若い頃のようにカラダが動かない……。そんな肉体の衰えを感じたら、まずは自分のカラダと向き合うことが大事。ここでは衰えのメカニズムから動けるカラダに戻すためのノウハウを紹介します。

PART 1 蘇生理論

1 筋肉量を増やすのに年齢は関係がない

腕立て伏せ、あなたは何回できますか?

筋肉は、使わなければどんどん退化していきます。筋肉の衰えを、年をとったからとあきらめる必要はありません。60代、70代のボディビルダーが存在するのがその証拠。

現にトレーニングの現場でも目の当たりにすることですが、日常的に筋トレを行っている60代の女性が、涼しい顔で30回もの腕立て伏せをこなすのに対し、運動習慣のない10代、20代の女性は、成長ホルモンが活発に分泌されている年代であるのに、1回もできないということが多々あるのです。つまり、筋肉量を増やすのに年齢は無関係なのです。何歳からでも、はじめてしまえば確実に筋肉は鍛えられ、体力もアップ

MEMO

筋肉は決して努力を裏切らない

希望の会社に入れなかった、好きな人へ思いが届かなかった、などと、人生にはどれだけ努力をしても実らないことがあります。しかし、筋肉は適切に鍛えれば、はっきり努力が目に見えてあらわれるもの。がんばっても空回りせず、確実に結果が出ることというのは、そうはありません。トレーニングは毎日に、達成感と自己肯定感をもたらす効果も持っているのです。カラダを動かすことで、心も前向きになれるなんて、素晴らしいことですね。

します。さらにはカラダの不調も消えていきます。

そして、これまで運動と無縁の生活をしていた人でも、運動をすることで体調がよくなることが実感できれば、無理なく運動の習慣がつくものです。もちろん激しく、厳しいトレーニングを行わなくとも、1日わずか5分、10分といった、仕事や家事のすき間時間を利用してできる簡単なエクササイズで十分です。

筋肉がついてくれば、脂肪がつきにくく燃えやすくなる、持久力、基礎体力がアップする、身のこなしが軽やかになる、といった変化が起こるため、運動することにやりがいを感じ、いつの間にか習慣になってしまうのも素晴らしい効果のひとつです。さらに、新しいよい習慣がつけば、夜更かし、深酒などといったこれまでの悪しき習慣をやめることもできるかもしれません。生活からストレスが抜けるのは心地いいこと。それは必ず、10年、20年先でも動けるカラダにつながっていきます。

「腕立て伏せで使われる主な筋肉」

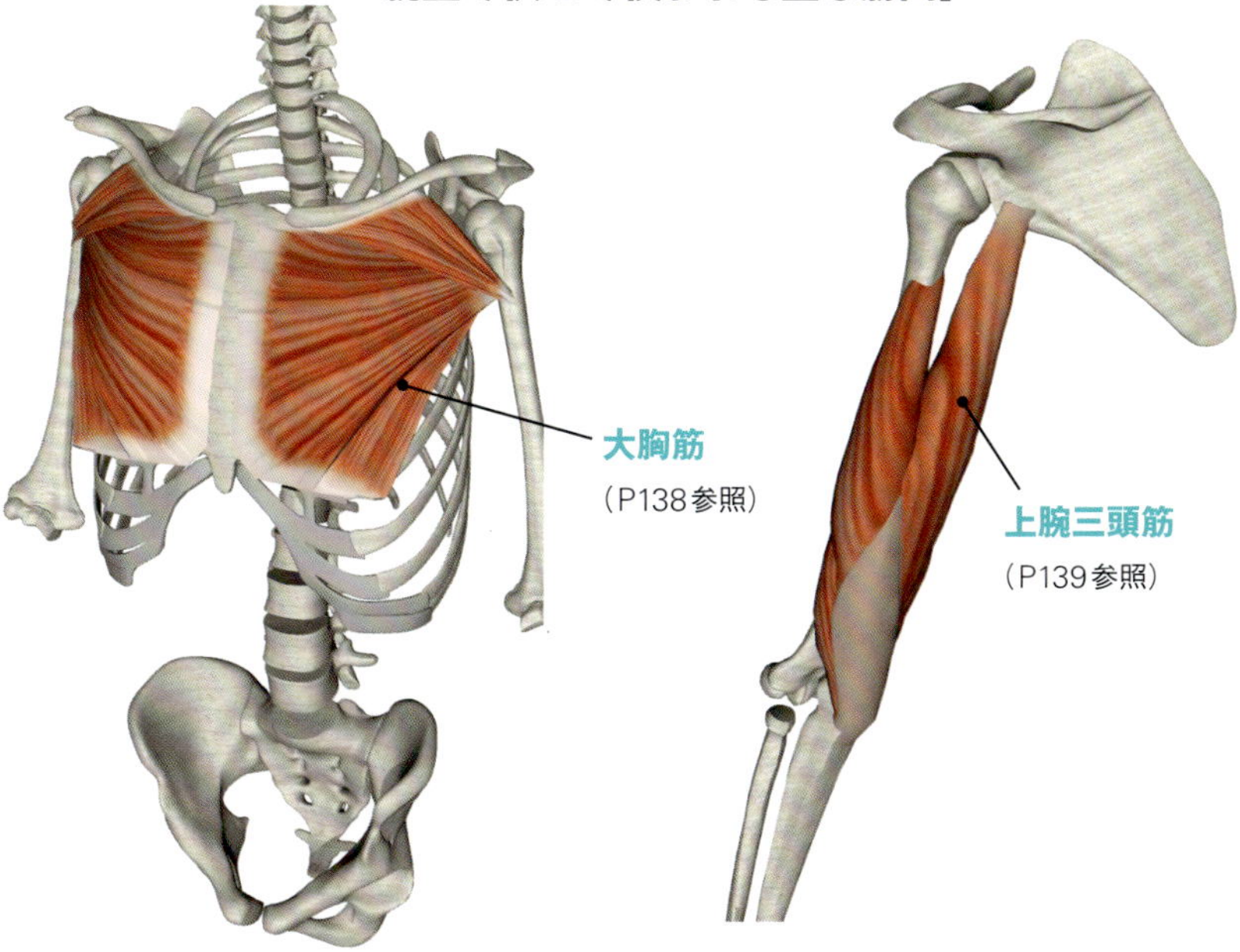

PART 1 蘇生理論

2 毛細血管の数を増やして細胞を再生

毛細血管の数が多いほど カラダ中に栄養と酸素が行き渡る

健康で美しい肌や髪の毛、爪を育てるために欠かせないのは、栄養と酸素を十分に全身に行き渡らせることです。肌や髪、爪に高価なローションやクリームを塗ってみても、それだけではカラダの細胞は蘇りません。わかりやすいイメージで説明すると、真の意味で細胞に生気を吹き込むには、体内に吸収された栄養と酸素が分解されて血液の中に溶け込み、筋肉の中にある血管を通って全身をめぐることで実現するのです。

つまり大事なのは、毛細血管の量です。どんな運動でも毛細血管の数の増加がみられることがわかっています。つまり筋肉を収縮、伸長

MEMO

化粧品、エステだけでは若返らない理由

食事や運動に気を配らず、外側から化粧品を塗ってみたり、エステで手入れをしても、肝心の細胞に活力がなければ効果は望めません。ハリやツヤのある美しい肌のためには、まずはバランスのよい食事が必要です。そして定期的にカラダを動かし栄養と酸素のめぐりをよくして、細胞の新陳代謝を上げましょう。また、運動によってカラダを変えていくことで、化粧品やエステの効果も期待できるでしょう。まずは細胞のコンディションを整えることが先決です。

させる動作を繰り返すことが、栄養と酸素を効率的に全身に届ける方法といえるのです。わかりやすい例でいうと、手のひらを握ったり開いたりと、グーパーグーパーさせることを数回繰り返すこと。これだけでも毛細血管は増えます。

ですから、普段からカラダを動かす習慣があるほど、筋肉の中に毛細血管が張りめぐらされ、素早く栄養と酸素が行き渡り、細胞は効率よく再生されます。カラダを動かさないでいると老化してしまうのは、こうしたカラダの仕組みによるものなのです。

衰え知らずのカラダづくりに！

Point 1 もっと筋肉を動かそう！

代謝のよさは、体質によるものだけではありません。筋肉を動かす機会が多い人ほど、毛細血管の量が多くなり、瞬時に全身に栄養と酸素が届くカラダになっているため、代謝が活発なのです。筋肉を鍛えるトレーニングは、もっとも効果的なアンチエイジング方法といえます。

Point 2 筋肉が元気になる食生活を

若くイキイキしたカラダに欠かせないのは、たんぱく質です。肌も髪も爪も、その主成分はたんぱく質。太るのを恐れて、肉類や魚介類、牛乳、乳製品といったものを避けるのはNGです。細胞の再生力を高めるためにも、運動と十分なたんぱく質の摂取を心掛けてください。

MEMO

カラダ年齢イコール肌年齢！

特に化粧品も変えていないのに、運動の機会が増えていくたびに、しわやたるみが改善されたという報告をよくいただきます。

これは運動がホルモンの分泌を促すほか、発汗によっても新陳代謝が高まることに原因があります。

ほどよくカラダを動かせば肌本来に備わっている保湿力や修復力が戻ってくるので、外から補うことに頼らなくても健康的な肌をつくることができるのです。

PART 1 蘇生理論

3 運動器の機能低下は30代から予防する

もしかしたら、あなたはロコモ予備軍かもしれない

ロコモと聞いて、ハワイ料理のロコモコを思い浮かべた人もいらっしゃるでしょうか。ロコモとは、「ロコモティブシンドローム」の通称です。和訳すると「運動器症候群」。筋肉、関節、骨といった運動器が衰えることにより、立つ、歩く、階段を上り下りするといった日常生活の動作が行えなくなり、やがて「要介護」と認定されるリスクが高まる状態のことをいいます。

「わたしはまだ若いから」と、介護をはるか先のことと考えている人も多いでしょう。しかし、運動器の機能低下は、なんと40歳くらいから早くも始まるのです。さらにロコモ予備軍とされている人の数

MEMO

あなたのカラダ、「省エネモード」になっていませんか？

メタボ予防のために、常に食事を制限している方も多いと思います。しかし、こうした人に限って、カラダを動かすことをしていません。食べないから体力が続かず、動けない。これは完全に、カラダが「省エネモード」になっています。しかしこのときに減っているのは、体脂肪ではなく、筋肉や骨。これでは元も子もありません。きちんと食べて、十分に運動する。このサイクルに変えていかなければ、ロコモは確実に忍び寄ってくるのです。

は、年々増加の一途をたどっています。

ある日突然、膝や腰に痛みが走り、思うように動けなくなることも十分に考えられるのです。そんな事態を防ぐためには、1日も早く運動の習慣をつけること。30代からの予防が、未来のあなたの健康を確かに守ってくれるのです。

まずは、次ページからのロコモセルフチェックで、現在の自分の状態を確かめてみましょう。

こんな生活が将来の「要介護」を招く!

Point 1 背中を丸めることが癖になっている

ついつい猫背になってしまう人は、正しい姿勢を心掛けても、それが維持できないのです。これは、筋力が低下しているため。筋力が弱くなるとカラダの土台が崩れて、バランスが保てなくなるため、姿勢が悪くなってしまうのです。

Point 2 やわらか過ぎるソファを使っている

ふかふかのソファはリラックスするものですが、骨盤を後傾させることになってしまいます。内臓の位置が下にずれ、下腹部が出るように。加えて腰痛の原因にもなるので、やわらかいソファに座るのは1日1時間以内を目安にしましょう。

Point 3 おしゃれにはハイヒールが欠かせない

ハイヒールを履くと前のめりになるため、足首の動きが制限され、足首を動かしているふくらはぎの筋力が落ちます。下半身の筋力アップのためには、大地をしっかり踏みしめられる靴を履いて、きびきびと歩くのが一番です。

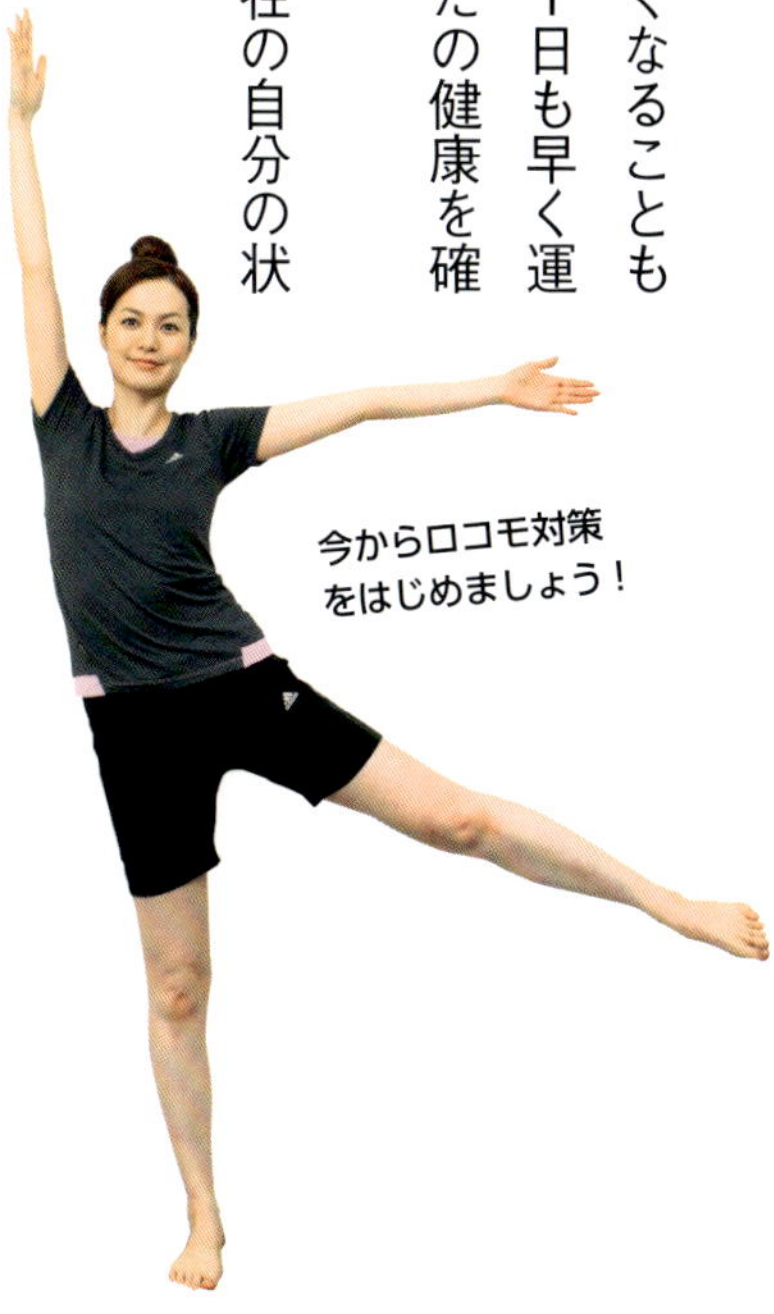

今からロコモ対策をはじめましょう！

ロコモセルフチェック1

本来あるべき下肢の筋力とバランス力を診断

片脚でのバランスと筋力チェック

立ったまま靴下を履けるかどうかのチェック。

1 靴下を履く

支える足の裏が床に全部着いてる状態で、立ったまま靴下を履く。反対側も同様に行う。

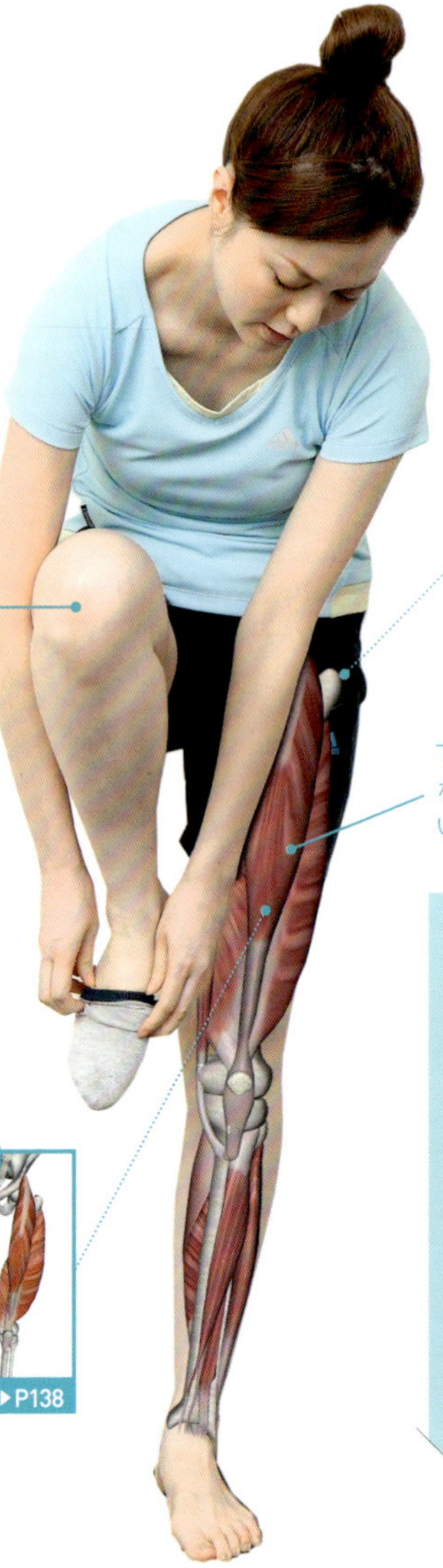

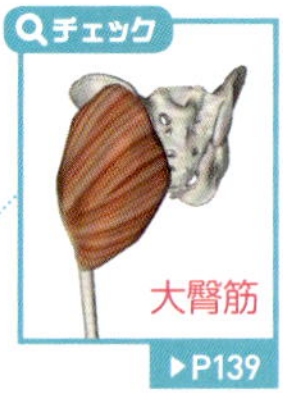

なるべく膝はまっすぐ上げて行う
下肢の筋力が衰えていなければぐらつかずにいられる

チェック
大臀筋
▶P139

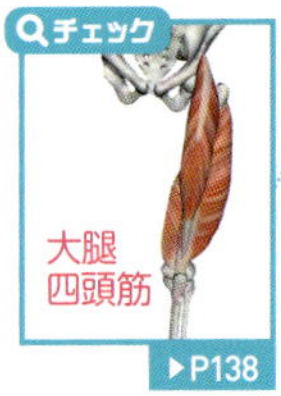

チェック
大腿四頭筋
▶P138

診断結果

運動器が低下するとまず低下が見られる部分が脚力とバランス力。この靴下を立ったまま履くというチェックは本来あるべき最低限の、筋力、バランス力を見ることができます。これができないという人は要注意。また片方の脚だけできるという人は左右の筋力、バランス力を整えましょう。

推奨メソッド

〈ストレッチ〉P58、59、61、62

〈筋トレ〉P82、84、86、88、90、104、106、108、109

ロコモセルフチェック2

太ももとお尻の筋力低下を診断

大腿部《だいたいぶ》と臀部《でんぶ》の筋力チェック

イスから片脚だけの力で立ち上がれるかをチェックします。

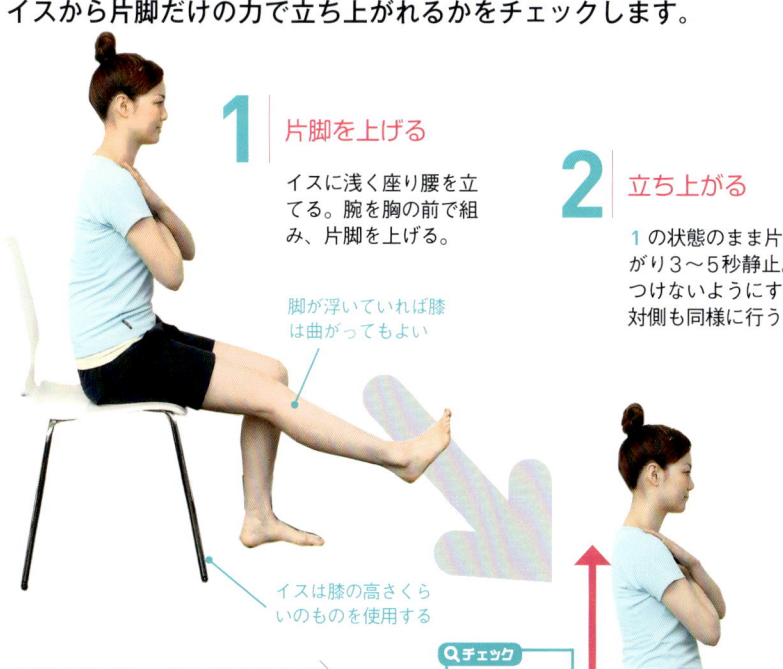

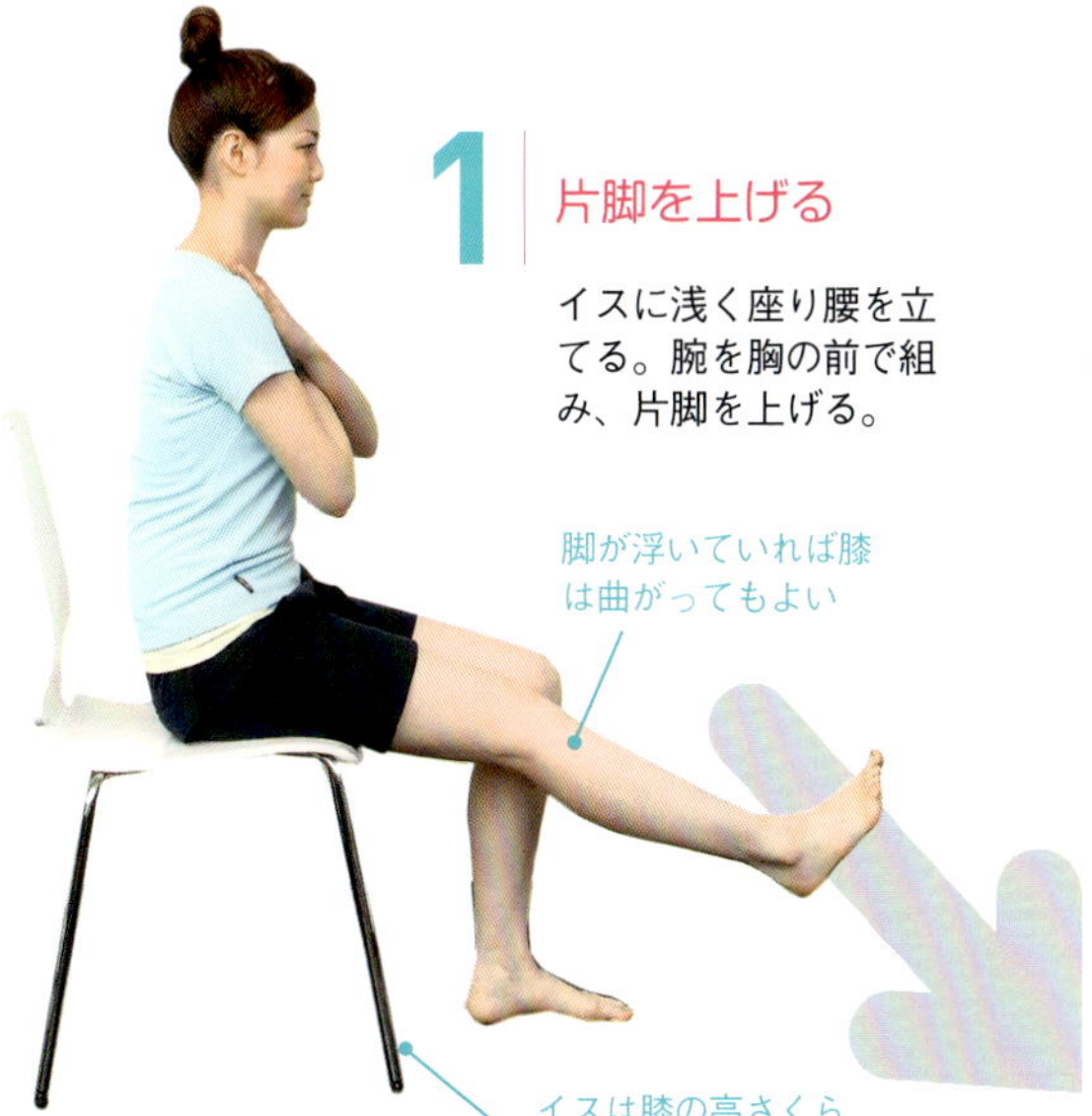
脚が浮いていれば膝は曲がってもよい
イスは膝の高さくらいのものを使用する

1 片脚を上げる

イスに浅く座り腰を立てる。腕を胸の前で組み、片脚を上げる。

2 立ち上がる

1 の状態のまま片脚で立ち上がり3〜5秒静止。勢いなどつけないようにすると◎。反対側も同様に行う。

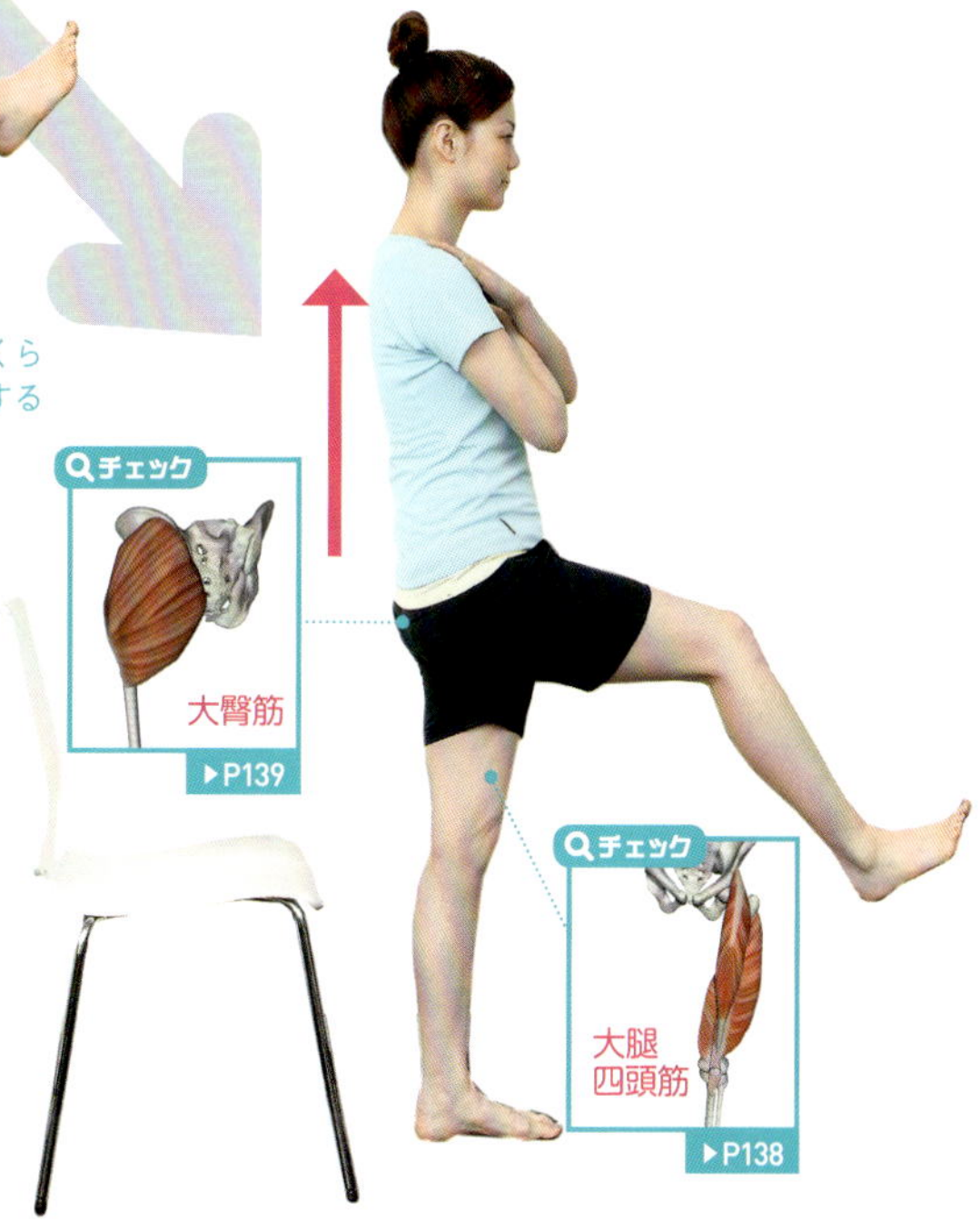

診断結果

このチェックでふらつき片脚だけで立つことができない人は、筋力低下が確実に起きています。太もも、お尻の筋肉をしっかり鍛えてください。またこれが簡単な人はイスの高さの低くしてチャレンジをしてみてください。

推奨メソッド

〈ストレッチ〉P58、59、61、62
〈筋トレ〉P82、84、86、88、90、104、106、108、109

ロコモセルフチェック3

背骨の柔軟性を診断

脊柱《せきちゅう》の可動域チェック

後頭部、肩甲骨、お尻、かかとを壁につけた状態で行う柔軟性チェック。

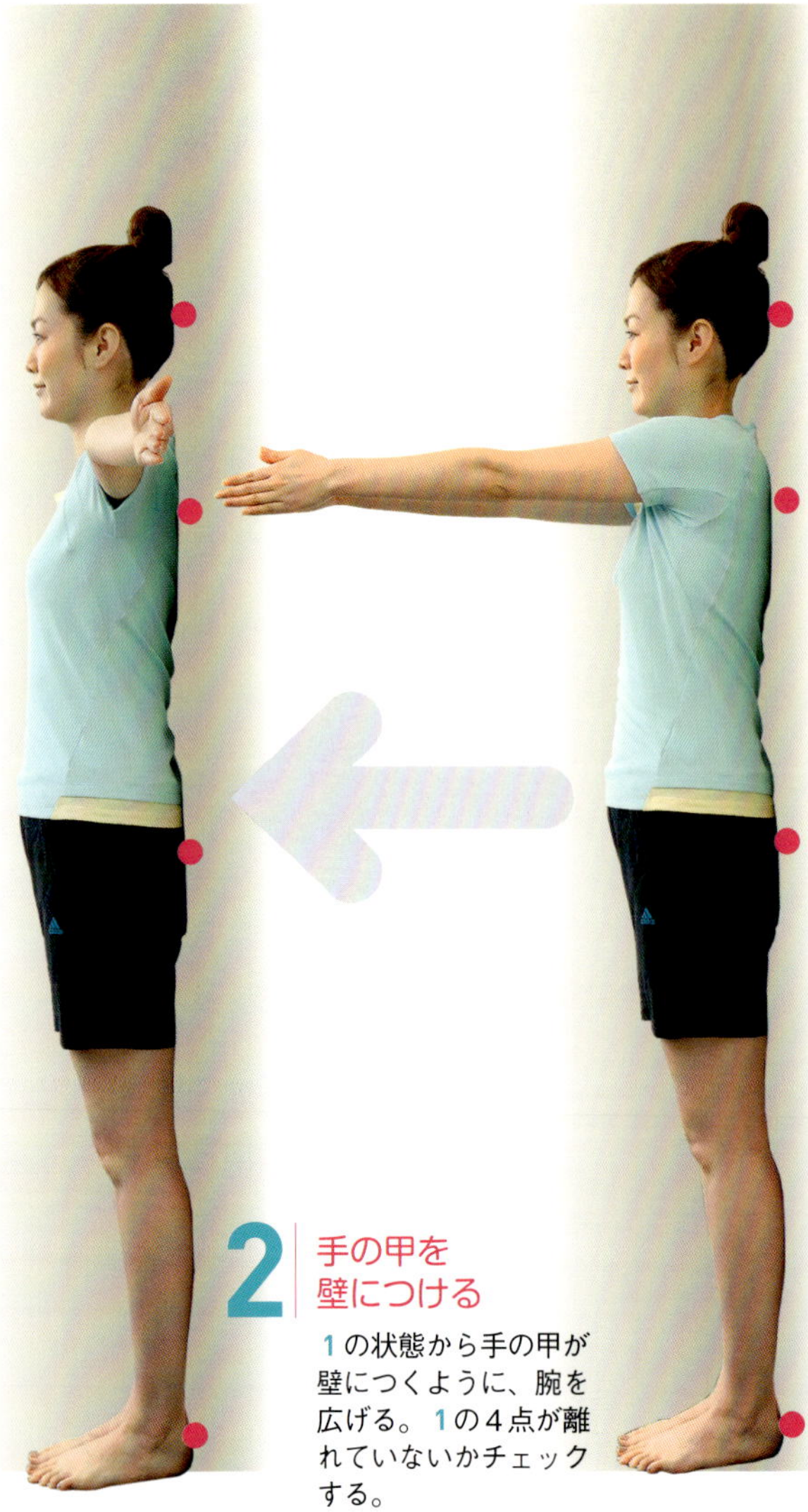

1 前方で手を合わせる

前方で手を合わせ、後頭部、肩甲骨、お尻、かかとを壁につける。

2 手の甲を壁につける

1の状態から手の甲が壁につくように、腕を広げる。1の4点が離れていないかチェックする。

診断結果

手を広げたときに、どこか1点でも離れてしまうのはNG。脊柱の柔軟性が低くなっている証拠です。年齢が進むにつれて硬くなる代表的な部分なので注意が必要。

推奨メソッド

〈ストレッチ〉P51、52、54、55、56
〈筋トレ〉P94、84

ロコモセルフチェック4

バランス力・筋力・重心のとり方を診断

全身の筋力と柔軟性チェック

筋力のバランス、筋力の強さ、重心がとれるかをチェックする。

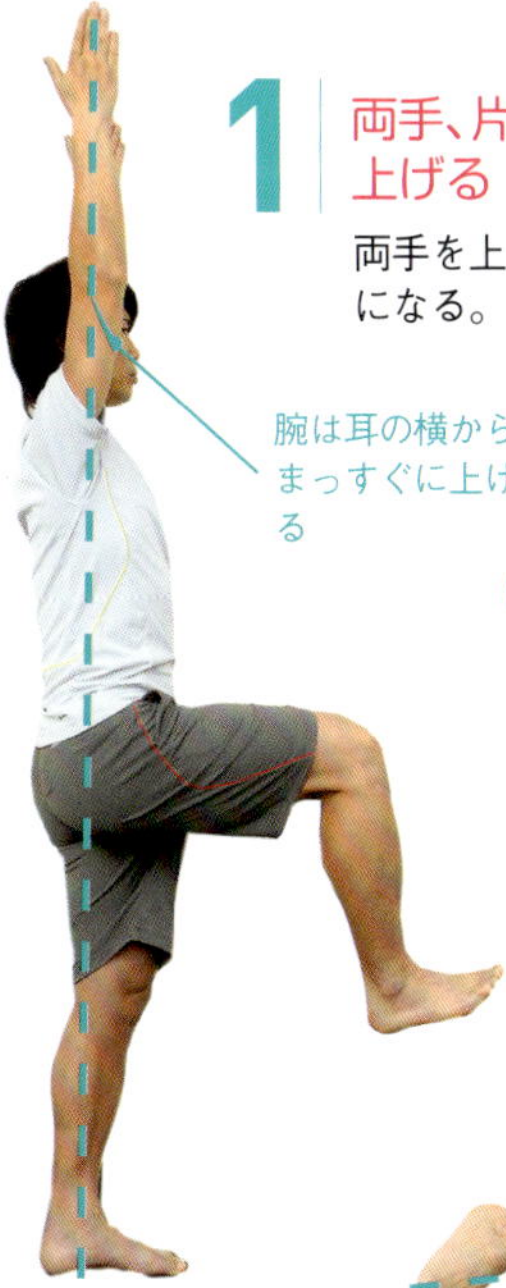

腕は耳の横からまっすぐに上げる

1 両手、片脚を上げる

両手を上げ、片脚立ちになる。

2 T字の形になる

1 の状態から体を倒し、脚は後ろに上げる。反対側も同様に行う。

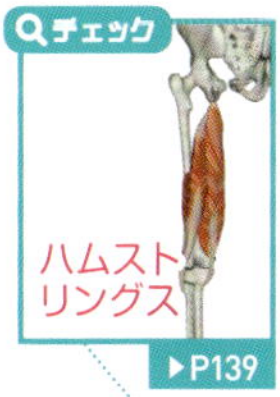

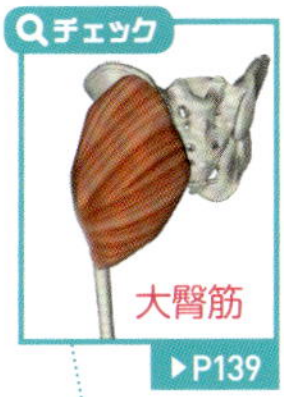

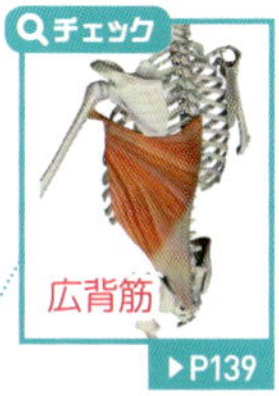

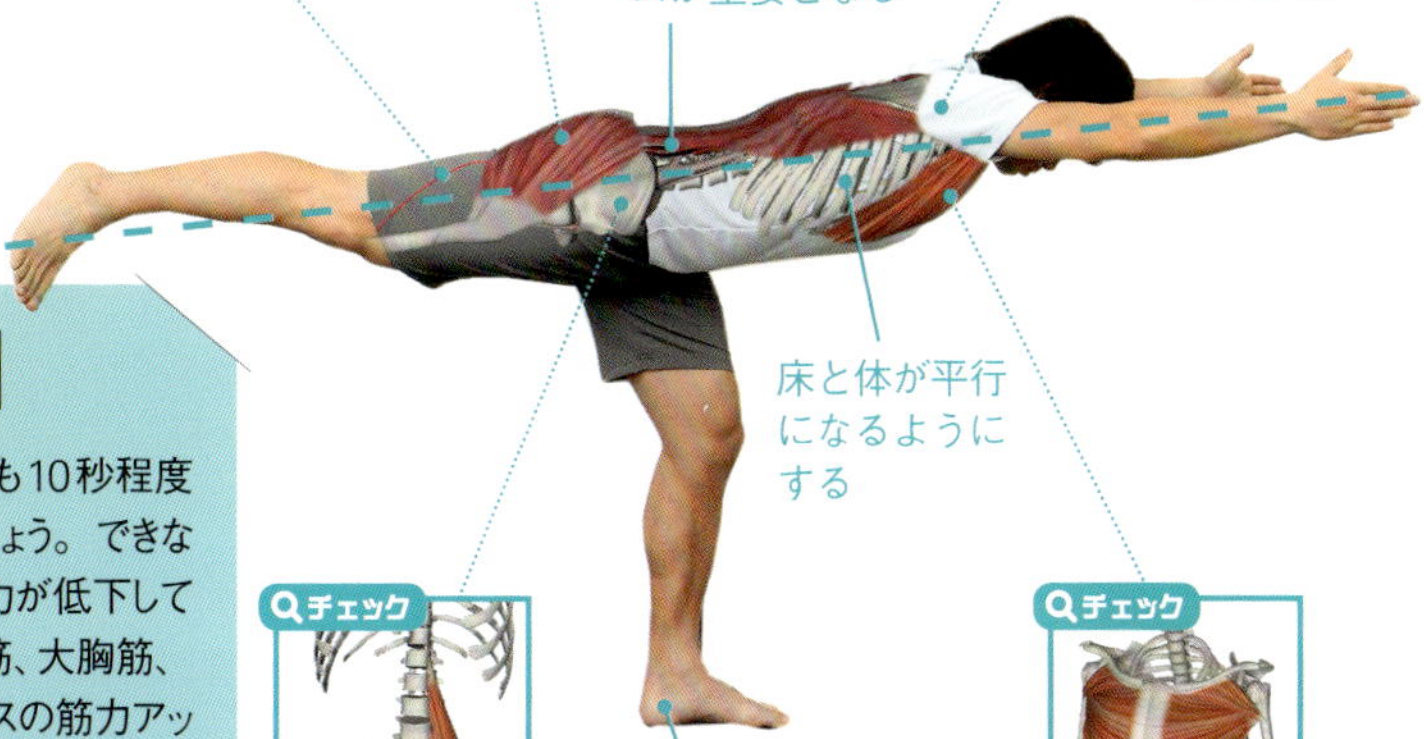

体幹の筋力バランスが重要となる

床と体が平行になるようにする

かかとをつけたまま足裏全体で立つ

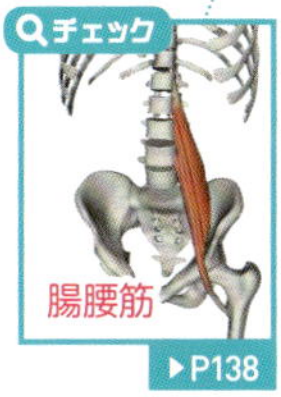

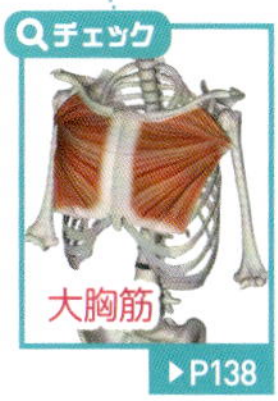

診断結果

このチェックでは左右とも10秒程度は静止できるとよいでしょう。できない人はバランス力と筋力が低下しています。腸腰筋、広背筋、大胸筋、大臀筋、ハムストリングスの筋力アップを。

推奨メソッド

〈ストレッチ〉P55、60、61、63
〈筋トレ〉P84、90、94、96、98、100

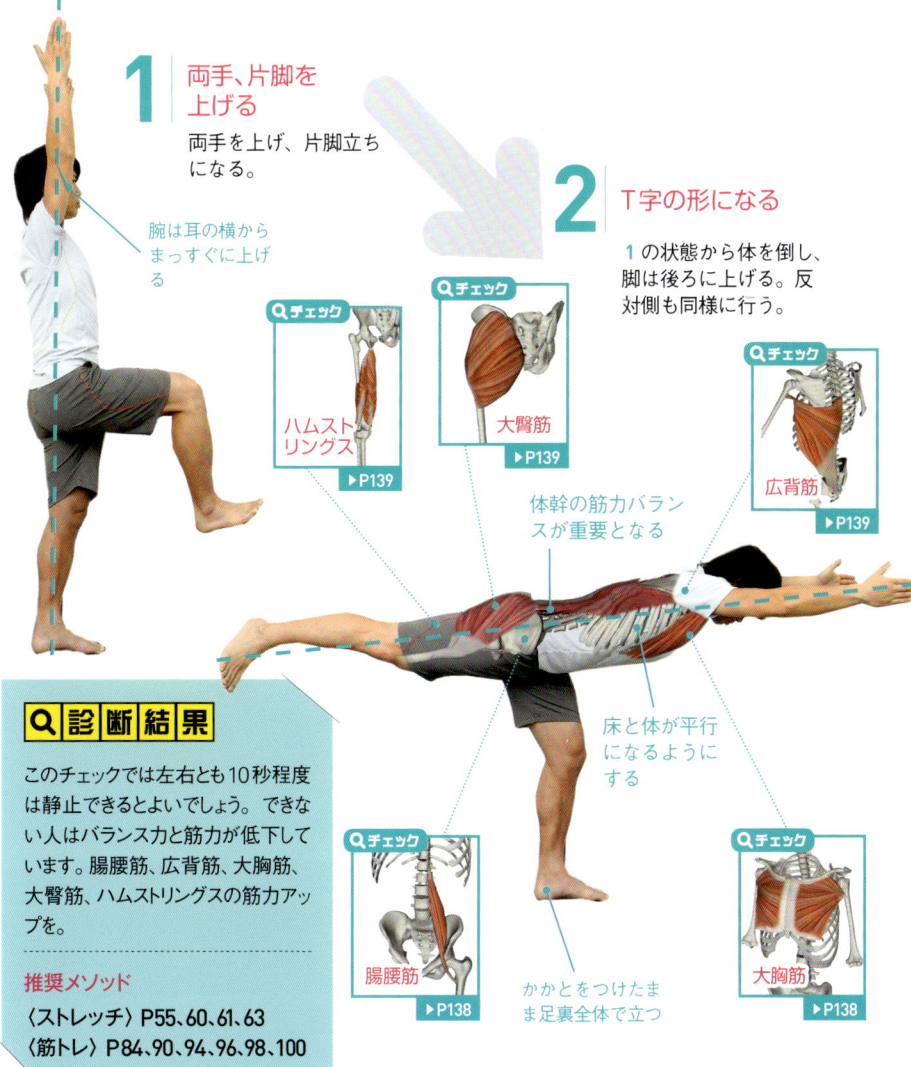

ロコモセルフチェック5

体幹とお尻の安定と筋力を診断

Kのポーズチェック

中臀筋《ちゅうでんきん》の筋力、体幹、脊柱《せきちゅう》の安定のチェックを行う。

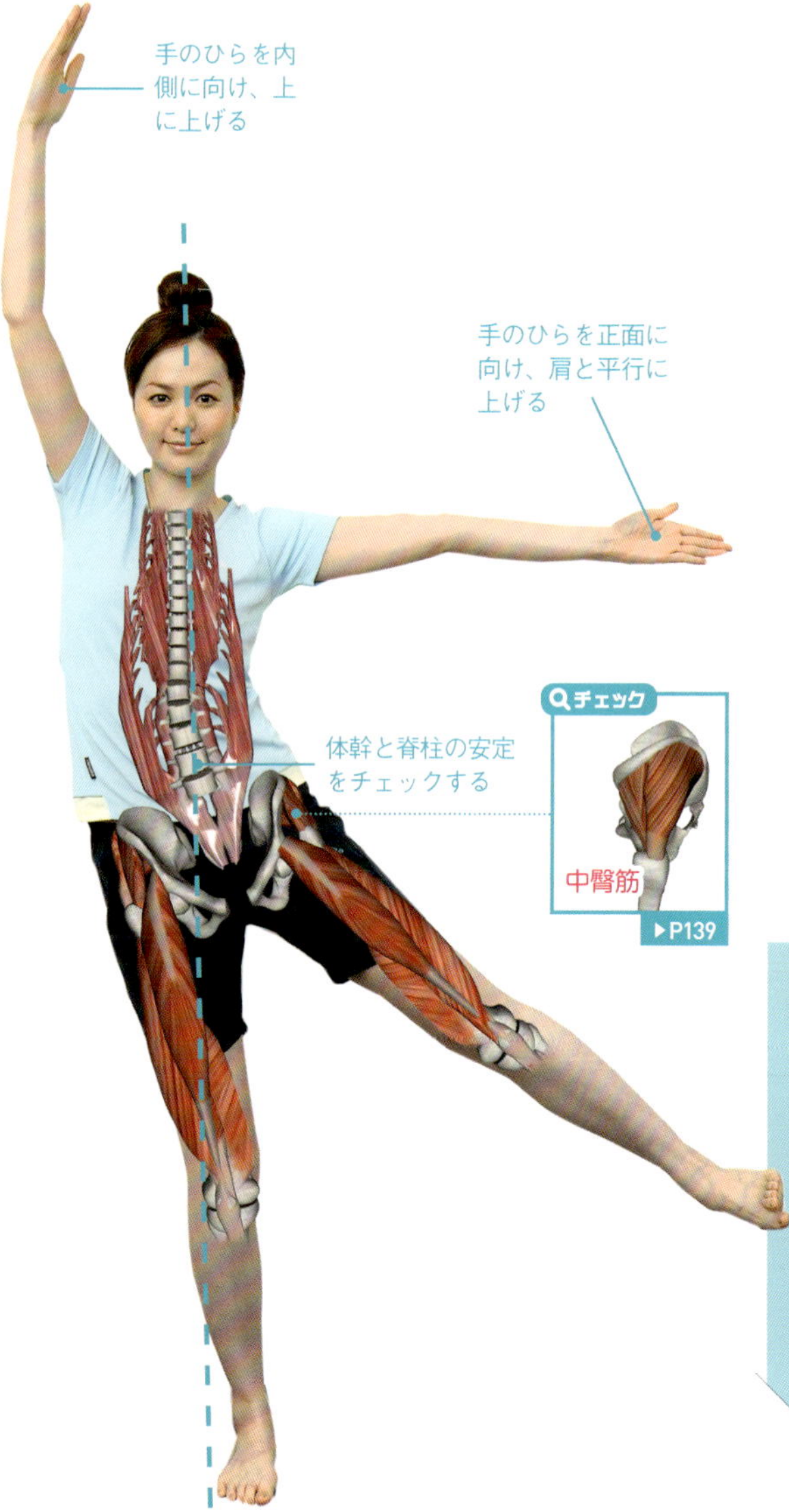

手のひらを内側に向け、上に上げる
手のひらを正面に向け、肩と平行に上げる
体幹と脊柱の安定をチェックする
チェック
中臀筋
▶P139

1 片脚立ちで「K」の字をつくる

片腕は上に上げ、もう一方の腕は床と平行にする。床と平行に上げた側の脚を上げて、アルファベットの「K」ポーズをとる。反対側も同様に行う。

診断結果

ふらついたり脚が上がりにくい場合は、中臀筋やバランス力が低下しているので歩行能力低下に注意。左右ともに10秒程度は静止できるように鍛えましょう。

推奨メソッド

〈ストレッチ〉P52、55、56
〈筋トレ〉P90、92、100

ロコモセルフチェック6

脚の筋力の高強度の診断

スプリットチェック

かがんだ状態からジャンプを続ける基礎体力のテスト。

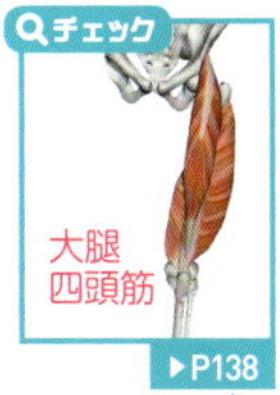
Qチェック
大腿
四頭筋
▶P138

Qチェック
ハムストリングス
▶P139

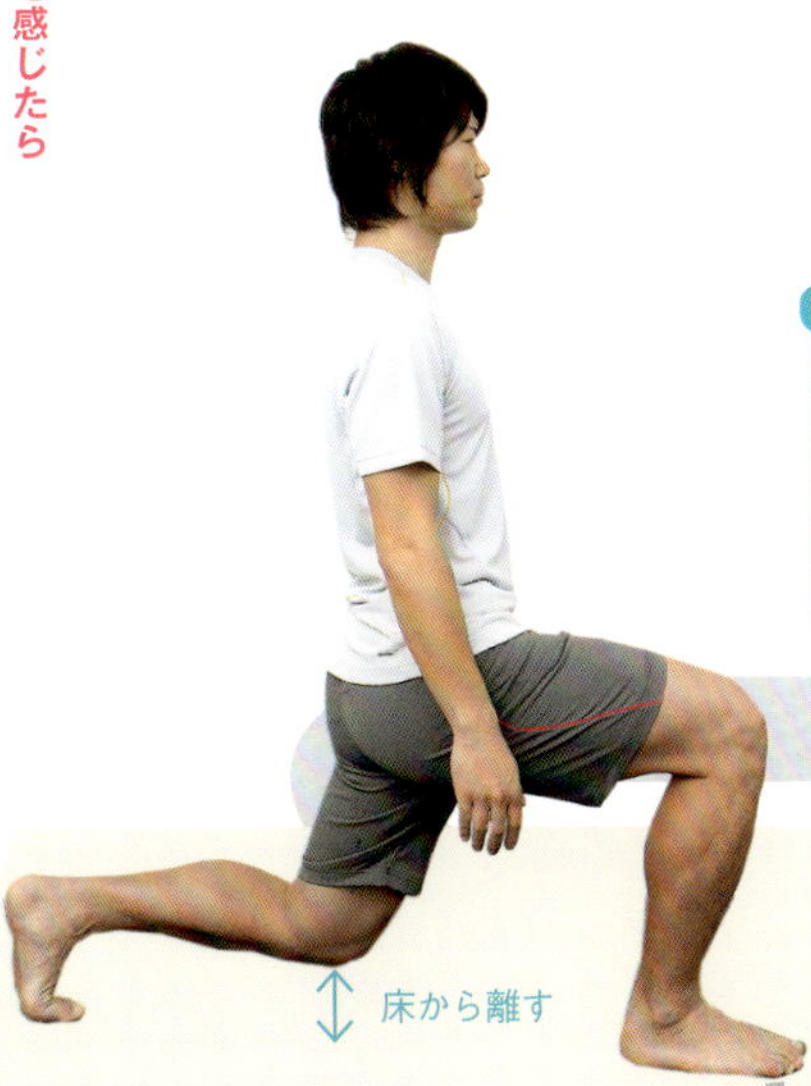
床から離す

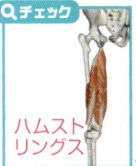

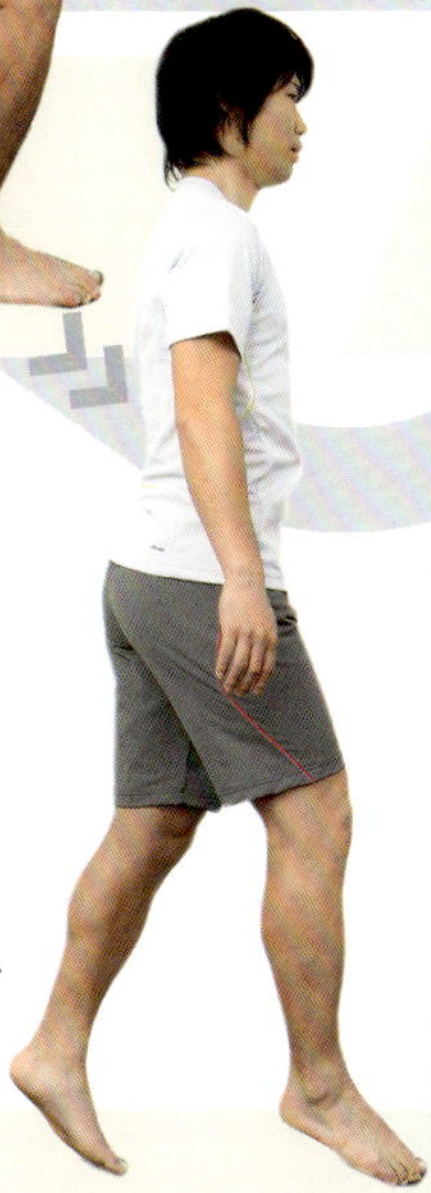

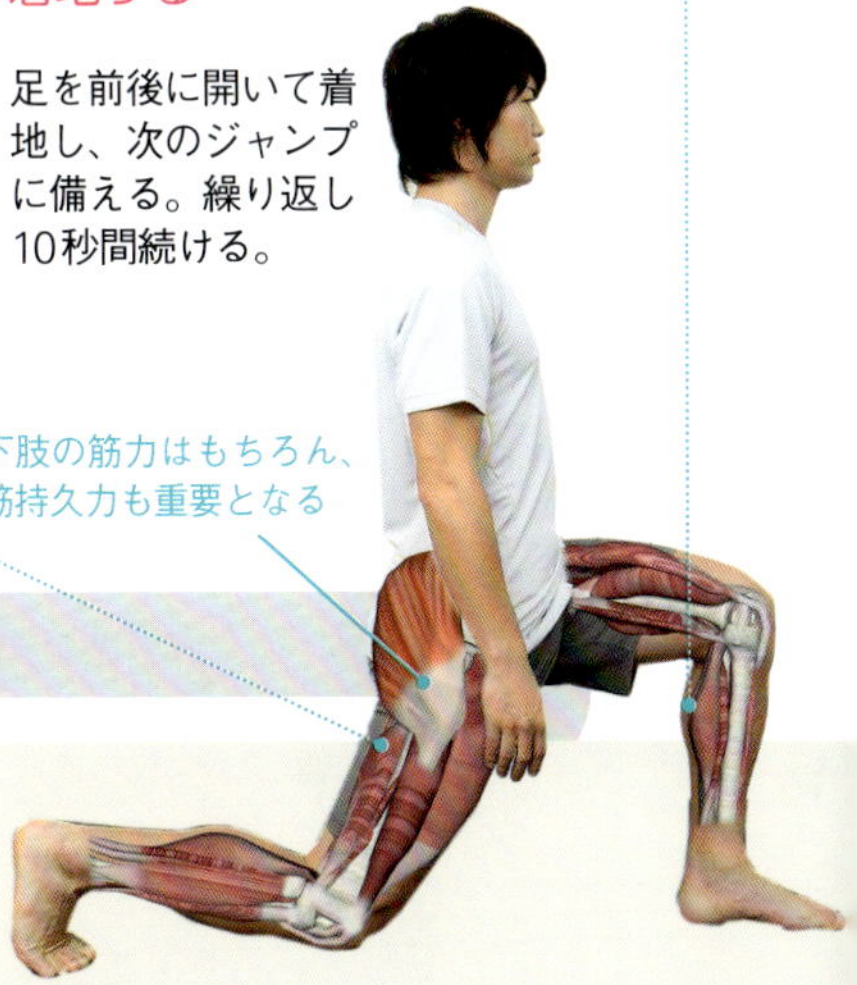

下肢の筋力はもちろん、
筋持久力も重要となる

1 片膝立ちになる

腕はリラックスさせ、膝立ちの状態になる。

2 飛び上がる

真上に飛び上がり、脚を入れかえる。

3 着地する

足を前後に開いて着地し、次のジャンプに備える。繰り返し10秒間続ける。

診断結果

脚の筋力テストとしてはチャレンジ種目です。10秒間続けることができれば、カラダは衰えていないといってもいいでしょう。筋力・筋持久力・心肺機能など基礎体力を見ることができます。

推奨メソッド

〈ストレッチ〉P60
〈筋トレ〉P82、84、86、90、104、106

4 放っておくと筋肉量はどんどん減少する

何もしないままでいるとカラダはどんどん衰えていく

前ページまでの6つのロコモチェックはいかがでしたか？　30代であれば、どれも難なくこなして欲しいものばかりです。ただ、20代以降の運動不足がたたってうまくできなかった人もいるのではないでしょうか。

残念なことですが、加齢とともに骨の強度は低下し、筋肉量は減少します。何もしないままでいると、カラダはどんどん衰えていってしまうのです。このことを早い段階できちんと自覚することが、一生自分の脚で行きたいところへ行くための第一歩。それらの多くの要因は加齢によるものではなく、普段の活動量の低下が関係しているのです。

MEMO

平均寿命は延びていても運動器は不健康な時代

医療の進歩で日本人の平均寿命は格段に延びましたが、一方、筋肉や関節、骨などの運動器の機能は低下し、歩けない、寝たきりといった要介護（要支援）の認定者数も増えています。食事の改善などで、内臓のケアは十分に行っても、運動器のケアに無頓着でいると、老後を活動的に過ごすことは難しいのが現実です。また、運動器の機能が低下すれば、血管障害や認知症といった深刻な状態を引き起こすことも考えられるのです。

現代は昔に比べて、カラダを動かさなくとも用が足りるようになったので、意識して運動する必要があります。

まず最初に、日常生活で行う動作の強度を上げることからはじめてみましょう。車やバスに頼らず、なるべく歩く。それも息が軽くはずむくらいの速さで歩く。寝る前にはストレッチをするといったように、カラダを使うことが当たり前、という生活に変えるのです。それだけでも大きな変化がカラダに現れるでしょう。

現代人は誰もが ロコモティブシンドローム予備軍

ショッキングなデータがあります。平成21年に行われた文部科学省による新体力テスト調査では、男女ともに40代後半から著しく体力が低下することがわかっており、さらに40歳を過ぎるころから、膝や腰に変形が始まっている人が増えているのです。

そしてこれは運動不足の人に限った話ではなく、長年同じスポーツを続けてきた人も気をつけなければならない場合があります。カラダに同じ刺激ばかり与えていると、思ったほど筋肉量が増えない場合もあります。運動の方法を変え、筋肉に新しい刺激を与えて、鍛え直してあげる必要があるのです。

MEMO

食事も運動もバランスが大事

食生活については、栄養バランスに気をつけている人が多いと思います。しかし、運動となるとそうはいかないようです。好みのスポーツがある場合などは、その傾向が大きくなります。特定の部分の筋肉だけが発達していて、他は衰えがはじまっているといった状態になると、カラダに負担がかかってしまい、膝や腰の痛みとなって出ることも。

そうならないためにも過不足なく全身の筋肉を動かしていきましょう。

PART 1 蘇生理論

5 現実を認識するのが意識革命のはじまり

「最近、転ぶことが増えた」はカラダが衰えてきているサイン

活動量の低下によって、筋肉量や骨量が減るといわれても、今ひとつ実感できずにいるかもしれません。

では、「最近、転ぶことが増えた」「階段を使うと、息が切れる」「疲れが抜けない」という症状はないでしょうか。これはカラダが衰えてきているサイン。今は問題なくとも将来、要介護になる恐れは、十分にあることを認識してください。そのまま改善をしないでいると、やがて、転倒などで簡単に骨折しやすくなる可能性も出てきます。

関節を守る筋肉が減ることに加えて、骨量そのものが少なくなれば、故障の原因の一つになります。

MEMO

ふくらはぎがつるのは加齢のせい?

10～20代の時期にふくらはぎがつるのは、骨の成長に筋肉が追いつかないことや、スポーツなどでの筋肉の使い過ぎが原因なのですが、30代以降の場合は水分量とミネラルの不足が考えられます。

水分が足りなくなると、血流が悪化し、筋肉の収縮や弛緩が行われにくくなります。またミネラル不足は筋肉の代謝を遅らせます。けいれんが起きてしまうのはそのためです。水分とミネラル摂取を意識しましょう。

一生歩けるカラダのために 30代からの意識革命を

それぞれに、自分のカラダへの希望があることでしょう。女性ならくびれが欲しい、男性であれば腹筋を割りたいなど。そうしたルックスをよくしたいという願望も、とても大切ですが、まず一番に考えたいのは、全身、特に下半身の筋肉量を増やすことです。これからの自分のカラダを守るのは筋肉なのです。

このことを理解せずに、極端な食事だけのダイエットなどをしても、効果がみられるどころか、場合によっては筋肉量を減らしてしまうこともあります。酷なようですが、自分のカラダが日に日に衰えてきていることを理解してください。現実を受け止めることが意識革命のスタートです。

メタボにならないように、生活習慣病にならないようにという意識は持っていても、筋肉量、骨量の低下による運動機能低下を防ごうという意識の高さは、まだまだのようです。若いうちの膝や腰の痛みはスポーツなどで痛めたことによるものがほとんどですが、30代過ぎからの痛みは運動器の衰えからくるロコモを疑う必要があります。今から運動機能の低下防止と向上につとめていきましょう。

40歳以上の5人に4人が将来、要介護に!

東京大学医学部附属病院22世紀医療センター特任准教授・吉村典子氏の研究によると、40歳以上の5人に4人が、将来は要介護になる可能性があることがわかったそうです。現代人の健康状況は、思っているよりずっと深刻で、早急な対応が迫られているのです。

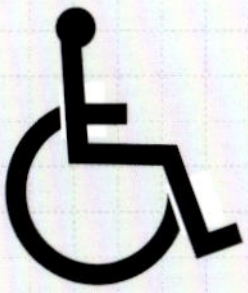

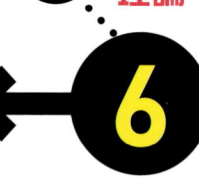

6 特に女性が注意すべき骨粗しょう症とは？

60代後半では日本人女性の3人に1人が骨粗しょう症

ロコモ防止において注意しておきたいのが骨粗しょう症です。

特に女性は男性に比べてもともと骨密度が少なく、さらに40代からは女性ホルモンが減少していくので、50代で骨粗しょう症になる人が増え、60代後半では、何と日本人女性の3人に1人が骨粗しょう症だというデータもあるほどです。

骨粗しょう症になると、骨が弱ってしまうため骨折しやすくなります。また遠い将来、これがきっかけで歩けなくなり、要介護になるケースも容易に考えられます。早いうちから気をつけて生活しないと、最悪の場合、転んだだけでも骨折してしまう

MEMO

ウォーキングとお風呂上がりの牛乳がおすすめ

元気な骨をつくるために、ウォーキングはぜひ日課にしてほしい運動です。いい汗をかいたら、お風呂でリラックス。そして湯上がりには牛乳を飲むのもよいでしょう。続けていけば、骨はみるみる強くなっていきます。

そして、眠れない夜にはホットミルクがおすすめ。牛乳に含まれる成分には、睡眠によい影響を与えるといわれています。運動や食事だけでなく、良質な睡眠も骨量アップのために欠かせません。

ほど骨密度が減少してしまうことも。筋肉だけでなく、強い骨を育てていきましょう。ロコモを遠ざける大切なメソッドです。

１日最低８００mgのカルシウムとビタミンＫが強い骨の決め手

骨粗しょう症対策には、１日最低でも８００mgのカルシウムの摂取が必要です。たとえば朝食にはヨーグルトを欠かさず、そしてチーズや牛乳を料理に使うなど、意識してとるようにしましょう。

コップ１杯の牛乳で約２２０mgのカルシウムがとれます。また、煮干しや干しエビも活用したい食品。それぞれ大さじ１杯におよそ５７０mgのカルシウムが含まれています。おにぎりに混ぜたり、そのままつまんだりして、常食するよう心掛けてください。

さらに骨の形成のためにはビタミンＤが必要なのは周知の通りですが、ビタミンＫも欠かせません。これを摂取するには納豆が一番。納豆の消費量が多い地域ほど骨折する人が少ないそうです。

強い骨を育てるためのカルシウムとビタミンＫ。どちらも意識しないでいると、不足しがちな栄養素なので、積極的に食生活にとり入れていきましょう。

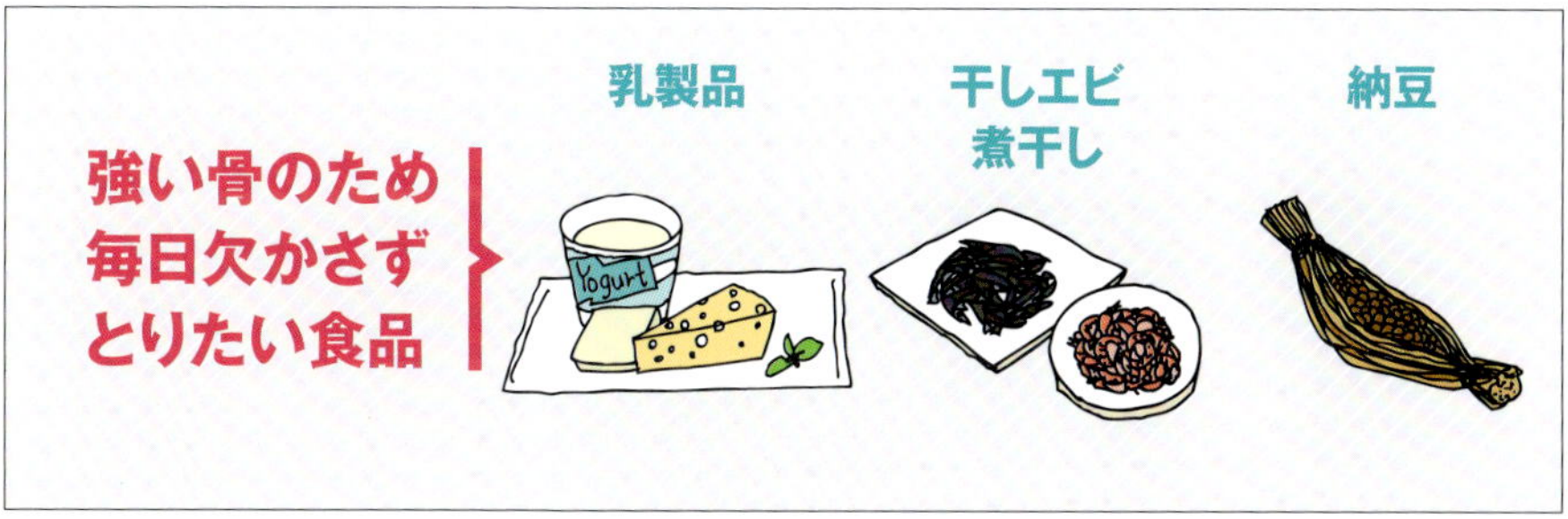
強い骨のため
毎日欠かさず
とりたい食品
乳製品
Yogurt
干しエビ
煮干し
納豆

PART 1 蘇生理論

7 動けるカラダをキープするために

運動習慣がない人は気づいたら10年で10キロ増えてしまう!?

アンチエイジング志向が急速に高まる中、今、若返りを謳ったサプリメントや健康法があふれるほど出回っています。

しかし、そうしたものを利用する前に、カラダの衰えを加速する原因を知ってください。それは、カラダを動かすことが減り、筋肉量が低下していくからなのです。カラダを変えたいのなら、まずは普段から意識してカラダを動かすこと。そして時間のあるときは運動をすること。これらの習慣のない人は、気づいたら年に1キロずつ増量していき、10年で10キロ増えてしまったなんていう方も多いのではないでしょうか?

MEMO

「永遠の20代」のカラダを目指そう

日頃からカラダを動かす習慣のある人は、いくつになってもハツラツとした印象があります。これは、筋肉が年齢に関係なく、動かせば動かすほど衰えにくくできているからです。運動嫌いな10代の人よりも、日常的にトレーニングをしている50代の人のカラダのほうがイキイキしているといったら驚きますか。

運動することで毎日カラダと向かい合う時間を持ち、永遠の20代のカラダを作っていきましょう。

また、ある日突然、腕が高く上がらなくなったり、無理して動かそうとすると痛みが走るトラブル。原因の一つに四十肩、五十肩と呼ばれるものがあります。これは肩の関節をあまり使わないことで起こる症状の一つです。実は、日々の暮らしや運動で、腕を上げ下げしたり、まわしたりという、肩関節を動かす機会を多くすることで予防することができるのです。

動けるカラダのために体脂肪率を上げない努力を

体脂肪率が上がるとカラダは重くなり、ついつい運動が億劫になるものです。しかし、カラダを動かさずにいると、カラダはどんどん錆びついてしまいます。カラダの細胞を酸化させて錆びつかせる活性酸素は、ストレスや紫外線、喫煙のほか、運動不足によっても発生してしまうからです。

体脂肪率を上げないためには、やはり日頃のトレーニングが大切。また運動で体脂肪率が下がれば、運動が苦にならないカラダになれ、さらに運動量が増えるという好循環も生まれます。

MEMO

体脂肪率、こうして正しく計測しよう

体脂肪率は、1日のうちでも大きく変動するものです。正確な数値を知るためには、一定の測定基準を決めます。毎日食事前か入浴前に測ることをおすすめします。

運動後や入浴後など、たくさん汗をかいた後や、過度の飲食をした後は測定値に誤差が出やすいので避けてください。起床後、食事後、入浴後に測る際は、2時間以上経過してから測るように。朝なら朝と決め、できるだけ同じ時間帯に測るとよいでしょう。

PART 1 蘇生理論

8 腹筋運動だけではお腹の脂肪は減らない

下半身には全身の筋肉の約3分の2が集まっている

ポッコリお腹を引き締めようと腹筋運動に励む人に伝えたいのは、その前に脚を中心とした下半身の筋肉を鍛えるべきということです。太りやすくなるのも、お腹が出てしまうのも、大きな原因の一つは下半身の筋肉量の低下です。

その理由は、下半身には全身の筋肉の約3分の2が集まっていることにあります。筋肉で使われるエネルギー源の多くは体脂肪。筋肉が増えるほど、余計な体脂肪も燃焼されて引き締まったカラダができ上がるのです。

筋肉の集まっている下半身を鍛えれば、より効率的に理想のカラダ

MEMO

ハードな食事制限をしても痩せない理由

食事制限をしても思ったほど痩せない理由は、人間のカラダは栄養不足になると、エネルギーの消費量を抑えて、少ない食事でも活動していけるようになる機能が働いているため。

さらに空腹状態でトレーニングを行い、その後栄養摂取をしないと、筋肉中のたんぱく質が分解され、筋肉が小さくなってしまいます。

体力、気力ともにアップさせながらスムーズに痩せるためには、まずは食べること！

に近づけます。日頃、つい車を使ってしまう人、歩くことが嫌いな人も、この事実をふまえて足腰を使う生活に切り替えましょう。

下半身を鍛えると こんなよいことが起こる

❶ちょっと食べ過ぎても太りにくくなる
❷いつまでも若々しいカラダが手に入る
❸気力も体力も充実する
❹認知症の予防ができる

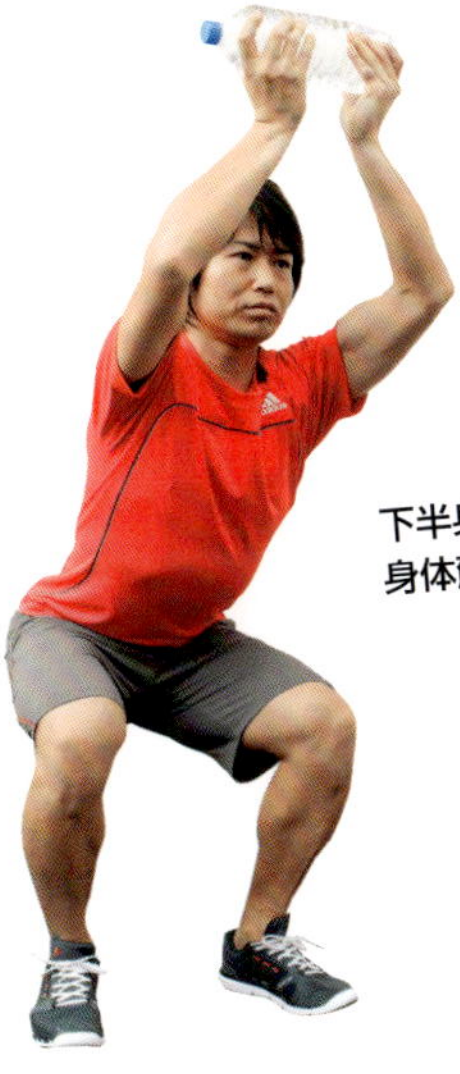

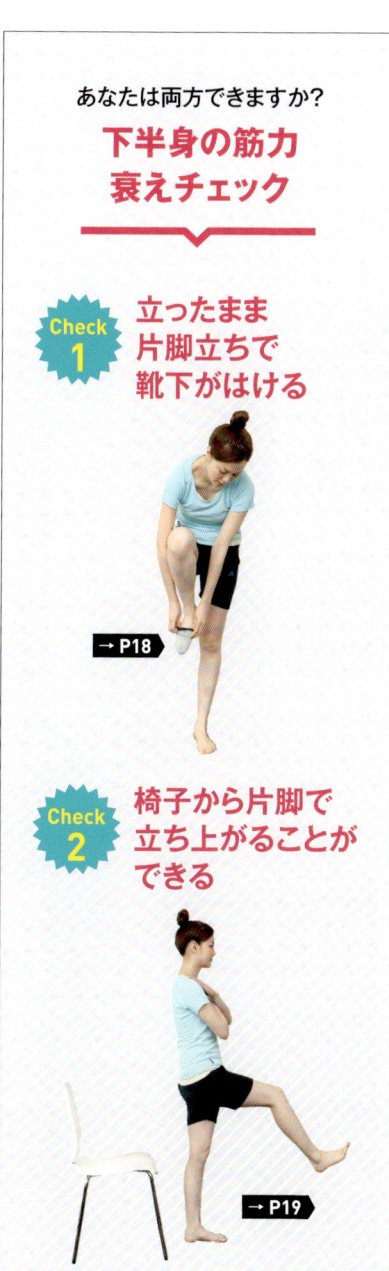

下半身強化が
身体蘇生のカギ！

あなたは両方できますか？

下半身の筋力衰えチェック

Check 1 立ったまま片脚立ちで靴下がはける

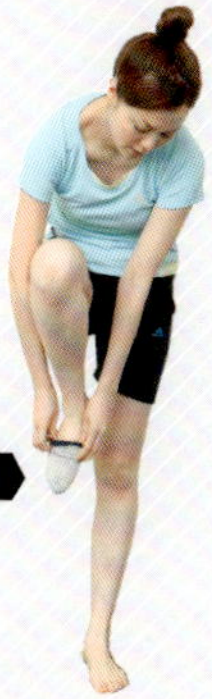

→ P18

Check 2 椅子から片脚で立ち上がることができる

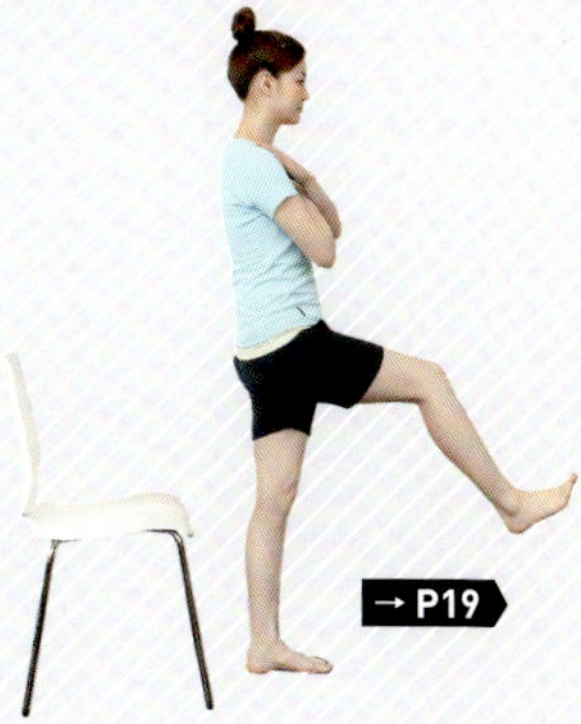

→ P19

9 成人男性なら体脂肪率12~13%を目指そう

男性の場合15パーセントを超えたら中年体型のサイン

健康上も外見上も、体重よりも体脂肪率のほうが重要。そんな意識を持つ人が増えてきました。

しかし、むやみに体脂肪率を下げるのも問題です。女性の場合は、17パーセントを切ると、ホルモンバランスが崩れて婦人科系に支障が出ます。健康的な女性美のためにも、最低でも17パーセントは維持することが大事です。

男性であれば、女性のように脂肪を多く蓄える必要がないので、12~13パーセント程度を目指すのがいいでしょう。また、男性は男性ホルモンの分泌が盛んなため、筋肉がつきやすくできています。男性ホ

MEMO

リラックスが男性ホルモン分泌のカギ

トレーニングに励んだ後は、十分に休養してくつろぐ。このリラックスタイムも、男性ホルモンを増やす大事なポイントです。

また、男性ホルモンを低下させないためには、ストレスからくる交感神経の過剰な緊張を意識的に軽減することが大切です。常に心掛けたい方法は、呼吸法。

鼻から長く吸って、口からゆっくりと長く吐いていきます。副交感神経の動きを優位にし、リラックスすることができるでしょう。

ルモンは、たんぱく質を筋肉に変える蛋《たん》白《ぱく》合成作用をもっているのです。ちなみに、女性は25パーセント、男性は15パーセントを超えはじめるとそろそろ黄信号です。見た目の美しさや若々しさが失われ、中年体型に近づきつつあるので要注意です。

筋肉を鍛えることで増える男性ホルモンが健康に好影響

筋肉と男性ホルモンの間には、密接な関係があります。トレーニングを行うことで筋肉量が増えると、その分男性ホルモンの分泌量も増加するのです。つまり男性の持つ独特の魅力も増えるというわけです。

加えて、筋肉量の増加によって男性ホルモンの分泌が増えると、健康上もよい影響が出てくることがわかっています。一般的に加齢によって、男性ホルモンの分泌は減っていくものですが、これが男《だん》性《せい》更《こう》年《ねん》期《き》障害《しょうがい》や勃《ぼっ》起《き》障害《しょうがい》、うつ病などといった症状を引き起こすことがわかっています。

これらの症状が深刻な場合は、男性ホルモンの投与といった治療が行われますが、トレーニングで筋肉を増やすことを心掛けるほうがずっとカラダにやさしい方法であることはいうまでもありません。

MEMO

メンタルに現れやすい男性更年期障害

更年期障害は、女性だけでなく男性にも起こる症状です。ストレスや過労によって精巣の機能が衰え、男性ホルモンの分泌が低下することが原因といわれています。

男性は特に精神面に現れやすく、イライラ、うつ、性欲減退といった症状を訴える人が多いようです。

更年期だからと自分を否定したりすることはありません。これもカラダが精神的な休息を必要としているサインととらえましょう。

10 心拍を計ることで確実な結果が出る

正しい運動強度であれば短期間で目的が達成できる

ランニングやウォーキングをする際に、自分の心拍を計ること。これは確実、かつ効率的な運動のために有効なメソッドです。痩せたい、持久力を向上させたいなどの目的に合った心拍数による、正しい運動強度でのトレーニングをおすすめします。

せっかくカラダを動かしても、運動強度が足りずに、心拍数が脂肪燃焼ゾーンに到達していなければ、脂肪燃焼の効率は低下してしまいます。

運動する時間に制限のある人や、必ず結果を出したい人は、特に目的にあった最適な心拍数、運動強度でトレーニングを行ってく

MEMO

心拍計を使うとこんなメリットも

心拍計の使用で、効率的に目標が達成できると前述しましたが、その他にも運動する上でのメリットがあります。

それは心拍数の上がり過ぎを知らせてくれるため、心肺機能に負担をかける危険を避けられるということ。

体調がよかったり、天気がよかったりする日はつい張り切ってしまいがちですが、そんなときに起こりがちなトラブルを未然に防ぎ、安全面にも役立ってくれるでしょう。

ださい。短期間で目的が達成できる上、がんばり過ぎて無理をし、思わぬケガをしてしまうといった危険も避けることができます。

目的に合った運動強度で なりたいカラダを実現させる！

自己流のプログラムでのトレーニングで、思うような結果が出せなかった人こそ、心拍数を把握し、目的に合った運動強度でカラダを動かしましょう。よく、頑張ってすごく速いペースで走っているのに、思ったほど体脂肪の変化が少ない、という声を聞きますが、これは運動強度が強過ぎることに原因があると考えられます。痩せたい場合、個人差はありますが、必要以上に頑張らなくても、想像以上に楽なレベルでの運動強度で大丈夫なことが多いのです。

脂肪を燃やすには60％～80％の運動強度が理想

最大心拍数（「220－年齢」の数式で推定可能）の60％～80％をキープして運動すると、最も効率よく脂肪が燃焼されます。ちなみに頑張り過ぎて80％を超えると脂肪より糖質のほうが主に消費されます。

「速歩き」で持久力がアップ

適切な運動強度に耐えるパワーをつけるためには、日頃から「速歩き」の癖をつけてみましょう。ややきつく、呼吸が荒くなるくらいのスピードで歩くのが目安です。心肺機能が高まり、持久力がアップします。

MEMO

心拍計を活用して効率的なトレーニングを

運動を無駄にしないためには、心拍計の利用をおすすめします。アディダスの「マイコーチ」という心拍計は、リアルタイムで音声でコーチングしてくれるので、初心者の人でも安心して使えます。

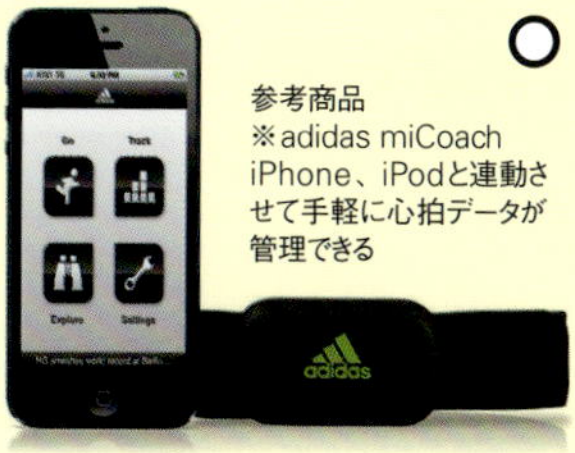

参考商品
※adidas miCoach
iPhone、iPodと連動させて手軽に心拍データが管理できる

PART 1 蘇生理論

11 動けるカラダづくりでスポーツを楽しもう

スポーツできるカラダを目指してトレーニングを開始しよう

学生時代はずっと体育会系でスポーツが日課のようだった人でも、社会に出てスポーツから遠ざかると、どんどん身体能力は落ちていくものです。

これからまた、余暇を見つけてスポーツを楽しみたい人は、かつての自分と同じようにカラダが動かせるように、本書で紹介するストレッチ、筋トレ、ランニングなどのトレーニングをはじめてみてください。

サッカーやフットサル、テニスなど、走れることが前提のスポーツをする場合は、下半身の筋トレを行い、筋肉量を少しでもとり戻すこと。そしてランニングを行い、心肺機能の向上もはかってください。

MEMO

うつっぽさを感じたら、運動も解決策の一つ

私たちはストレッサー（ストレスの原因となる刺激）の中で生きています。これをなくすのは不可能です。

では、どうしたらいいのか?

運動で得られる爽快感、充実感、高揚感などといった感覚は、メンタルへのよい刺激ともなるでしょう。

最近の研究では、運動は抗うつ薬の服用と同等、もしくはそれ以上の改善効果があることが証明されています。

楽しいと思えるスポーツを見つけること

「どうしたら運動が続きますか？」の質問に私はいつもこう応えます。

「あなたが本当に楽しい！　ハマった！　と思えるスポーツを見つけることです」

　人間は誰でも楽しいもの、面白いと思えるものには、どんなに忙しくても何としても時間をつくり実行するでしょう。

　続かないということは、その楽しいと思えるスポーツに出会っていないだけのことです。

　どのスポーツが楽しいかは実際にやってみないとわかりません。まずは何でもいいので、ちょっと興味があるスポーツからチャレンジしてみてください。友達がやっているスポーツでもよいでしょう。

　やってみてつまらなかったら、また他のスポーツを試してみればよいのです。実際にやってみたら、意外なスポーツにハマるかもしれませんよ。

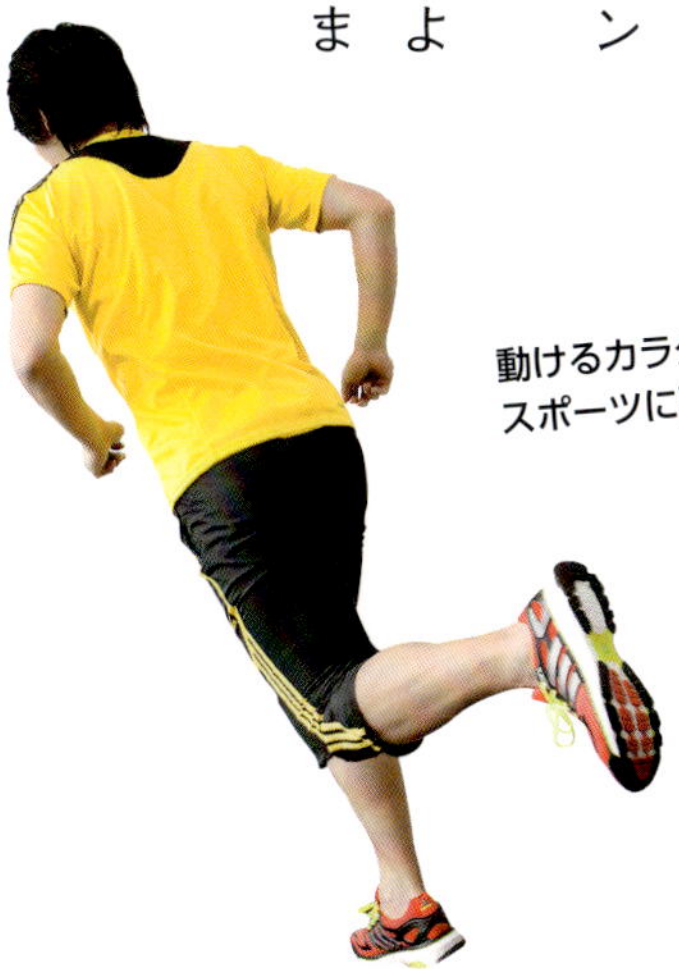

動けるカラダで
スポーツに再挑戦を！

PART 1 蘇生理論

12 動けるカラダをとり戻す身体蘇生メソッドとは？

「動けるカラダ」とは？

30代というのは、人生ではじめてカラダの衰えを実感する年代かもしれません。10～20代のときには難なくできていた日常動作やスポーツに若干の難しさを感じたり、また外見的にも肌のハリやカラダのラインに加齢を感じはじめるときです。

人間は歳をとるとさまざまな生活様式や動作の癖から、衰えやすい筋肉や硬くなりやすい筋肉というものがあります。その組み合わせが老化姿勢を招いています。

この本でとり上げている筋トレやストレッチは、それらの筋肉に対するアプローチのみで構成されています。これが私が考える〝身体蘇生メソッド〟なのです。

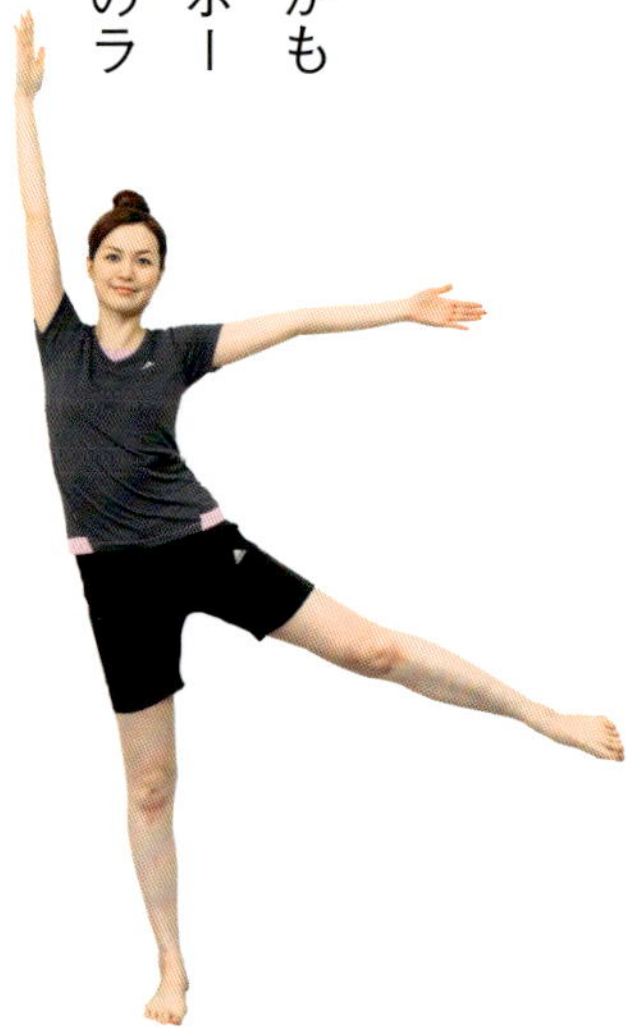

日々実践していく中で、昔の自分の動けたときの感覚をとり戻すことができるでしょう。

ストレッチメソッドでしなやかなカラダづくり

運動から完全に遠ざかっている人は、まずストレッチにトライしてみませんか。筋肉がコリ固まっていると、カラダは動かしづらいものです。そして動かさずにいることで、かえって疲れてしまう悪循環にも。肩コリ、腰痛などはその現われといえます。

ストレッチは運動の基本とも考えられます。しなやかに筋肉を動かせるようになるので、筋トレやランニングなどで起こる疲労や障害の予防にもなります。さらに筋肉に柔軟性をもたせ、美しい姿勢の維持にも役立ちます。姿勢がよいことは、動けるカラダであるための大事な要素の一つ。加えて疲労回復力も一段と高まり、運動量もこなせるようになります。そしてこのストレッチで知っていただきたいのは、米国スポーツ医学会の指針によると、何かしらの運動を1日30分間、毎日行うことを推奨しています。にできるということ。この感覚をつかめば、運動したいという気持ちが自然とわいてきます。

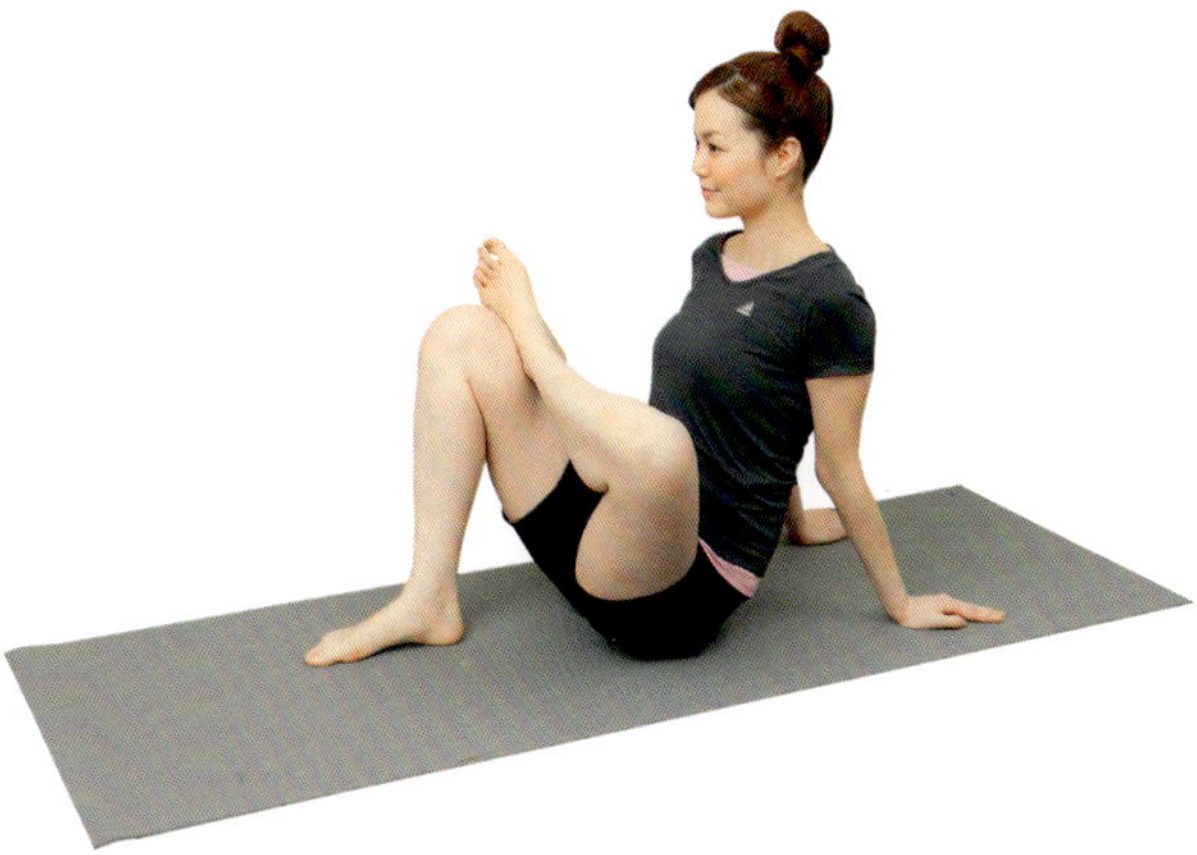

←次ページへ続く

筋トレ&ランニングメソッドでカラダ再起動

やる気が起こってきたら、次のステップの筋トレとランニングにチャレンジしてみてください。筋トレといっても、決して構える必要はありません。何も重いバーベルを持ち上げなくても、筋肉は鍛えられます。

たとえば車で食料品の買い出しに行くのをやめて、買い物袋を両手で持ちながら歩いて帰ってくるというのでも立派な筋トレです。最初はこうしてカラダを動かす機会を増やしていくことからはじめましょう。すると徐々に体力が上がってきますので、そこから少しステップアップしたエクササイズに入っていくとよいでしょう。動けるカラダづくりに大切なのは段階を踏んで行うことです。少しずつこなすことで挫折することなくトレーニングを進めていけるでしょう。

ランニングも臆することなくトライしてほしいことの一つです。動けるカラダの重要な要素の一つに、下半身の筋肉が鍛えられていることもあります。下半身には大臀筋《だいでんきん》、大腿四頭筋《だいたいしとうきん》、ハムストリングスなどといった大筋群には、カラダの3分の2の筋肉が集まっています。この筋肉量を増やせば、代謝も上がって痩せやすくもなりますから、一石二鳥なのです。今までほとんど走ったことがない人なら、はじめ

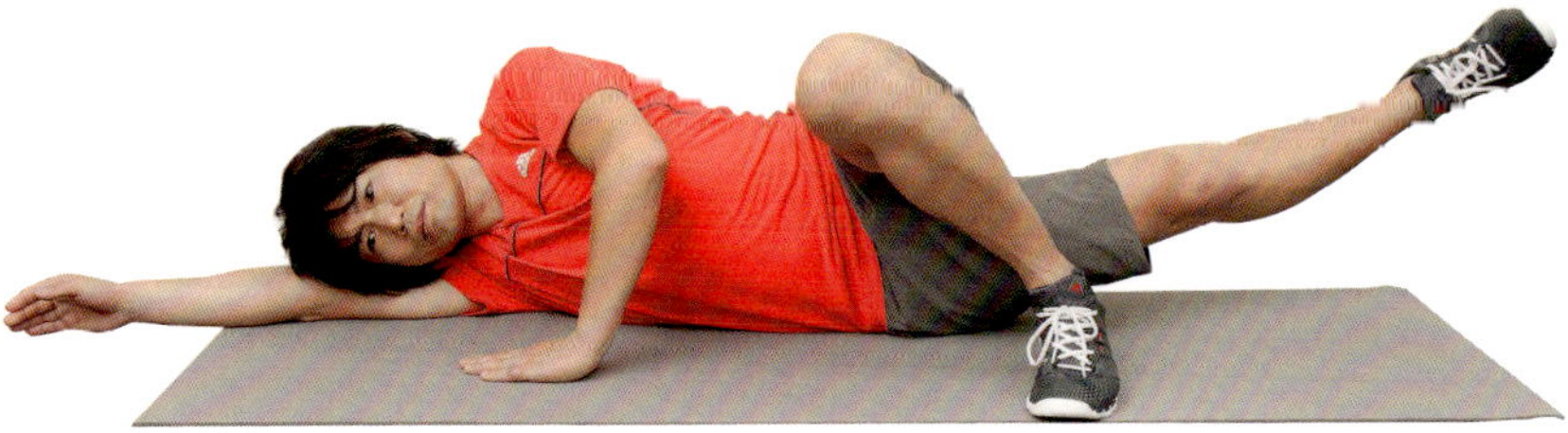

はウォーキングでも結構です。脚を使うことに慣れましょう。徐々に歩く速度を上げ、歩く距離を延ばすなどして走れるカラダをつくっていきましょう。

食生活を見直してカラダの中から変える

そしてもう一点見直していただきたいのが、食生活です。特に食に対して無頓着で、好きなものを好きなときに、好きなだけ食べていたような人は、そろそろ食習慣を改める時期かもしれません。

意識したいのは、動けるカラダに不可欠な強い筋肉と骨の原材料になるものを食べることです。肉が不健康で、野菜が健康的というイメージがあると思いますが、野菜が健康的なのではありません。野菜も健康的なのです。肉も必要な栄養素です。何かを食べると健康、何かを食べてはいけないではなく、量とバランスが大切なのです。巷に流れる情報に対して過敏に反応して、自分なりの食生活になっていると、もしかしたらたんぱく質不足で筋肉量を減らしたり、カルシウム不足（乳製品不足）で骨密度を低下させているかもしれません。

トレーニングだけでなく食生活も一生動けるカラダづくり、身体蘇生には欠かせない要素です。

MEMO

1日30分!　自分のカラダのために

十分な骨密度が維持された骨、弾力があってしなやかに動く、分量の多い筋肉。そして走ることに耐えられる強い心肺機能と、自分のカラダを信じることができるたくましいマインド。これが動けるカラダの要素です。残念ながら一朝一夕に得られるものではありませんが、継続は力なり。日々少しずつでも、自分のカラダのために何かをすることを忘れないことです。正しいフォームでストレッチを行うと、身体蘇生が体感できるでしょう。

Column 1

トレーニングの意外な効果

顔には性格が、そしてカラダには生活が出るといわれます。確かに引き締まったカラダを持つ人からは、怠惰な暮らしぶりは想像つかないもの。ストイックで、規律正しい生活を思わせるかもしれません。カラダを若返らせるためにハードなストイックさは必要ないですが、ある程度の規律正しさは必要です。まず、運動をはじめると決めたら、運動を継続していくために習慣化していくことが大切です。運動を習慣化するためには、1日のうちの、いつやるのかを決めることが肝心。これまで不規則な生活を続けてきた人も、だんだん生活にルールが生まれてくるものです。そうしてカラダに変化が現われてくると、自分の生活習慣を少し変えるだけででこんなにもカラダが変われることに自信がつき、より健康的な暮らしへと自分を駆り立てていくことができるのです。

そしてカラダの変化は、自分に対するイメージも変化していくようです。これまで自分を卑下しがちで何事にも尻込みしていたような人が、どんどん新しい趣味や勉強などにも挑戦するようになるのです。カラダを鍛えたことで、心のあり方もポジティブに変わり、ひいては人生までも豊かになる。私はそのような人たちをたくさん見てきました。ひとりでも多くの人に、この心とカラダの変化を実感していただきたいと思っています。

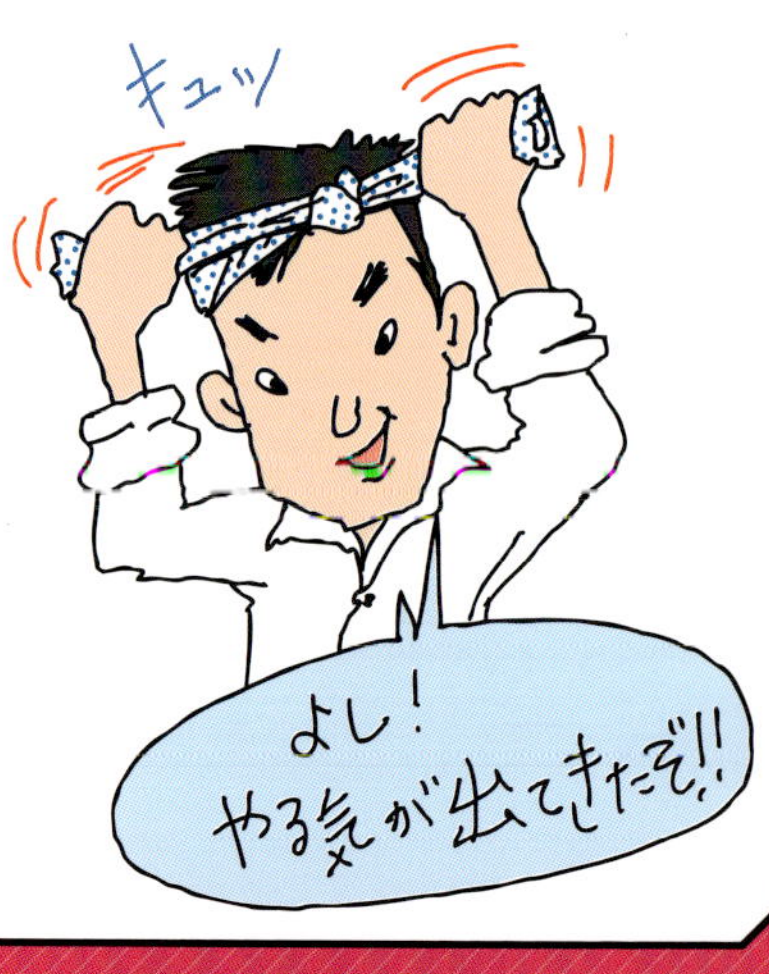

PART 2

正しいストレッチで カラダのベースづくり

ストレッチにはカラダのゆがみの軽減、筋肉のケアなどさまざまな効果があります。動けるカラダへのベースづくりとして、ストレッチメソッドを紹介します。まずはカラダのケアからはじめましょう。

PART 2 蘇生理論

1 ストレッチの考え方間違っていませんか？

カラダは柔らかければいいというものでもない

ストレッチでダイエット、というような特集記事をよく見かけますが、残念ながらストレッチだけで痩せることは難しいでしょう。ストレッチの消費カロリーはわずかなものなのです。座っているときと、ほとんど変わりありません。

そして、ストレッチでカラダを必要以上に柔らかくしようと、がんばる必要もありません。実は、筋肉は適度な柔軟性というものがあり、カラダは柔らかいほどいいというものではないからです。

筋肉の柔軟性が高まるほど、筋肉の出せる力は弱まります（カラダが柔らか過ぎる人ほど、重いものが持ち上げられません）。また、カラ

ストレッチで最大限に効果を得るための5か条

❶ 1ポーズ、20～30秒はキープする
❷ 息を吐きながらリラックスして行う
❸ 最低週3回、3ヵ月以上は続ける
❹ 決して痛いところまで無理に伸ばさない
❺ サボっても、またはじめる

ダが柔らか過ぎると関節のまわりにある靭帯《じんたい》などにも負担がかかる場合があるので、むやみに必要以上の柔軟性を求める必要はないのです。

ストレッチで運動にそなえたカラダのベースをつくる

では、ストレッチにはどのような効果があるのかというと、カラダのゆがみを軽減し姿勢がよくなること、腰痛や肩コリの軽減と予防、トレーニングや運動でのケガを防ぐこと、そして疲労回復と、カラダにとって喜ばしい効果をたくさんもたらします。

この効果から、代謝がアップして脂肪を落とすキッカケになるかもしれません。または肩や腰の筋肉をケアすることで、トレーニングの際に関節にかかる負担を減らすといった、理想的なカラダづくりのベースに大いに役立ちます。

50ページから紹介するストレッチメソッドは、動けるカラダづくりに重要な部位や筋肉を効果的にほぐすものです。

運動やトレーニングの前後に行うことで、トレーニングの質も高まります。また、トレーニングを行わない日でも、1日の終わりに、ストレッチで筋肉の緊張をほぐすのもおすすめ。心もカラダもリラックスして、安眠モードに入りやすくなります。

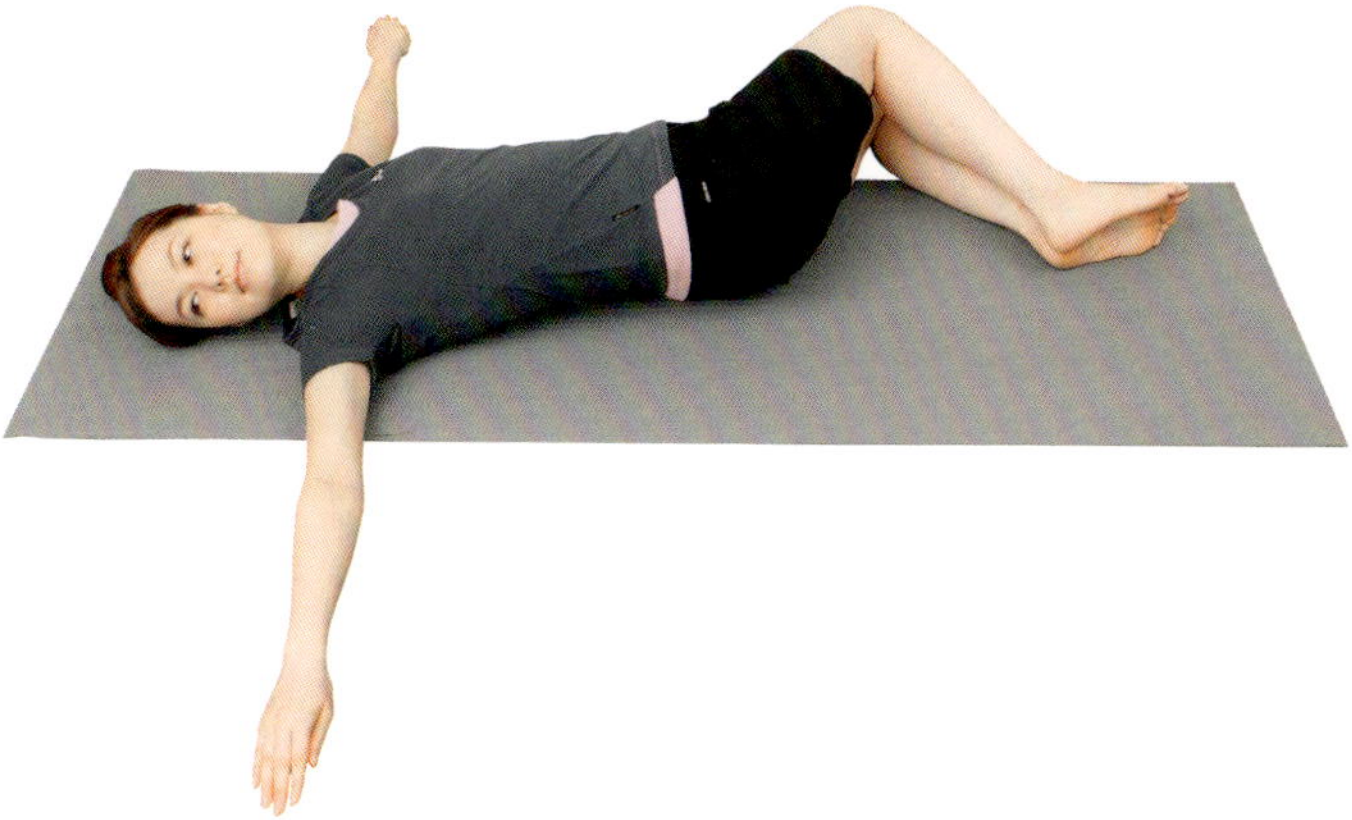

PART 2 蘇生理論

2 自分に合わせたストレッチを行う

気持ちよくなるストレッチが正解

ストレッチの効果を最大限に引き出すには、まずポーズの時間が大切です。1ポーズにつき、20～30秒程度を目安に行いましょう。これより短いと効果が得られにくいですし、長くしても効果にはあまり変わりないといわれています。

ストレッチを行う時間ですが、これは各自のライフスタイルに合わせてもOKです。注意するのは、筋肉の温度が低いときは、まず筋肉を温めてから行うこと。体や手足をまわしたりしてからはじめてください。ウォーキングやジョギングで筋肉が温まった後に行うと理想的です。お風呂上がりも絶好のストレッチタイムです。では、50ページから紹介するストレッチメソッドを気持ちよく行ってください。

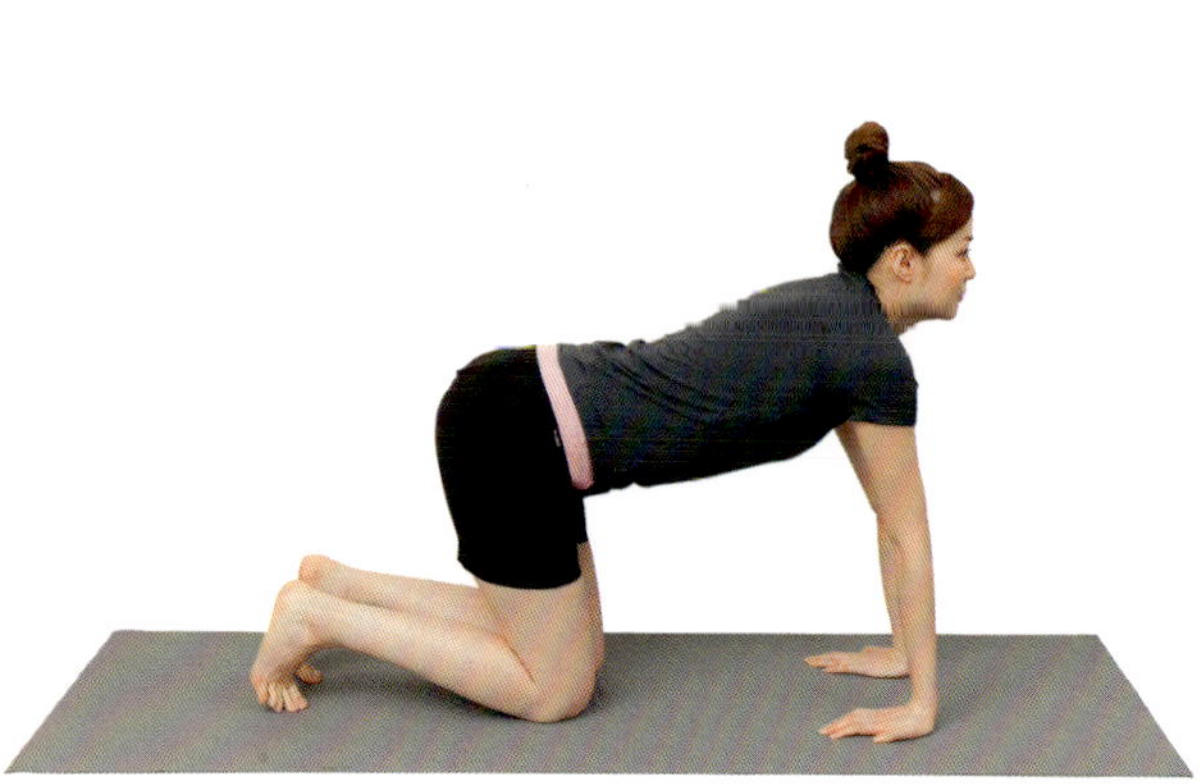

{ 本書ストレッチメソッドの使い方 }

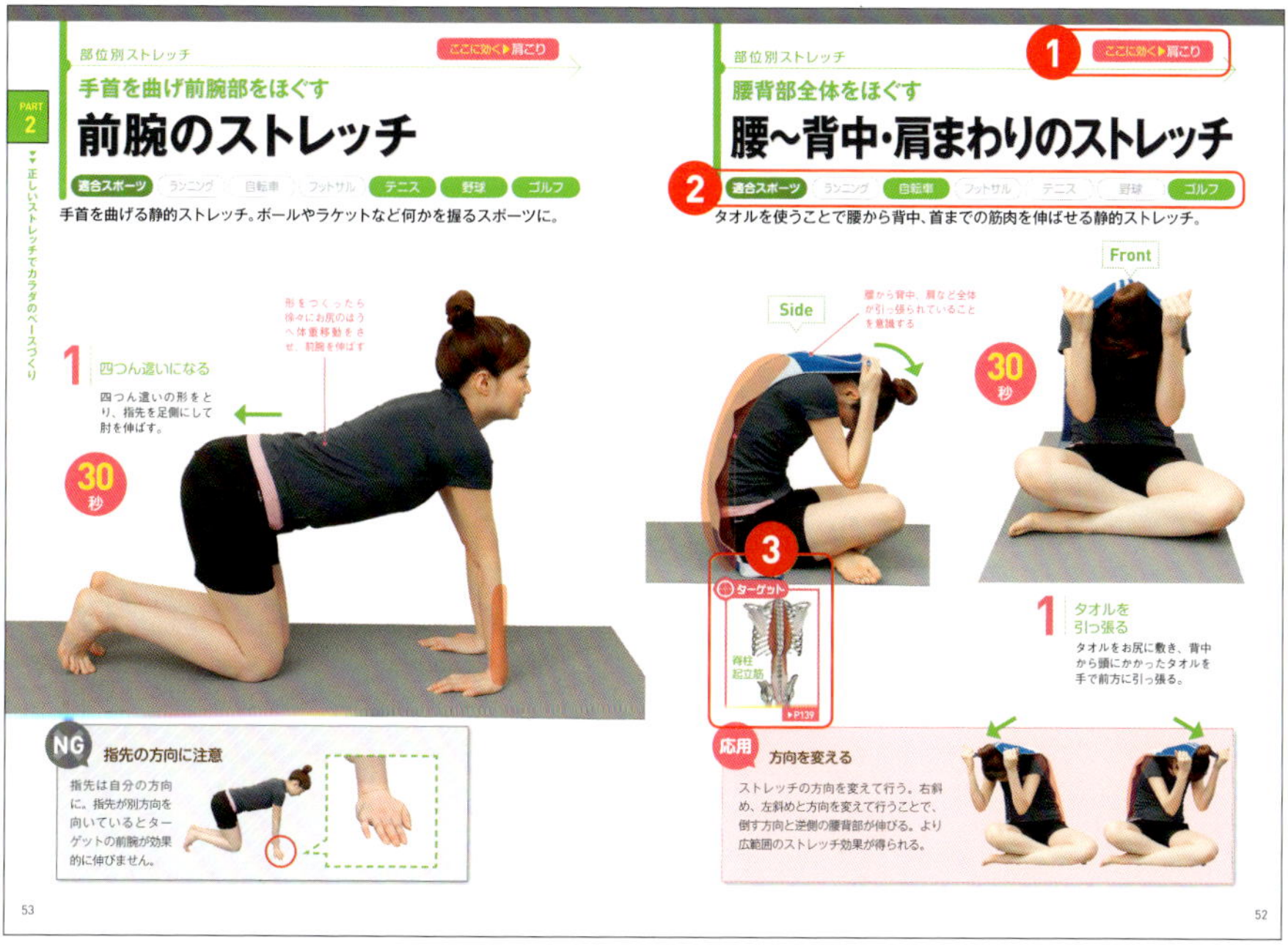
部位別ストレッチ
ここに効く▶肩こり
手首を曲げ前腕部をほぐす
前腕のストレッチ
PART 2
▼正しいストレッチでカラダのベースづくり
適合スポーツ
ランニング
自転車
フットサル
テニス
野球
ゴルフ
手首を曲げる静的ストレッチ。ボールやラケットなど何かを握るスポーツに。
形をつくったら徐々にお尻のほうへ体重移動をさせ、前腕を伸ばす
1 四つん這いになる
四つん這いの形をとり、指先を足側にして肘を伸ばす。
30秒
NG 指先の方向に注意
指先は自分の方向に。指先が別方向を向いているとターゲットの前腕が効果的に伸びません。
53
部位別ストレッチ
1
ここに効く▶肩こり
腰背部全体をほぐす
腰〜背中・肩まわりのストレッチ
2
適合スポーツ
ランニング
自転車
フットサル
テニス
野球
ゴルフ
タオルを使うことで腰から背中、首までの筋肉を伸ばせる静的ストレッチ。
Side
腰から背中、肩など全体が引っ張られていることを意識する
Front
30秒
3
ターゲット
脊柱起立筋
▶P139
1 タオルを引っ張る
タオルをお尻に敷き、背中から頭にかかったタオルを手で前方に引っ張る。
応用 方向を変える
ストレッチの方向を変えて行う。右斜め、左斜めと方向を変えて行うことで、倒す方向と逆側の腰背部が伸びる。より広範囲のストレッチ効果が得られる。
52

❶ このストレッチによって改善効果が期待できるカラダの痛みなどの症状を表示しています。掲載しているストレッチの中から自分の症状に合ったものを選んで行ってもよいでしょう。

❷ このストレッチがどのようなスポーツに適しているかを表示しています。掲載しているストレッチの中から自分が行うスポーツに合ったものを選んで行ってもよいでしょう。

❸ このストレッチでほぐすことができる筋肉を表示しています。筋肉に効いていることを意識しながら行いましょう。

楽しいからこそ習慣にできる

ストレッチにもたくさんのパターンがありますが、はじめのうちはやりやすいポーズ、やっていてリラックスできるポーズを中心に行うといいでしょう。楽しくなれば、次第に習慣になっていくでしょう。

自分のカラダと対話する時間

日常的に、自分のカラダとじっくり向かい合う時間はあまりとれないものです。ストレッチを通して、自分の疲れの度合い、体調などをよく見つめてください。カラダと対話することで、自分のよい変化に気づけるはずです。

ここに効く▶肩こり

肩と肩甲骨をほぐす

肘まわしストレッチ

適合スポーツ ランニング 自転車 フットサル テニス 野球 ゴルフ

肩・肩甲骨まわりの筋肉を動かし血流を促す動的ストレッチです。

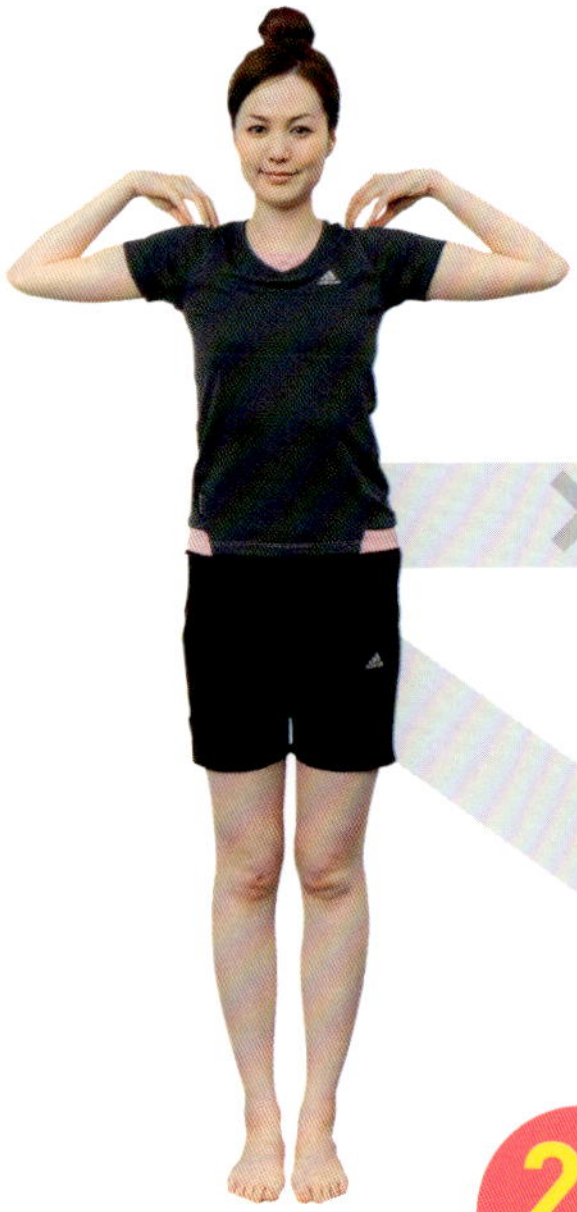

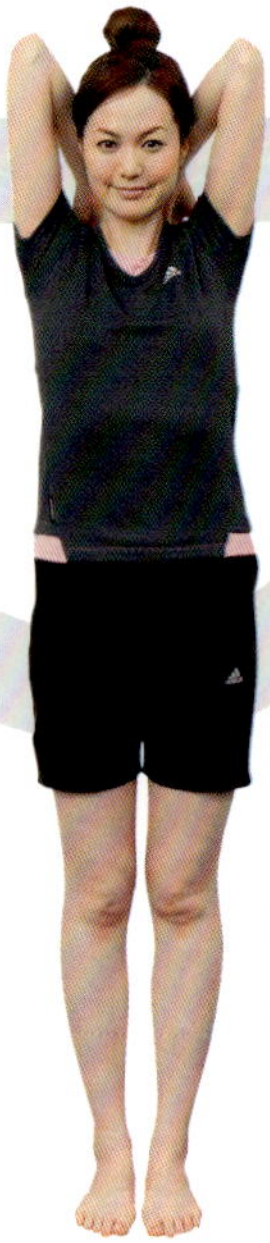

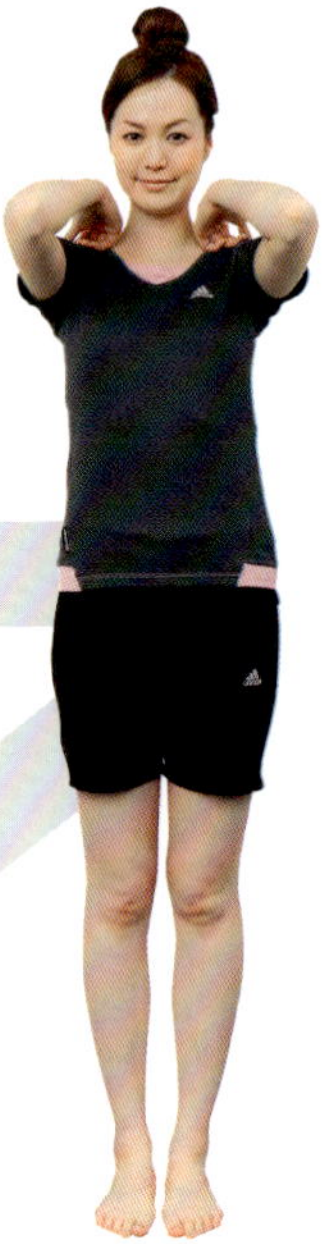

1 肘を正面に向ける

指先で肩を触わり、肘先を正面に向ける。

2 肘を上げる

指先を肩につけたまま、肘を頂点まで上げる。

3 肘をまわす

20回

肩甲骨を寄せ肘が後ろを向くイメージでまわす。1～3を繰り返す。

肘の位置が低い

写真（右側）の肘は、頂点の肘の位置が低くなってしまっている。頂点の肘の位置が低いと、肩の回旋が小さくなり、ほぐしたい肩まわり全般の筋肉がほぐれない。指先は肩から離さずに肘を無理のない範囲で大きくまわそう。

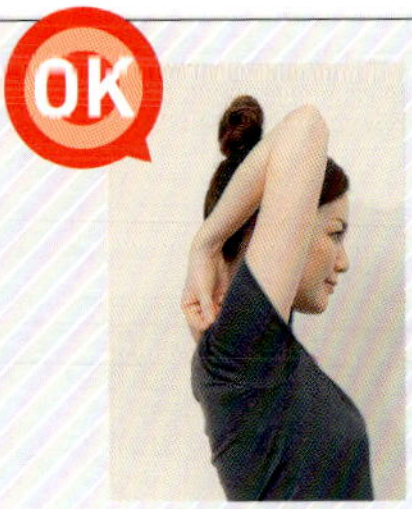

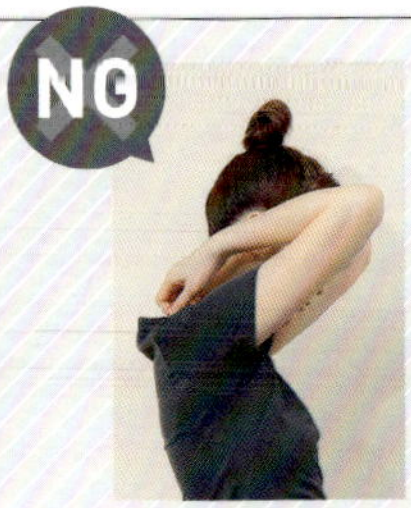

部位別ストレッチ

ここに効く▶肩こり

肩甲骨まわりの筋肉をほぐす

肩甲骨《けんこうこつ》まわし

適合スポーツ　ランニング　自転車　フットサル　テニス　野球　ゴルフ

肩甲骨まわりの筋肉を動かし、本来の動きをスムーズにするための動的ストレッチ。

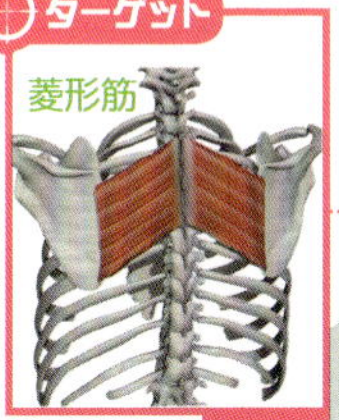

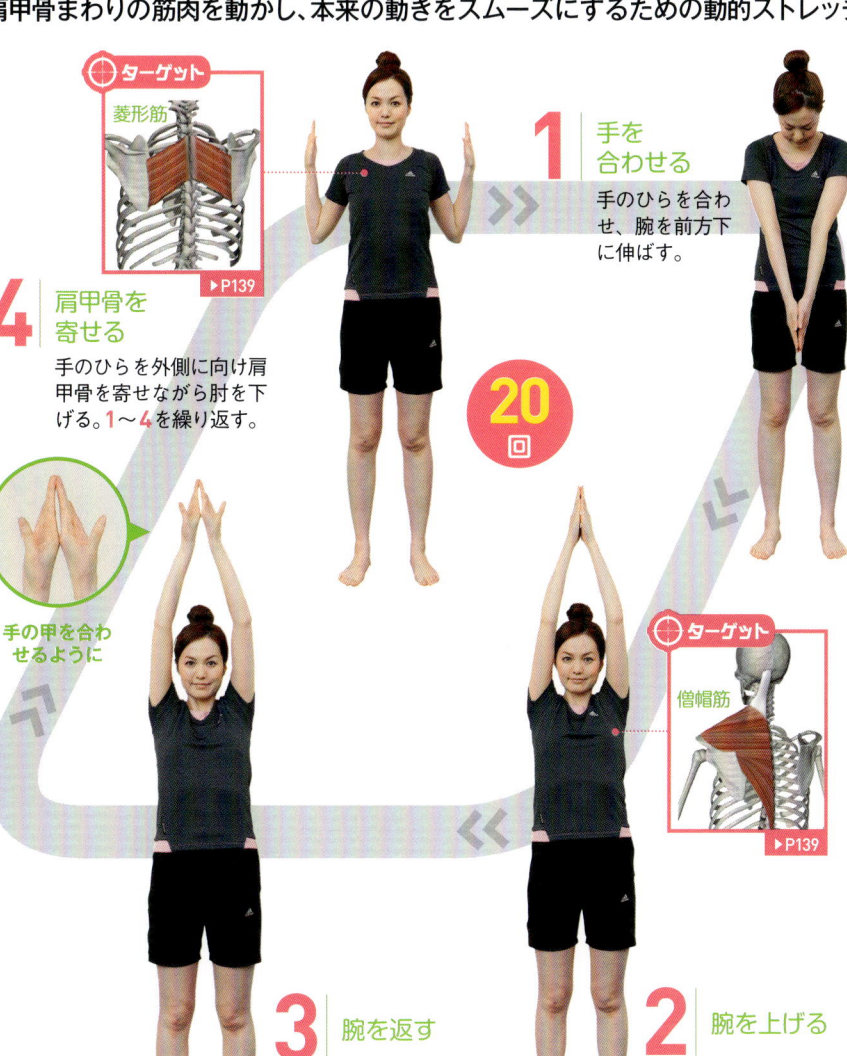

20回

1 手を合わせる

手のひらを合わせ、腕を前方下に伸ばす。

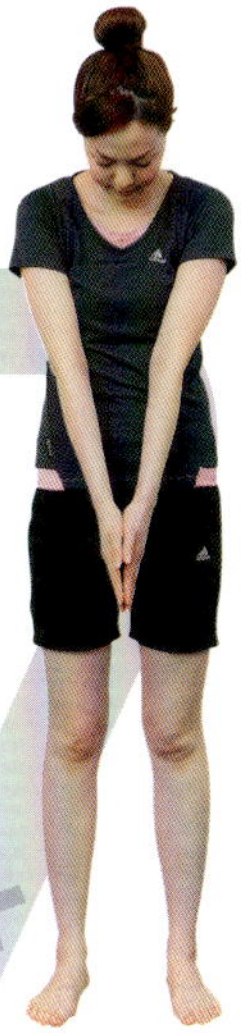

2 腕を上げる

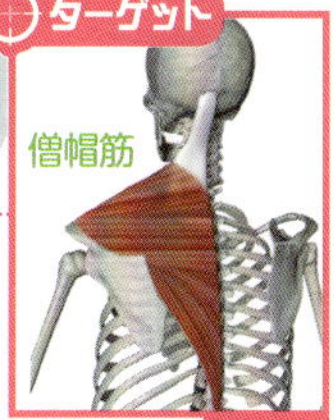

肘は伸ばしたまま頭の上へ持ち上げる。

3 腕を返す

手の甲を合わせるように

肩甲骨を寄せるように腕を返す。

4 肩甲骨を寄せる

手のひらを外側に向け肩甲骨を寄せながら肘を下げる。1～4を繰り返す。

ここに効く▶肩こり

腰背部全体をほぐす

腰～背中・肩まわりのストレッチ

適合スポーツ：ランニング／**自転車**／フットサル／テニス／野球／**ゴルフ**

タオルを使うことで腰から背中、首までの筋肉を伸ばせる静的ストレッチ。

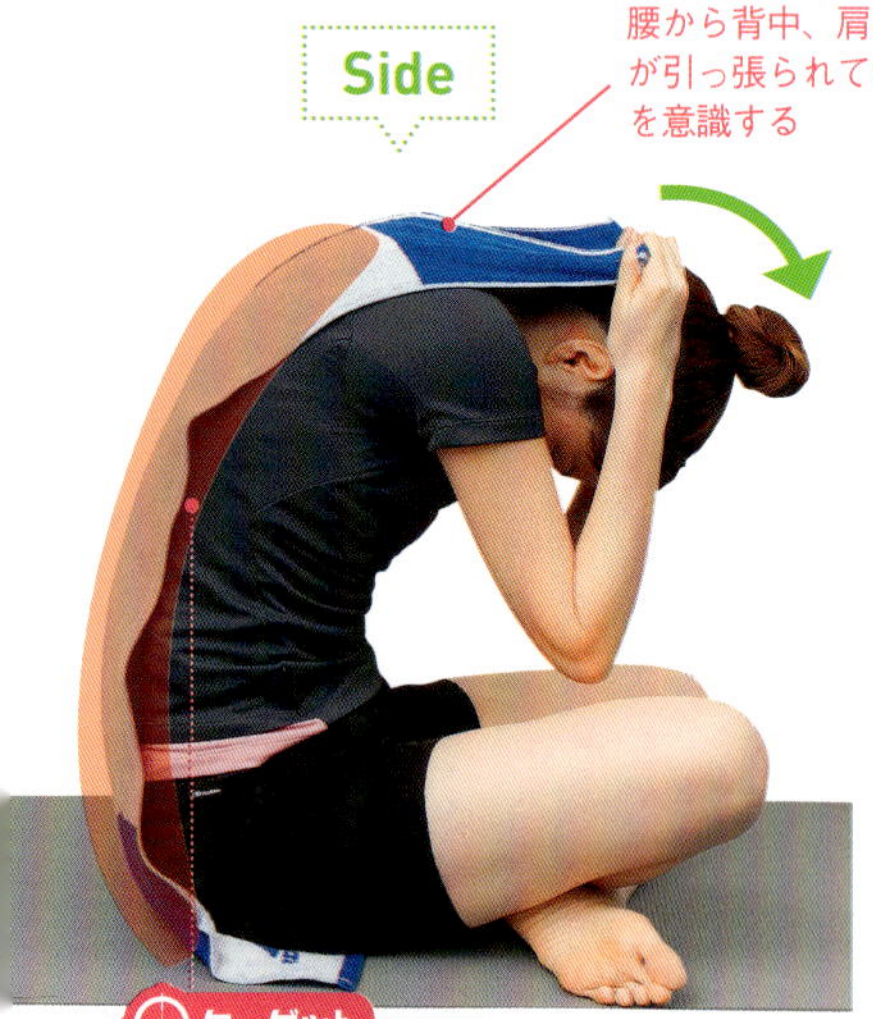
Side
腰から背中、肩など全体が引っ張られていることを意識する

30秒

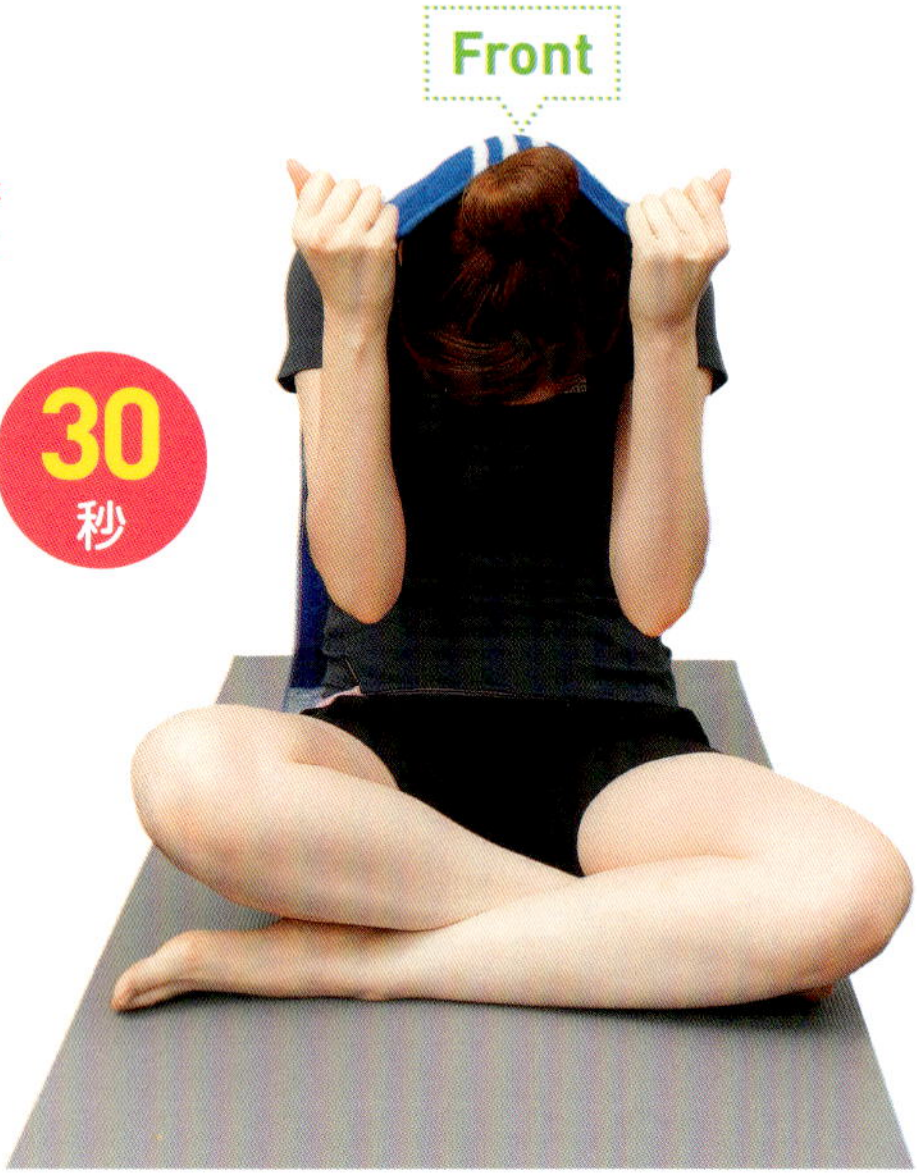

ターゲット

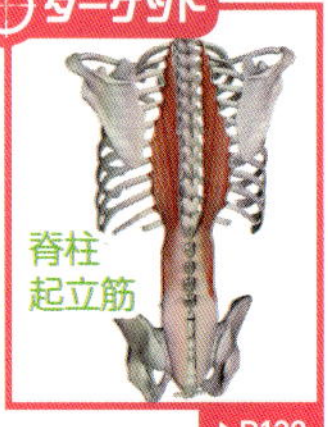

▶P139

1 タオルを引っ張る

タオルをお尻に敷き、背中から頭にかかったタオルを手で前方に引っ張る。

応用 方向を変える

ストレッチの方向を変えて行う。右斜め、左斜めと方向を変えて行うことで、倒す方向と逆側の腰背部が伸びる。より広範囲のストレッチ効果が得られる。

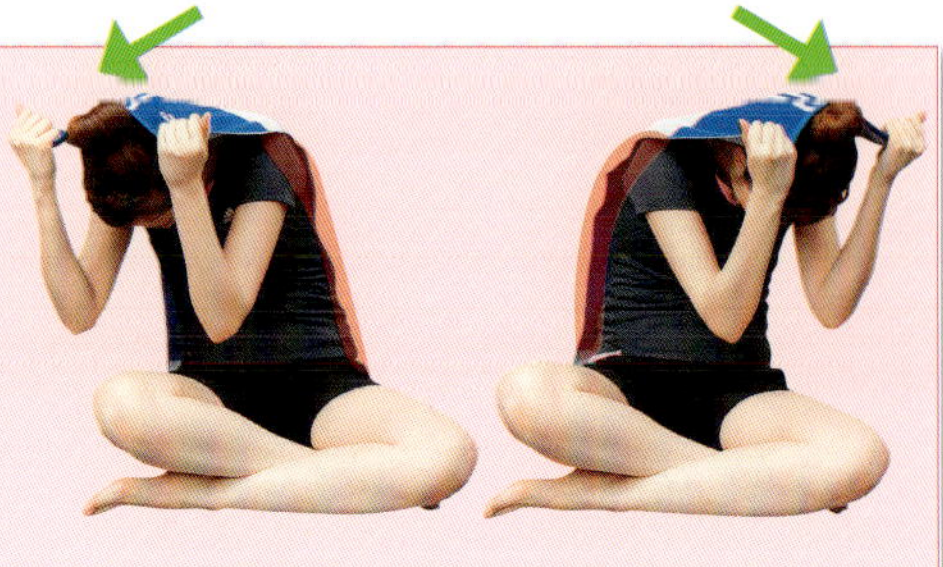

部位別ストレッチ

ここに効く▶肩こり

手首を曲げ前腕部をほぐす

前腕のストレッチ

適合スポーツ　ランニング　自転車　フットサル　テニス　野球　ゴルフ

手首を曲げる静的ストレッチ。ボールやラケットなど何かを握るスポーツに。

1 四つん這いになる

四つん這いの形をとり、指先を足側にして肘を伸ばす。

30秒

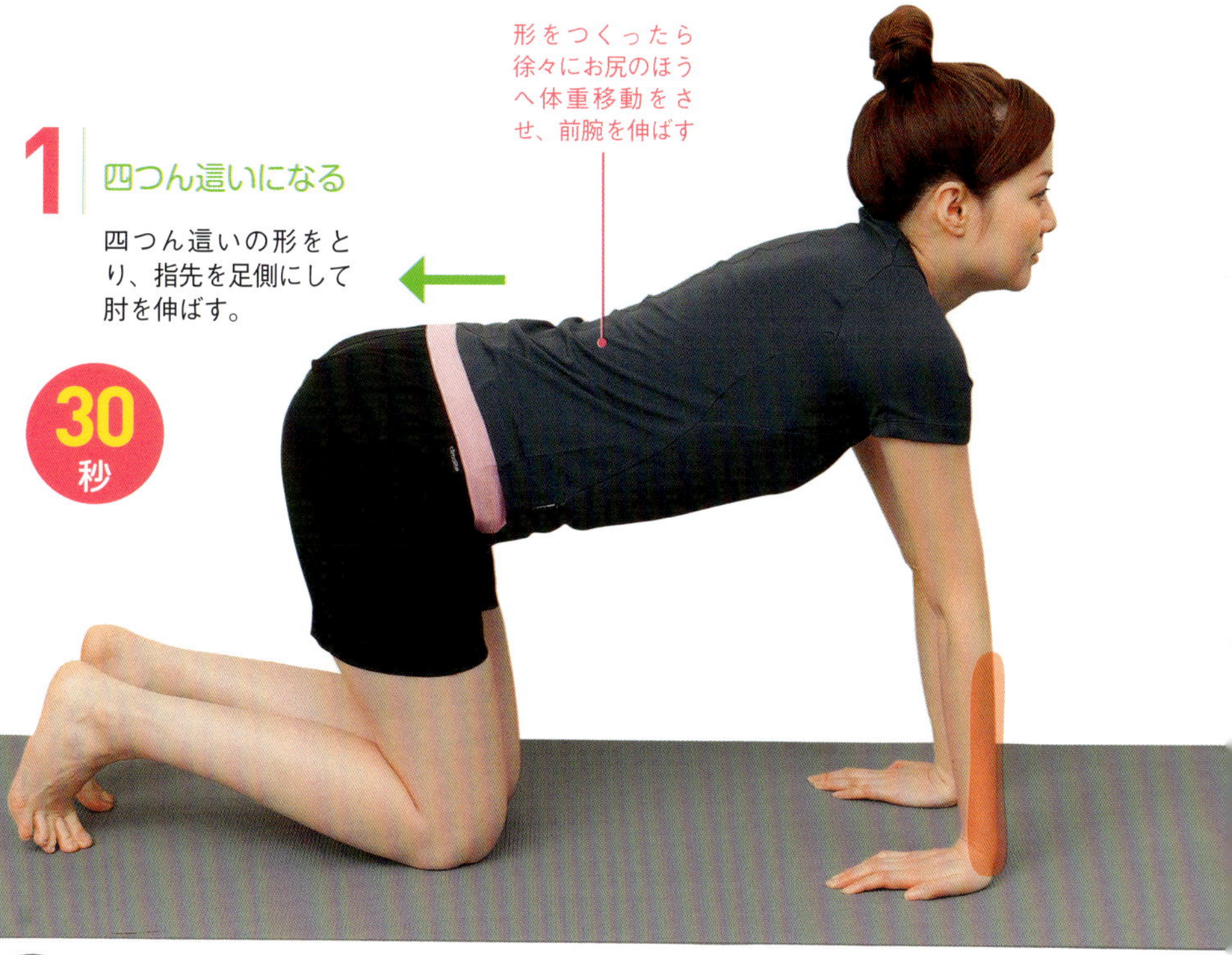
形をつくったら
徐々にお尻のほう
へ体重移動をさ
せ、前腕を伸ばす

NG 指先の方向に注意

指先は自分の方向に。指先が別方向を向いているとターゲットの前腕が効果的に伸びません。

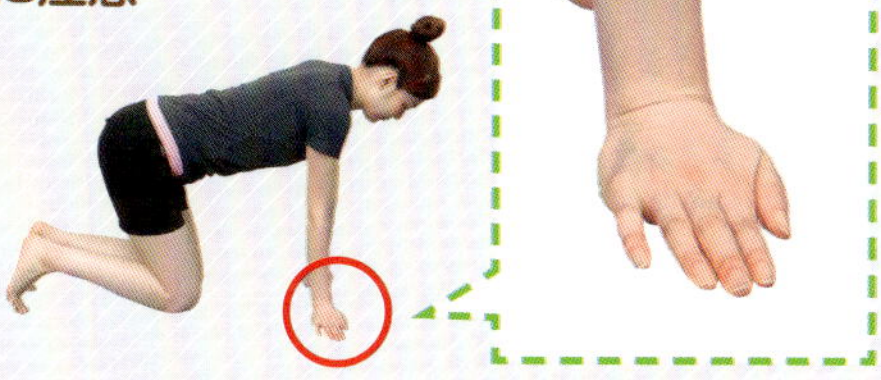

ここに効く▶肩こり／腰痛

腰まわりの筋肉をほぐす

腰《よう》背《はい》部《ぶ》のストレッチ

適合スポーツ ランニング　自転車　フットサル　テニス　野球　ゴルフ

腰まわりの筋肉を均等に伸ばして調整する静的ストレッチ。

片側 **30** 秒

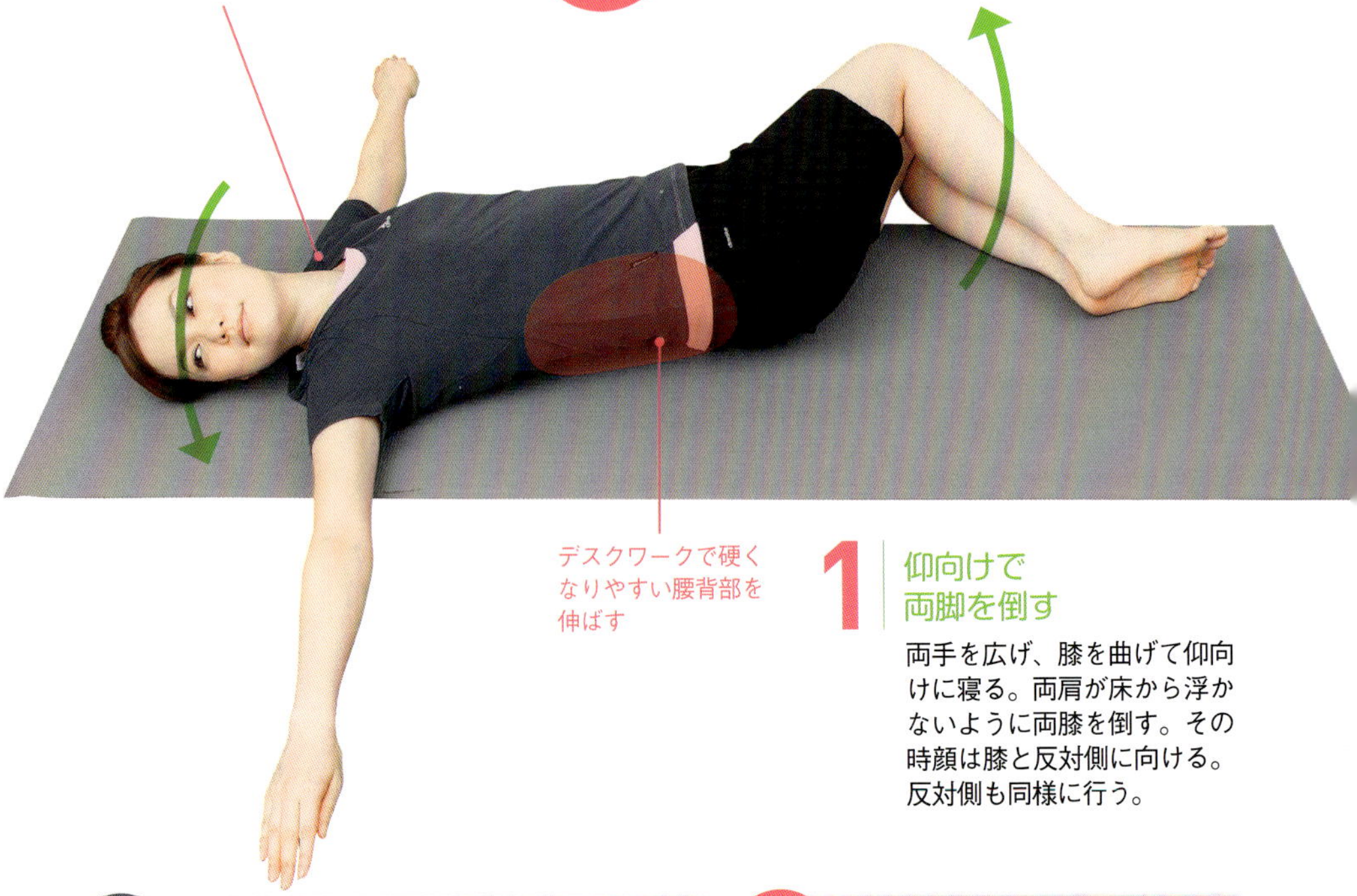
胸の筋肉が硬い人は床から肩が離れてしまうので注意
デスクワークで硬くなりやすい腰背部を伸ばす

1 仰向けで両脚を倒す

両手を広げ、膝を曲げて仰向けに寝る。両肩が床から浮かないように両膝を倒す。その時顔は膝と反対側に向ける。反対側も同様に行う。

NG 肩が浮いてしまう

肩が浮いてしまうと効果的にターゲットが伸びない。体が硬い人は人に押さえてもらってもOK。

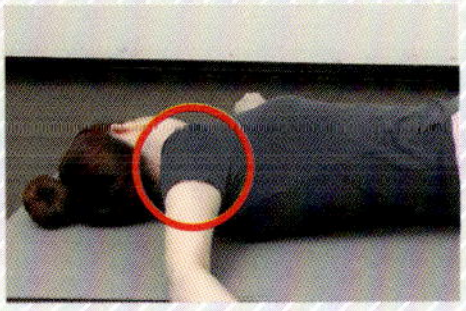

応用 硬い人のストレッチ

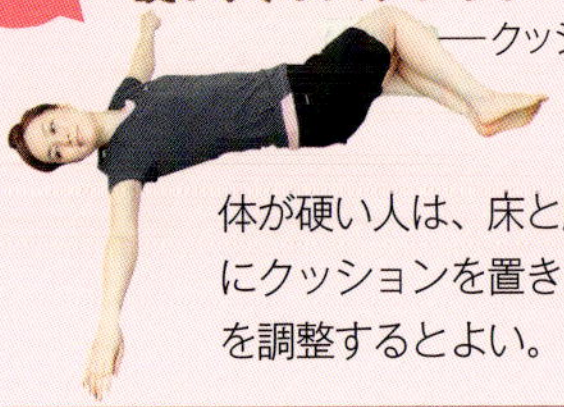
クッション

体が硬い人は、床と膝の間にクッションを置き、高さを調整するとよい。

部位別ストレッチ

ここに効く▶腰痛

腰から脇をほぐす

広背筋《こうはいきん》のストレッチ

適合スポーツ　ランニング　自転車　フットサル　テニス　野球　ゴルフ

タオルを使って腰から脇の体側を伸ばす静的ストレッチです。

1 お尻を落とす

両手にタオルを持ち、正座をする。伸ばしたい側にお尻を落とす。反対側も同様に行う。

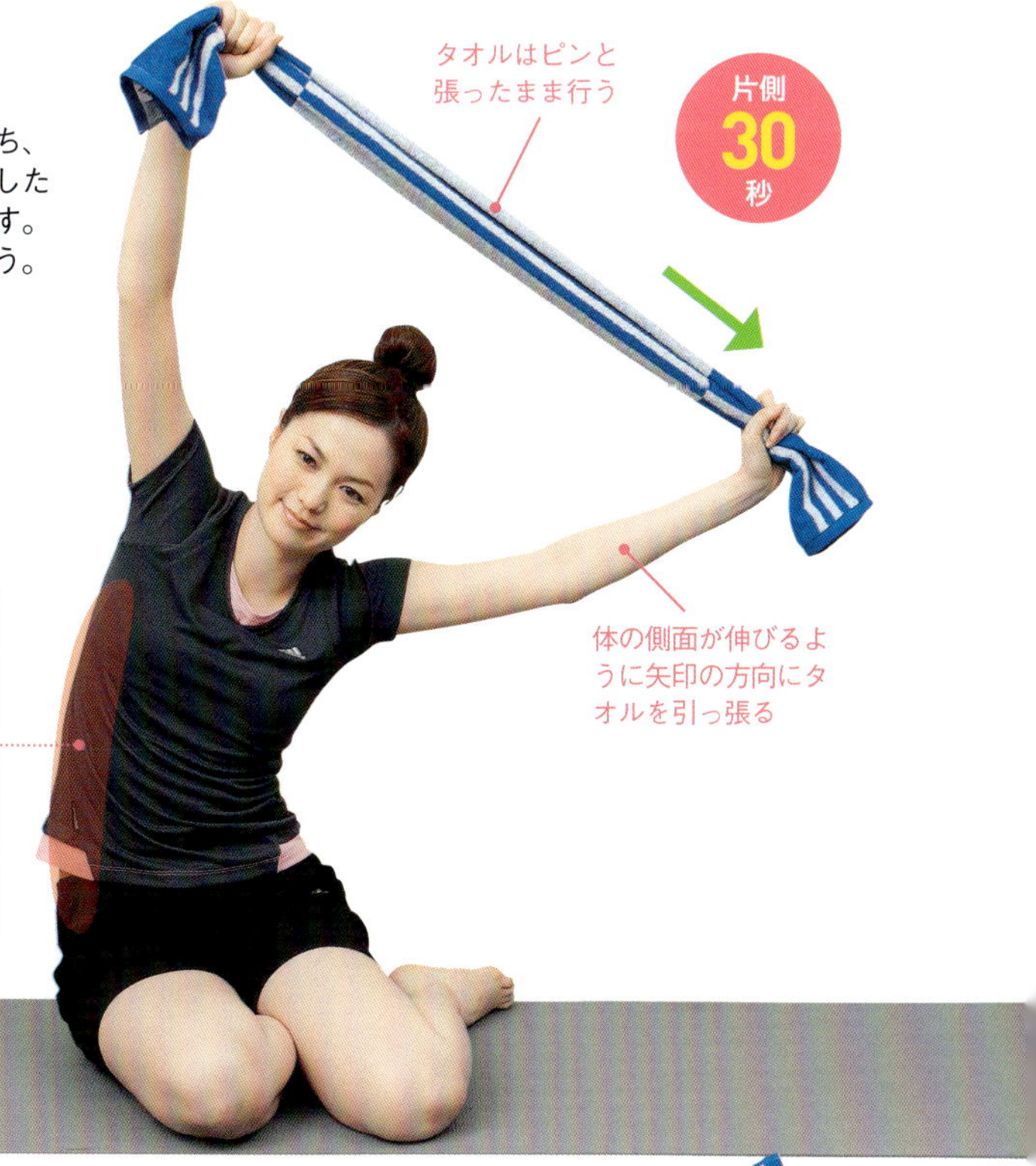
タオルはピンと張ったまま行う
片側
30
秒
体の側面が伸びるように矢印の方向にタオルを引っ張る

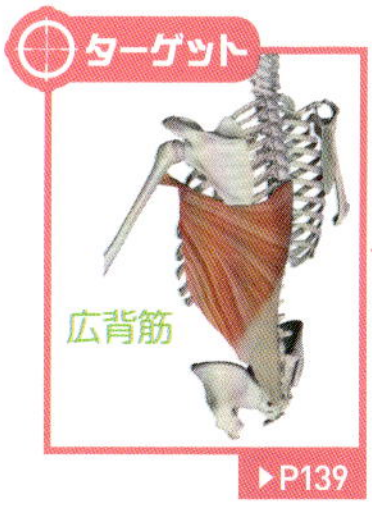

応用 方向を変えて行う

体をねじりながら、さまざまな角度にタオルを引っ張ると腰から脇と広範囲の筋肉が伸びて効果的。頭と腕は常に平行に、タオルはピンと張った状態にする。

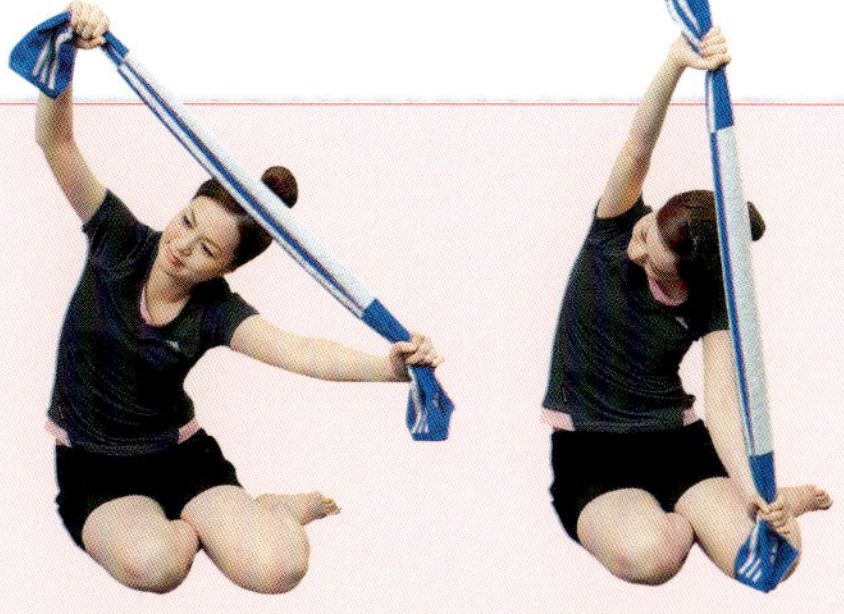

ここに効く▶腰痛

腰のまわりを緩める

腰緩めストレッチ

適合スポーツ　ランニング　自転車　フットサル　テニス　野球　ゴルフ

腰まわりを緩める動的ストレッチです。

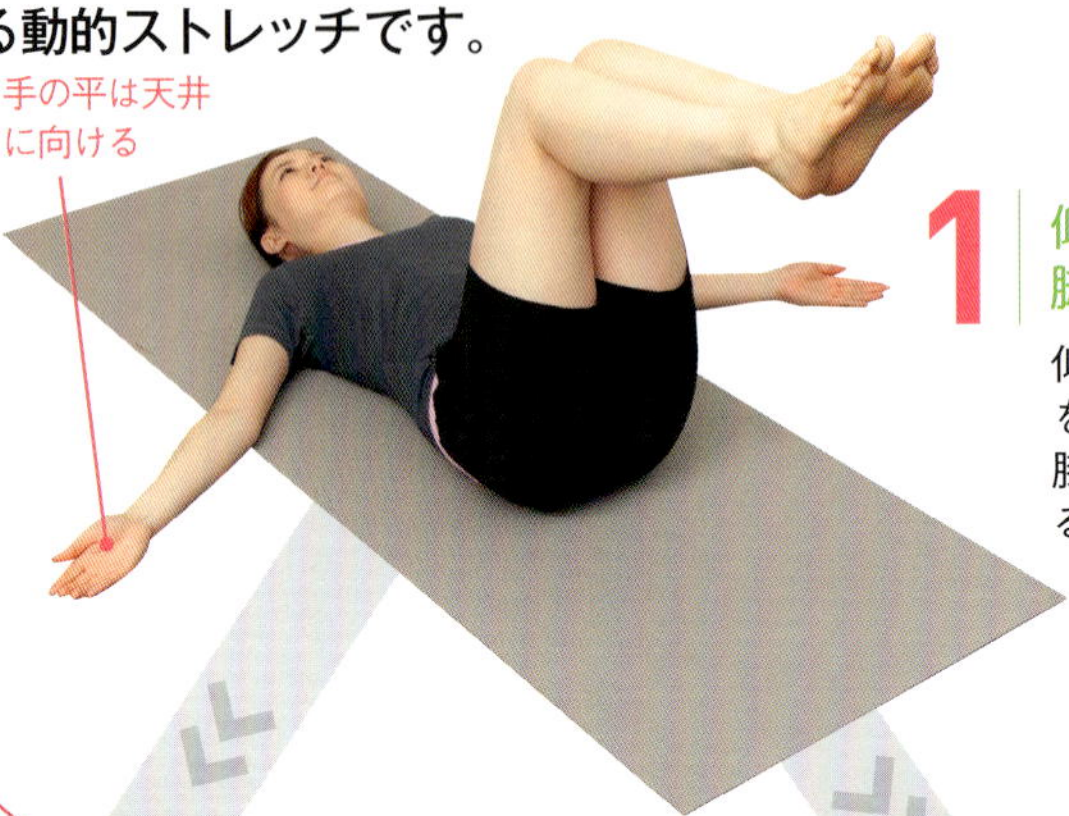
手の平は天井
に向ける

1　仰向けで脚を上げる

仰向けに寝て、手は力を入れずに広げる。両膝を90度曲げて上げる。

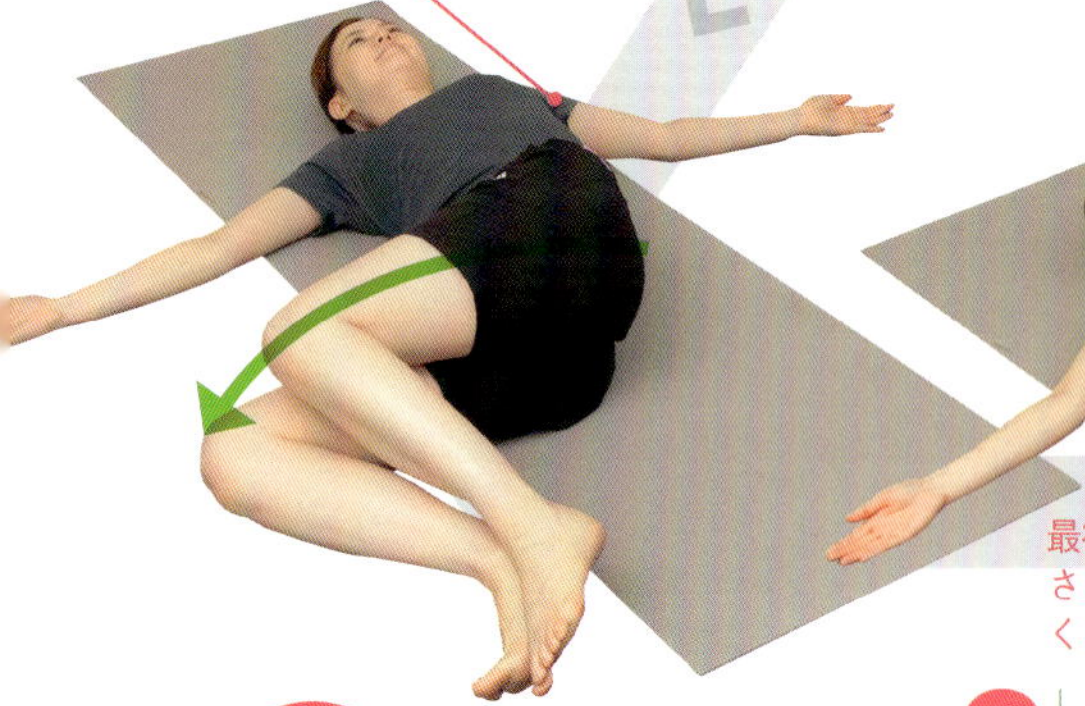

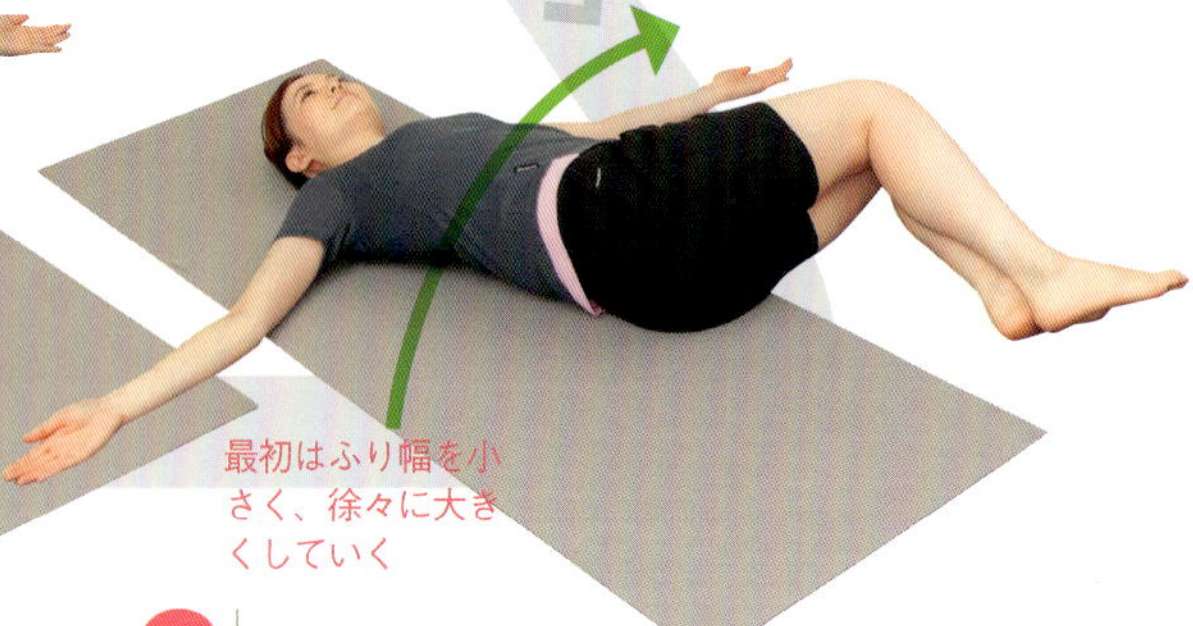
最初はふり幅を小
さく、徐々に大き
くしていく

20回×3セット

2　左右に倒す

息を吐きながらゆっくりと膝を左右に倒す。

NG　肩が浮くときは2名で行う

「a」は肩が浮いてしまってNGの状態。どうしても肩が浮いてしまう人は「b」のように、誰かに両肩を軽く押さえてもらうといいだろう。

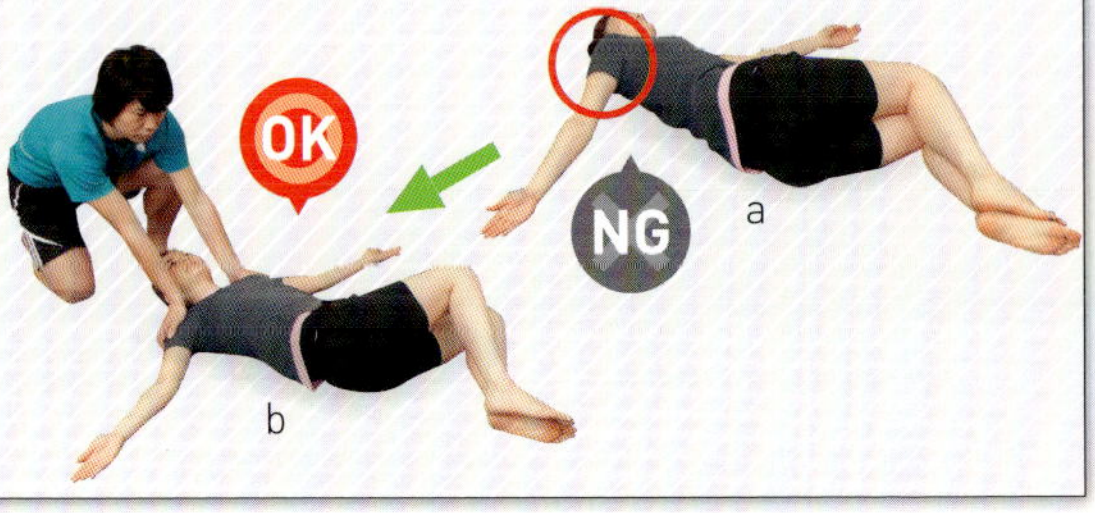

ここに効く▶腰痛

部位別ストレッチ

腰の違和感を改善する
腰《よう》方《ほう》形《けい》筋《きん》のストレッチ

適合スポーツ ランニング　自転車　フットサル　テニス　野球　ゴルフ

腰の違和感を感じやすい筋肉の静的ストレッチです。

1 正座から体を伸ばす

片側 30 秒

正座になり、一方の膝の方向に両手を置き、体を斜め前方に倒して伸ばす。反対側も同様に行う。

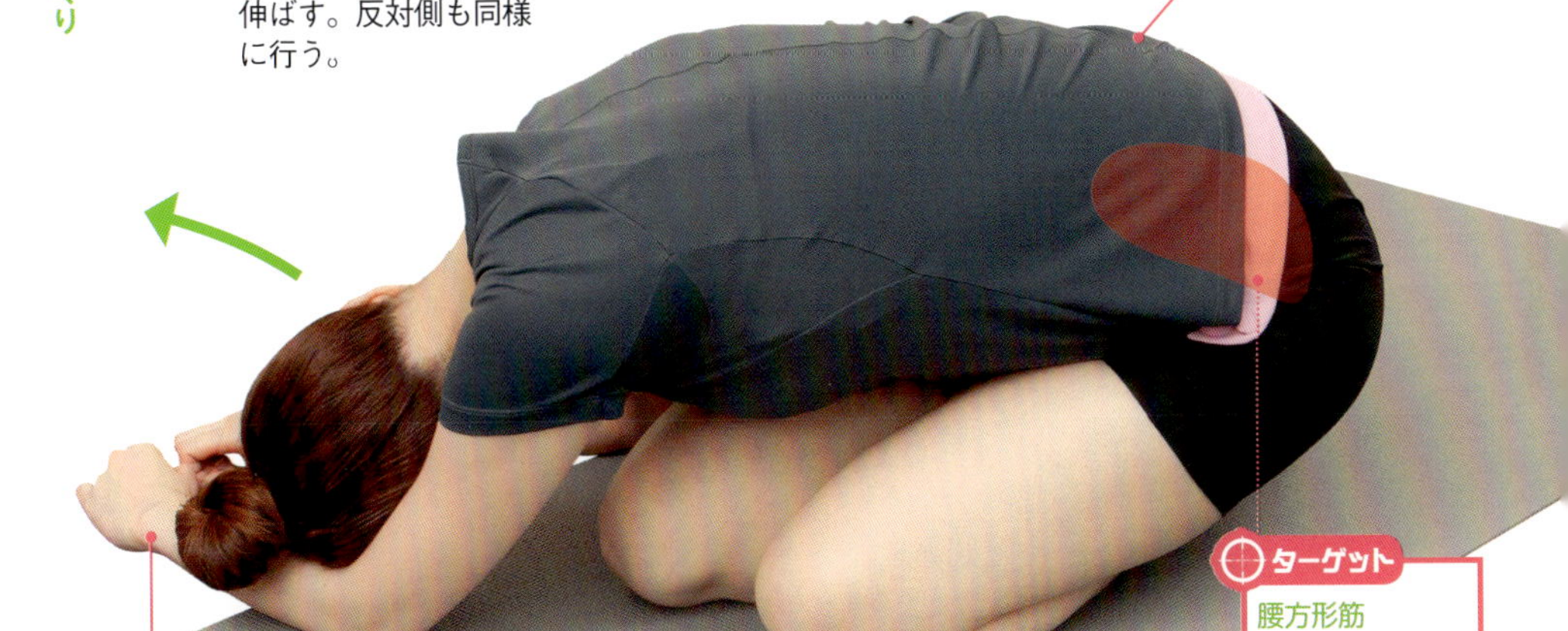
背中を丸めるようにするのがポイント。伸ばす方向と逆の腰の部分が伸びているのを感じよう
両手は体と一緒に動いていく

ターゲット
腰方形筋

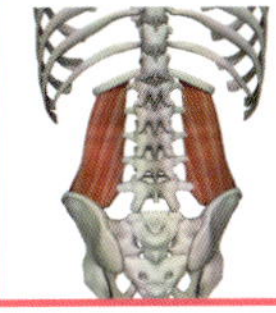

腰椎の両外側に位置し、主に体幹の側屈させる働きを担う

NG 体が完全に横を向く

完全に体が横を向いてしまっていては×。体側のストレッチになってしまっていて腰方形筋が伸びていない。

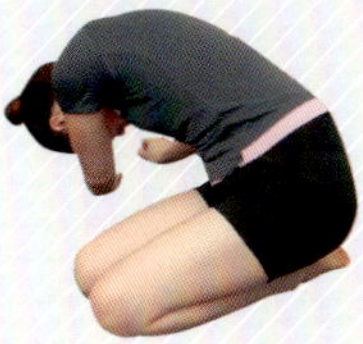

応用 クッションを使う

正座の姿勢で太ももにクッションを2つのせることで、硬い方でも楽に伸ばすことができる。

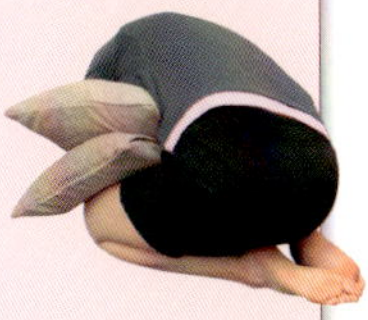

ここに効く▶ 腰痛／膝痛

股関節をほぐす

股《こ》関《かん》節《せつ》まわしストレッチ

適合スポーツ ランニング 自転車 フットサル テニス 野球 ゴルフ

股関節の動的ストレッチ。ロコモチェック（P18、19）で片脚立ちが苦手な人は念入りに！

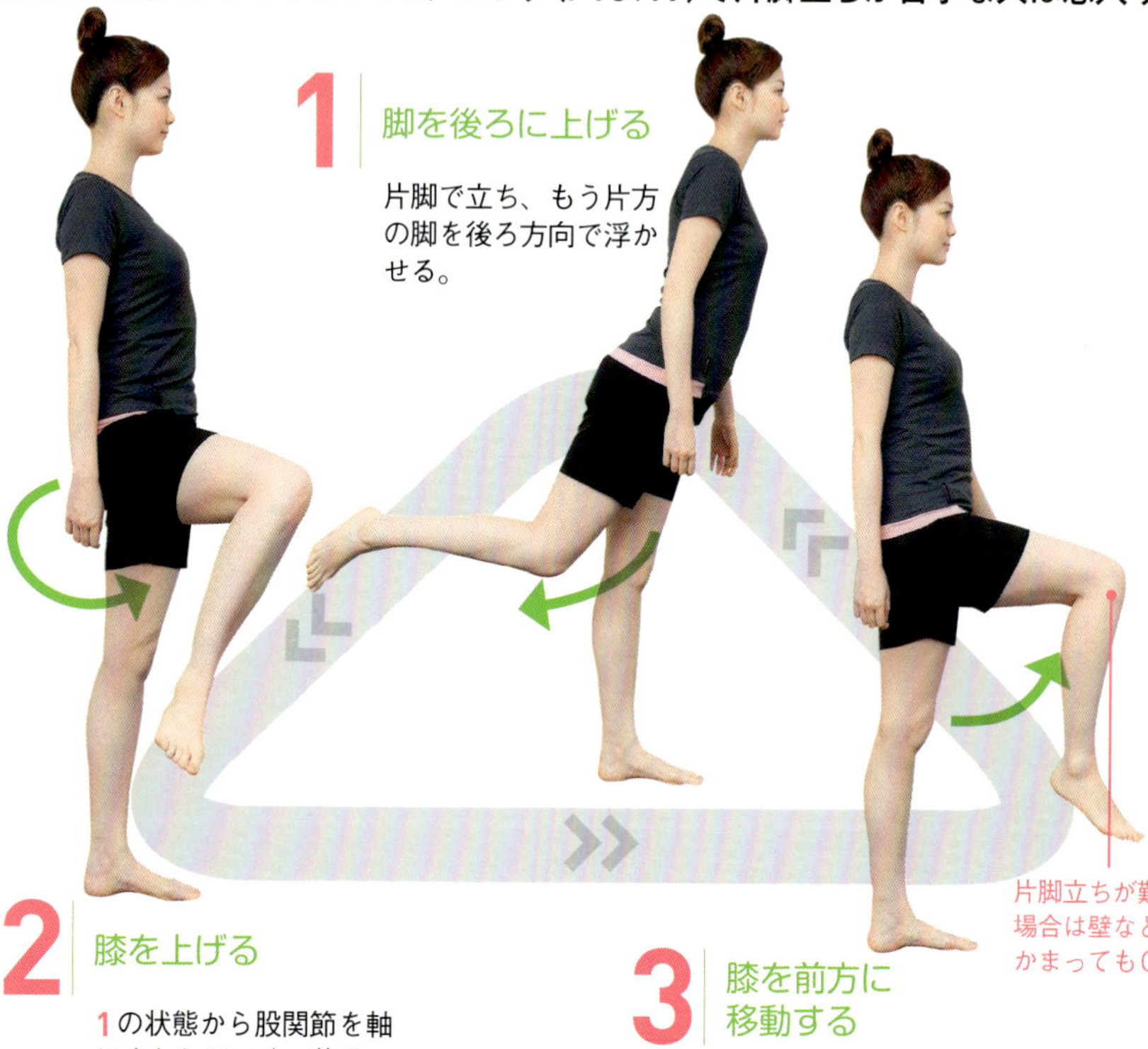

1 脚を後ろに上げる

片脚で立ち、もう片方の脚を後ろ方向で浮かせる。

2 膝を上げる

1の状態から股関節を軸にまわしていく。後ろ→横側→前方の順でハードルをまたぐイメージでリズミカルにまわす。

3 膝を前方に移動する

膝を前にもっていく。膝は2の高さをキープする。反対側も同様に行う。

片脚立ちが難しい場合は壁などにつかまってもOK

片側20回×3セット

応用 **障害物で効果UP!**

余裕があれば、横に椅子などを置く。椅子をまたぐようにして行えば、より動きがイメージしやすくなるでしょう。

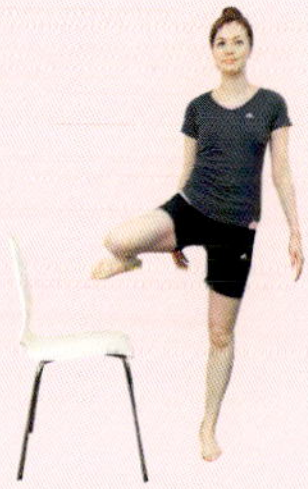

部位別ストレッチ

ここに効く▶ 腰痛／膝痛

股関節をやわらげる
股関節《こかんせつ》の振り子運動ストレッチ

適合スポーツ ランニング 自転車 フットサル テニス 野球 ゴルフ

股関節の動的ストレッチ。運動前に行うとよいストレッチです。

1 脚を後方に振り上げる

片脚立ちの状態で、後方に脚を振り上げる。

片側20回 × 3セット

2 脚を前方に振り上げる

1の状態から前方に脚を振り上げ、また1の状態に戻る。リズミカルに振り子のように繰り返す。反対側も同様に行う。

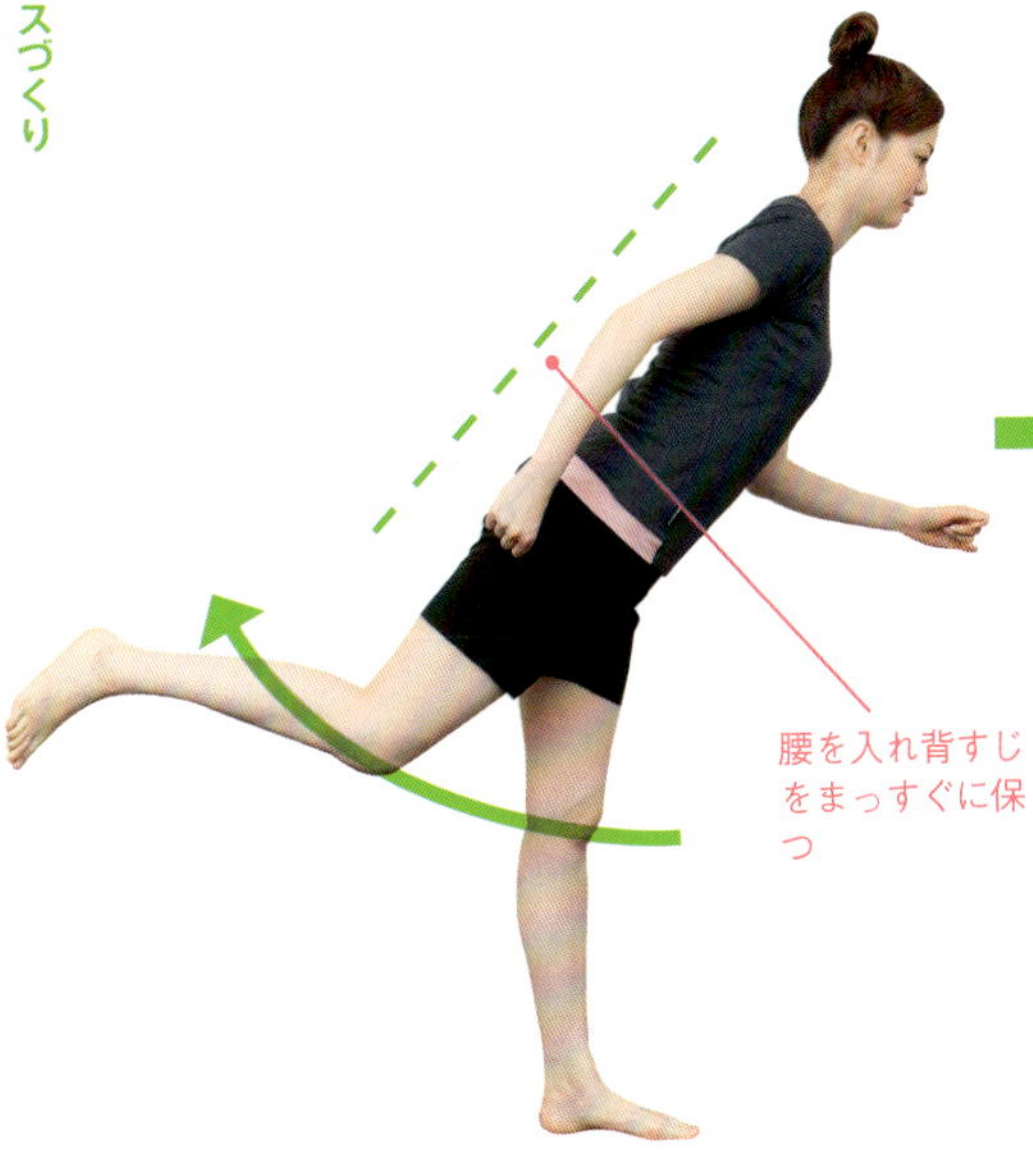
腰を入れ背すじをまっすぐに保つ

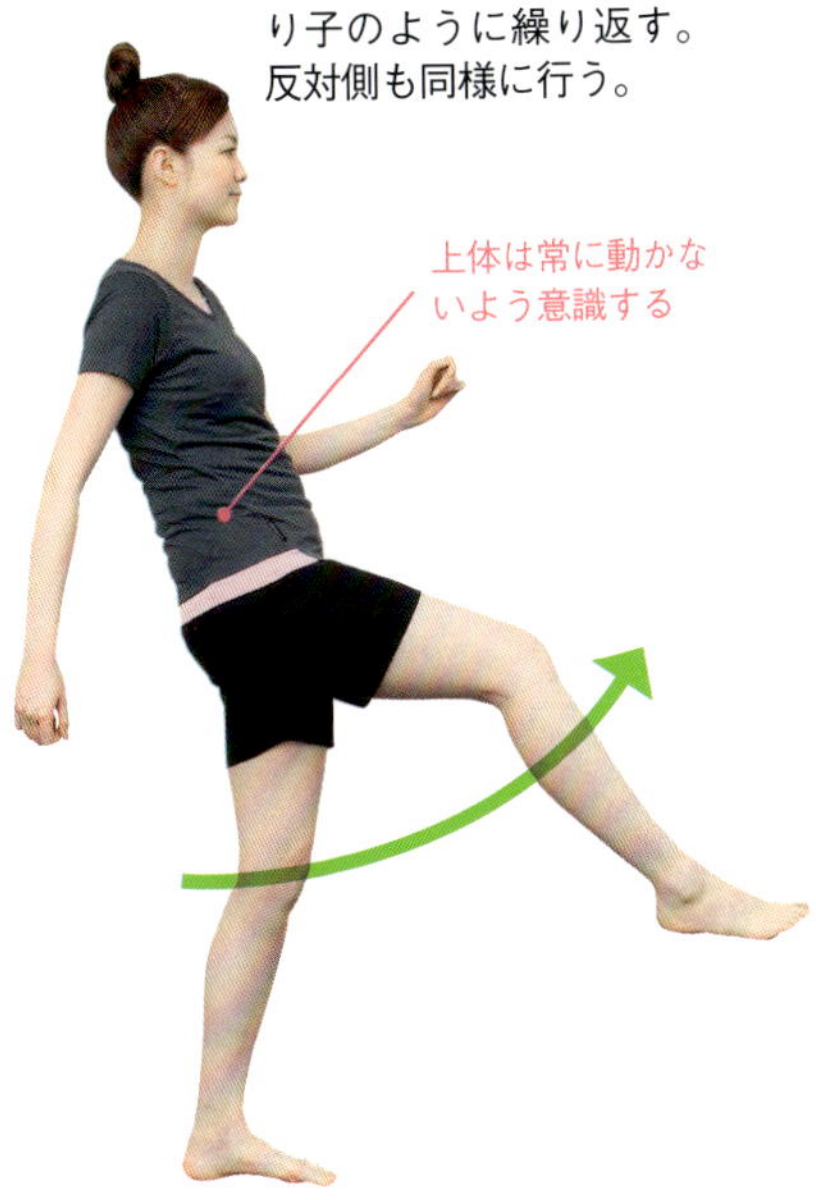
上体は常に動かないよう意識する

NG 猫背は×

猫背の状態では力が逃げてしまうので×。壁などを上手に使って正しい姿勢で行おう。

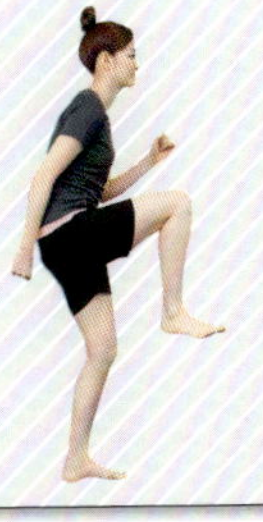

応用 慣れるまでは壁を使う

片脚立ちでの振り子運動が難しい場合は壁やテーブルなどにつかまって行ってもOK。

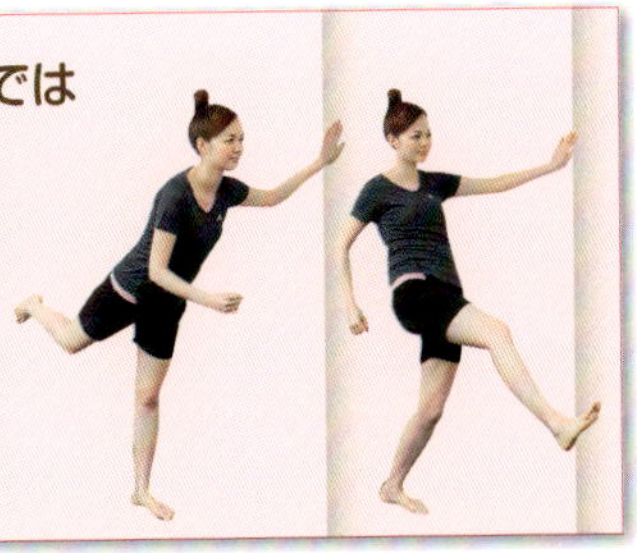

ここに効く▶腰痛

上半身と下半身をしっかりつなぐ

腸《ちょう》腰《よう》筋《きん》のストレッチ

適合スポーツ ランニング　自転車　フットサル　テニス　野球　ゴルフ

上半身と下半身をつなぐ腸腰筋。静的ストレッチで筋肉の連動がスムーズに。

片側 **30** 秒

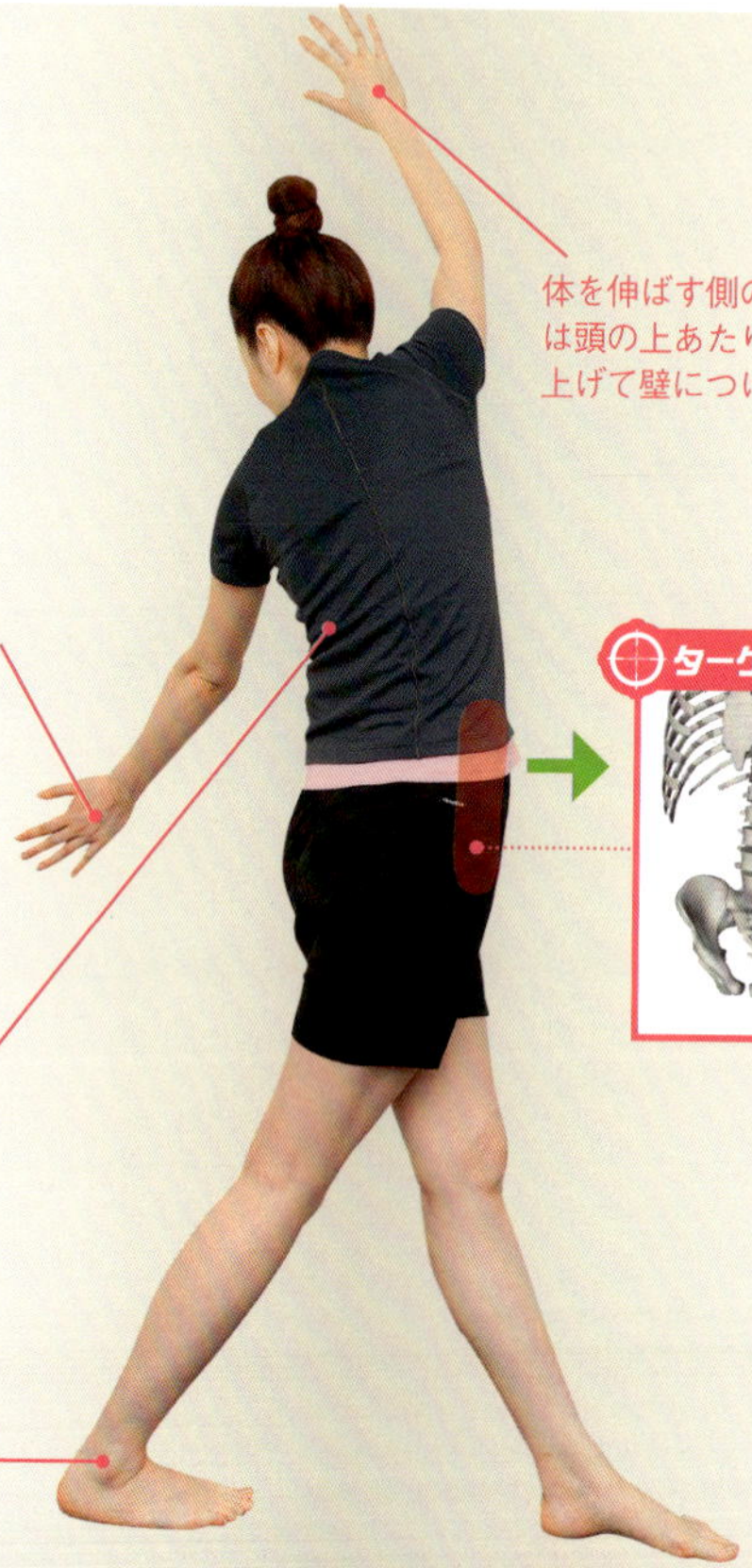
体を伸ばす側の手は頭の上あたりに上げて壁につける
反対の手は腰の高さくらいの壁につける
体をひねるとき痛みがある人は無理に行わない
脚は前後に肩幅の2倍程度に開く

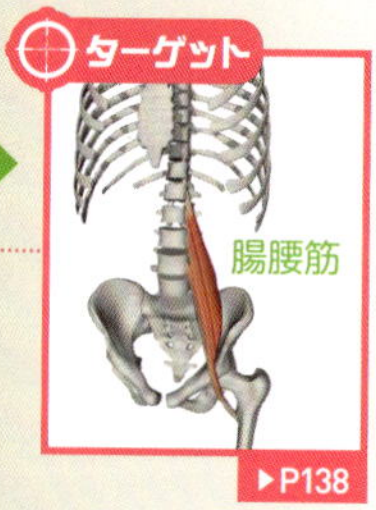

1 体をひねる

壁を横にして立ち、壁側の脚を前に出し、反対の脚は後ろに引く。壁側に体をひねりながら両手をつき、脚の付け根を伸ばす。反対側も同様に行う。

NG お尻が後ろに引けている

お尻が後ろ側に引けてしまう＝股関節がしっかりと伸びていない状態。壁につける手の位置にも注意しよう。

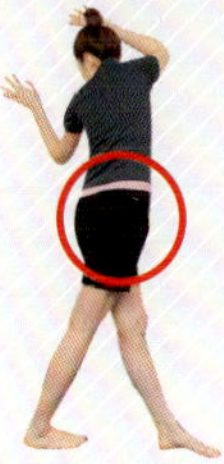

応用 イスを使ったストレッチ

伸びにくい人は片脚をイスの上に置き、脚を前後に開いて伸ばそう。

※腰に痛みがある人は息を止めて行うとよい。

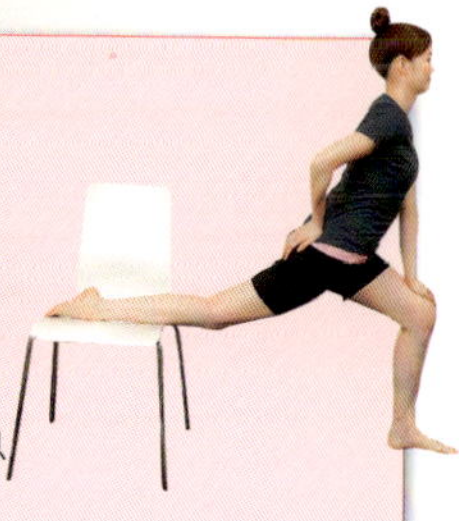

部位別ストレッチ

ここに効く▶腰痛

お尻の筋肉をほぐす

大臀筋《だいでんきん》のストレッチ

適合スポーツ ランニング 自転車 フットサル テニス 野球 ゴルフ

骨盤を支えるために重要な大臀筋の静的ストレッチ。

片側 30 秒

1 手で体を支え脚を組む

脚を伸ばし、もう片方の脚をかける。伸ばした下の脚をゆっくりと自分側に曲げ、お尻の筋肉を伸ばす。反対側も同様に行う。

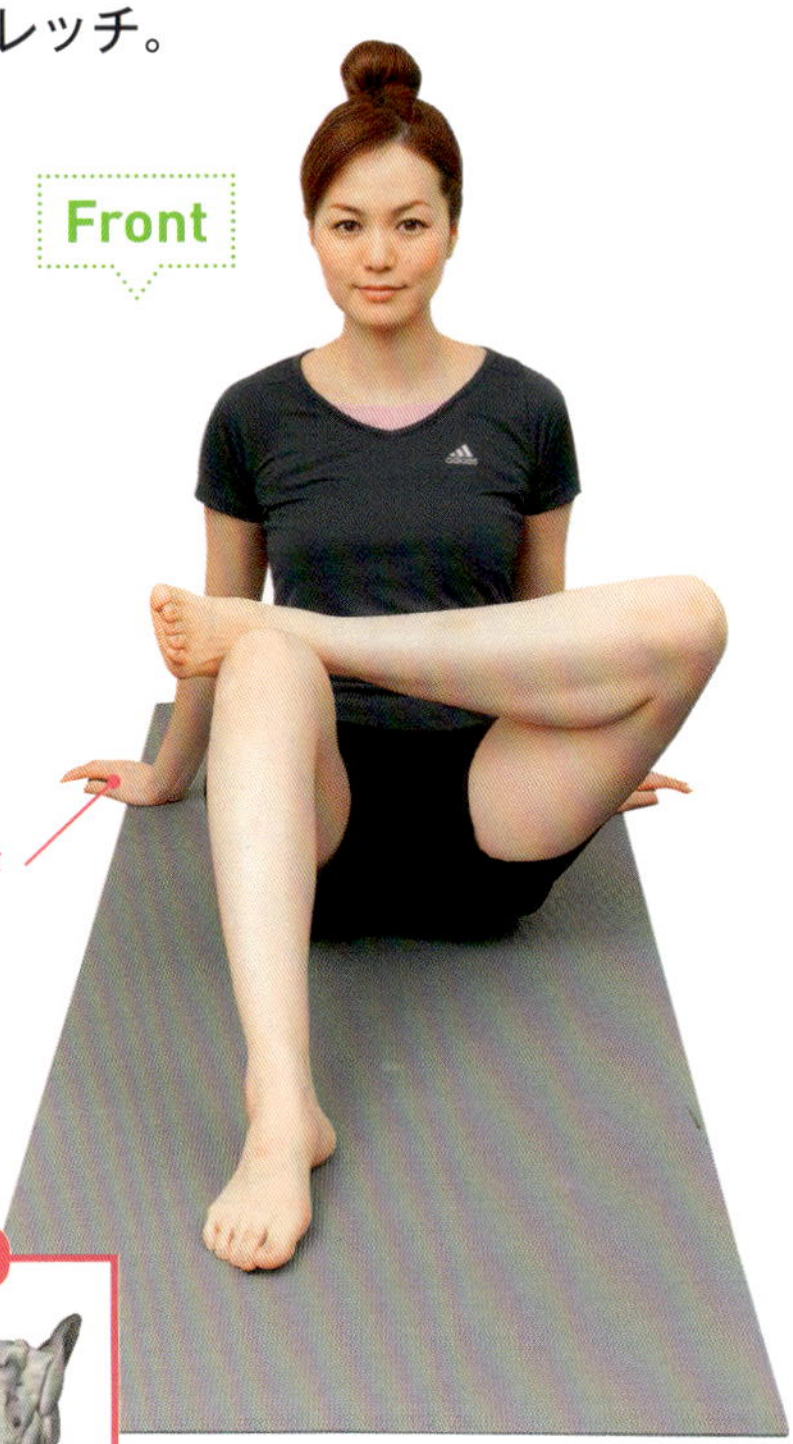
Front
手で自分の体重を支え安定させる

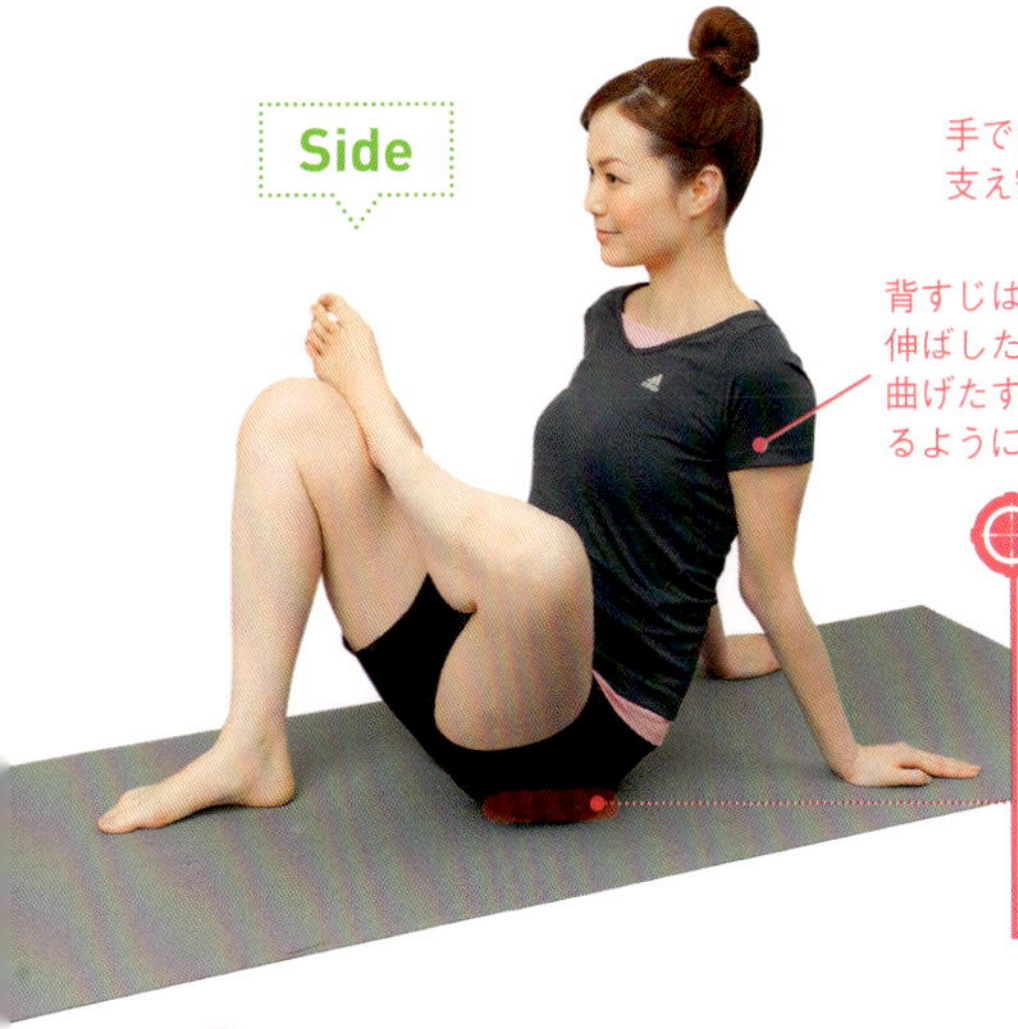
Side
背すじはまっすぐに伸ばした状態で胸を曲げたすねに近づけるようにする

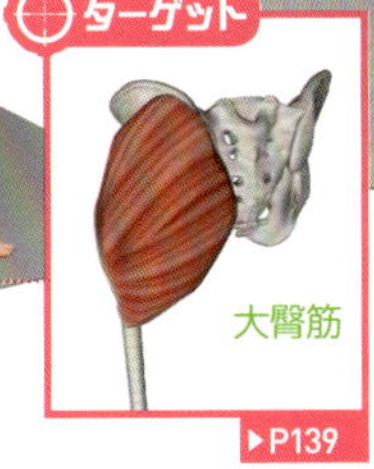

▶P139

応用 色々な方向へ伸ばす

同様の姿勢で、体を左･右方向に倒してみよう。大臀筋はお尻まわり全体にあるとても大きな筋肉なので、さまざまな方向へ倒すことで広範囲に伸ばすことができる。

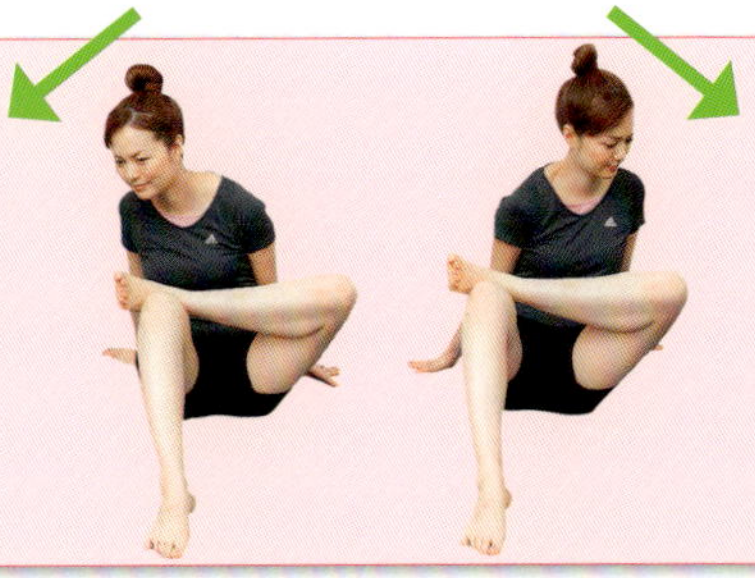

ここに効く▶膝痛

太ももの前面をほぐす

大《だい》腿《たい》四《し》頭《とう》筋《きん》のストレッチ

適合スポーツ　ランニング　自転車　フットサル　テニス　野球　ゴルフ

太ももの前面にある大きな筋肉を伸ばす静的ストレッチ。

1　脚を前後に開き片膝を床につける

片側 **30** 秒

左膝はクッションにのせ、右膝は前方に出す。左の手で足の甲を持ってお尻に引き寄せる。反対側も同様に行う。

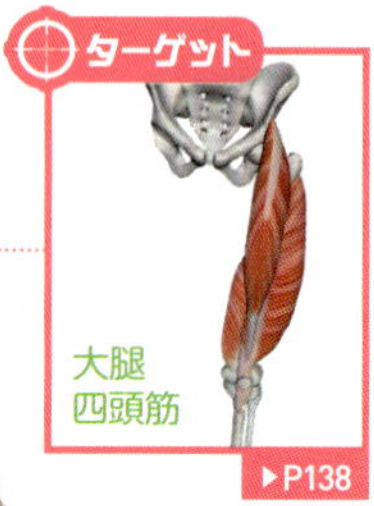

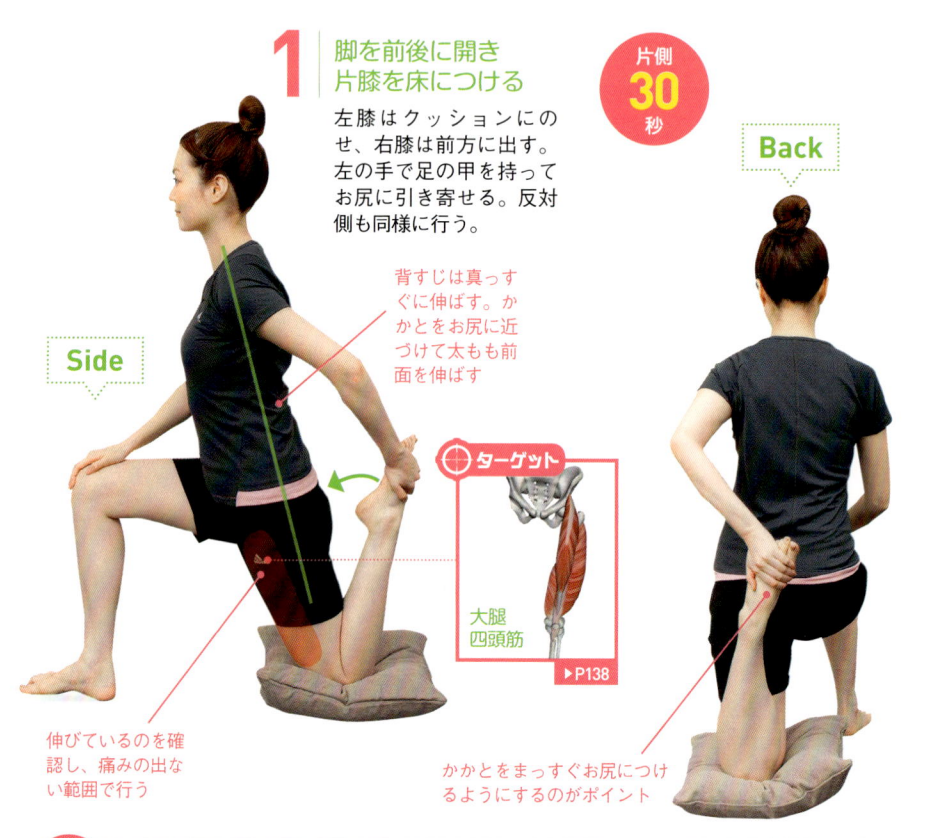

Side
背すじは真っすぐに伸ばす。かかとをお尻に近づけて太もも前面を伸ばす
伸びているのを確認し、痛みの出ない範囲で行う

ターゲット

▶P138

Back
かかとをまっすぐお尻につけるようにするのがポイント

応用　足を持つ手を変え内外の筋肉を伸ばす

太ももの前面にある大腿四頭筋は、日常的に使われる大きな筋肉だが、大きい負荷に耐えられる反面、硬くなりやすいのでケアが必要。かかとを外側に持っていけば内側の筋肉が、内側に持っていくと外側の筋肉が効果的にストレッチされる。

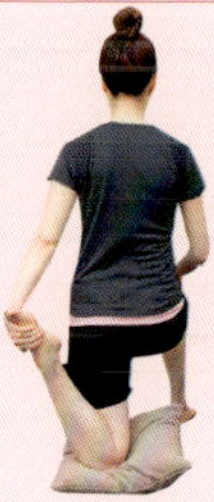

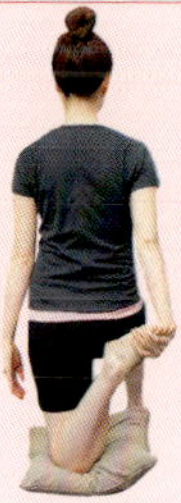

内側の大腿四頭筋をストレッチ

外側の大腿四頭筋をストレッチ

部位別ストレッチ

ここに効く▶ 腰痛／膝痛

太ももの裏側をほぐす

ハムストリングスのストレッチ

適合スポーツ ランニング 自転車 フットサル テニス 野球 ゴルフ

太もも裏の静的ストレッチ。タオルを使えば体が硬い人も効率的に伸ばせます。

1 仰向けで脚を上げ タオルを手前に引く

仰向けで片脚を上げ、タオルを足裏の中心にかける。タオルの端を両手で持ち手前に引く。反対側も同様に行う。

片側 30 秒

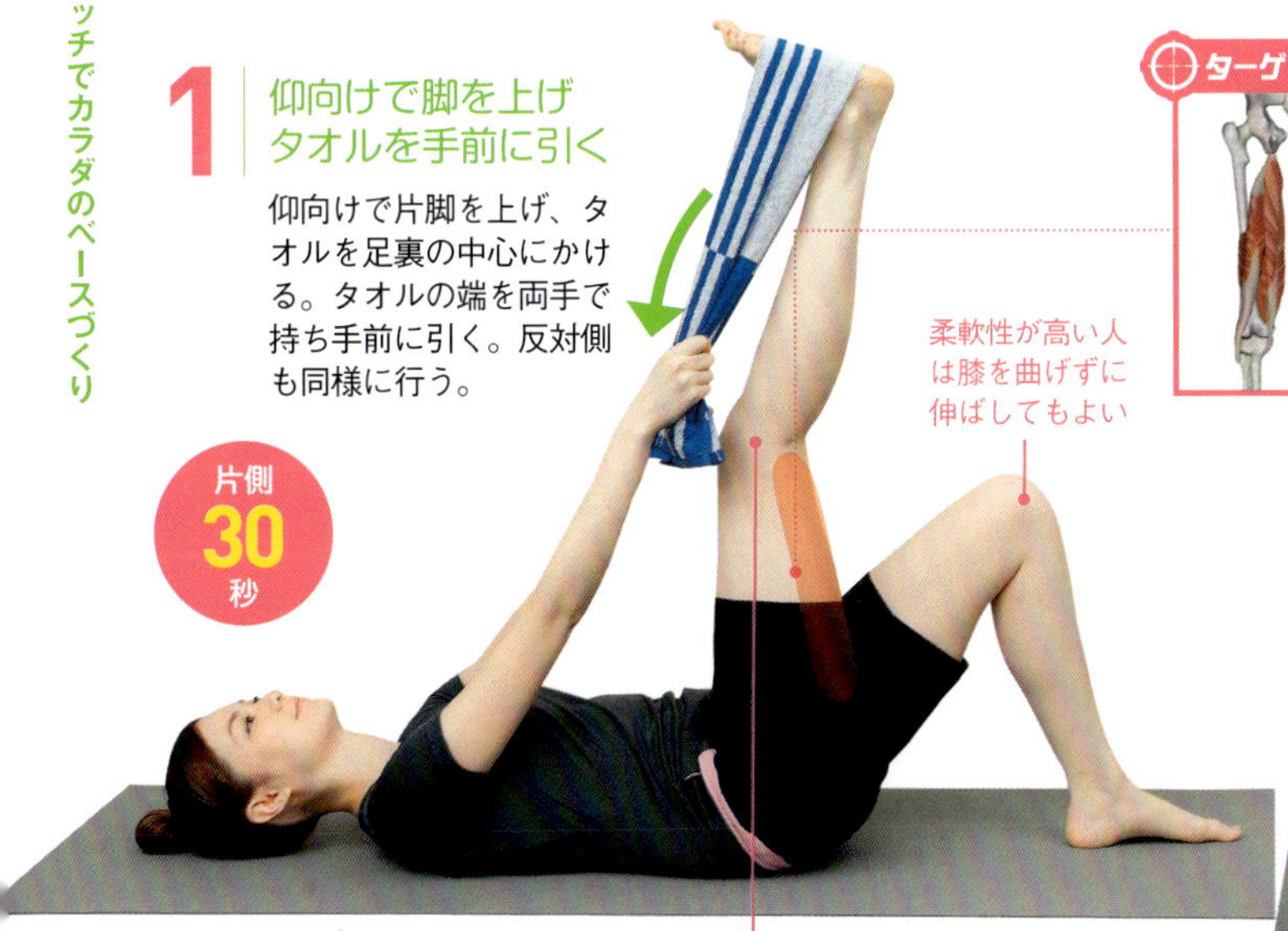
柔軟性が高い人は膝を曲げずに伸ばしてもよい
膝を少し曲げるとよい
Side

ターゲット

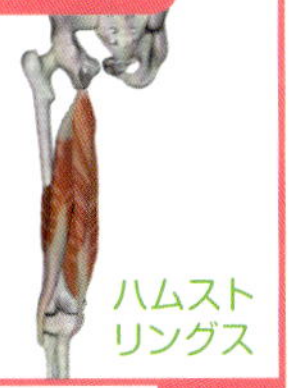

▶P139

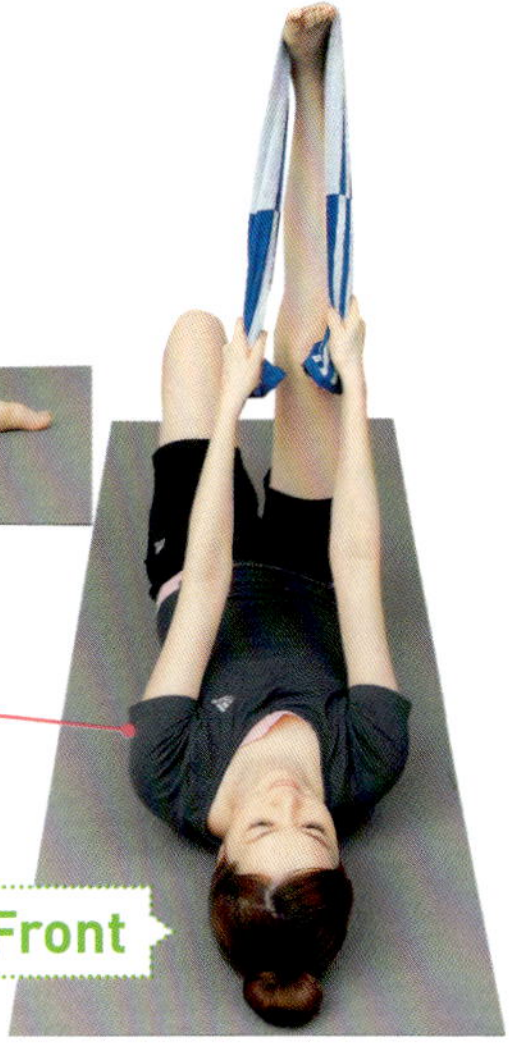

応用 タオルを持ち変えて、色々な方向に振る

下半身の筋肉の中でも特に、ハムストリングスは重要だが、加齢とともに硬くなりやすい部位。タオルを自由に持ち替えて、内外に脚を倒し可動域を広げるストレッチをするとよい。

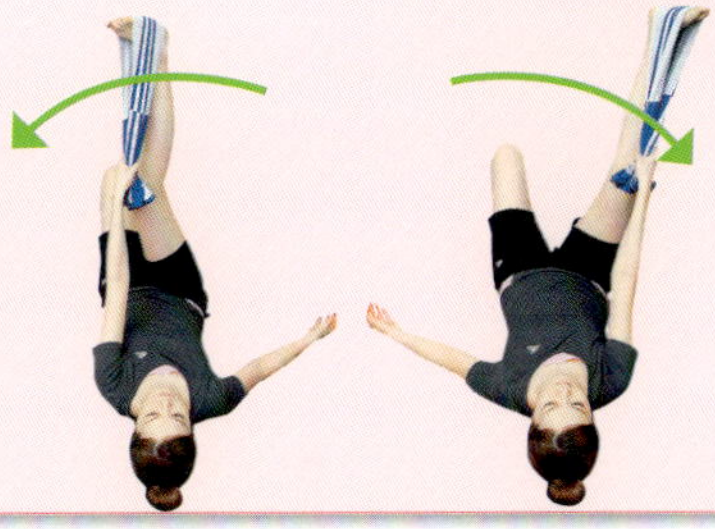

部位別ストレッチ

ここに効く▶腰痛

お尻の奥をほぐす

梨《り》状《じょう》筋《きん》のストレッチ

適合スポーツ ランニング 自転車 フットサル テニス 野球 ゴルフ

お尻の奥にある股関節周辺の筋肉の静的ストレッチ。

1 仰向けで膝を内側に倒す

仰向けに寝て、片脚を外側に開いて膝を立て、脚の内側に膝を倒す。反対側も同様に行う。

片側 30 秒

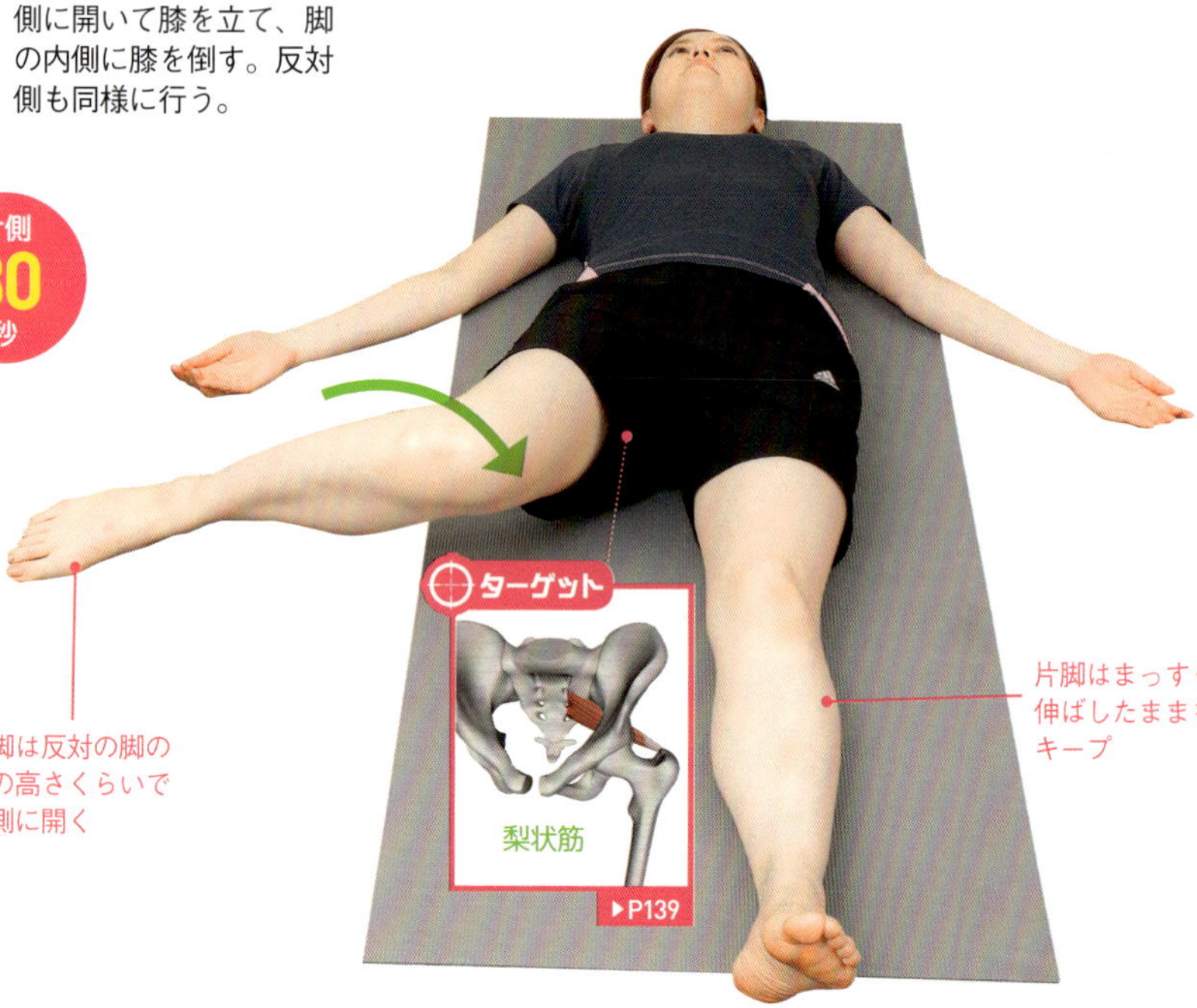

片脚は反対の脚の膝の高さくらいで外側に開く

片脚はまっすぐ伸ばしたままをキープ

応用 うつ伏せで梨状筋を伸ばす

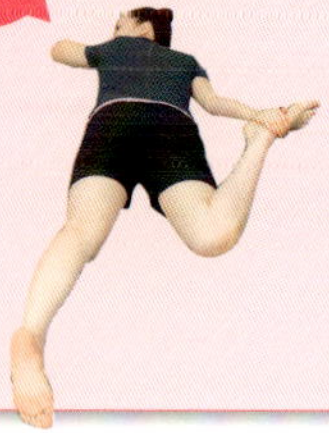

うつ伏せで、片脚を手を使って外側に倒す。

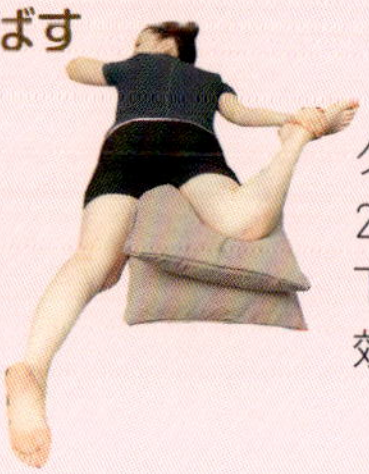

クッションを2つ以上膝の下に入れれば効果アップ。

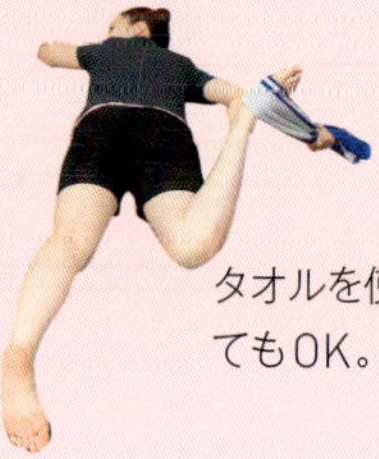

タオルを使ってもOK。

部位別ストレッチ

ここに効く▶膝痛

脚の側面をほぐす

大腿筋膜張筋《だいたいきんまくちょうきん》のストレッチ

適合スポーツ ランニング　自転車　フットサル　テニス　野球　ゴルフ

脚の側面にある普段なかなか伸ばせない筋肉のストレッチ。

1 仰向けで脚を内側に倒す

仰向けで足にタオルをかける。脚を真上に上げ内側にゆっくりと倒す。反対側も同様に行う。

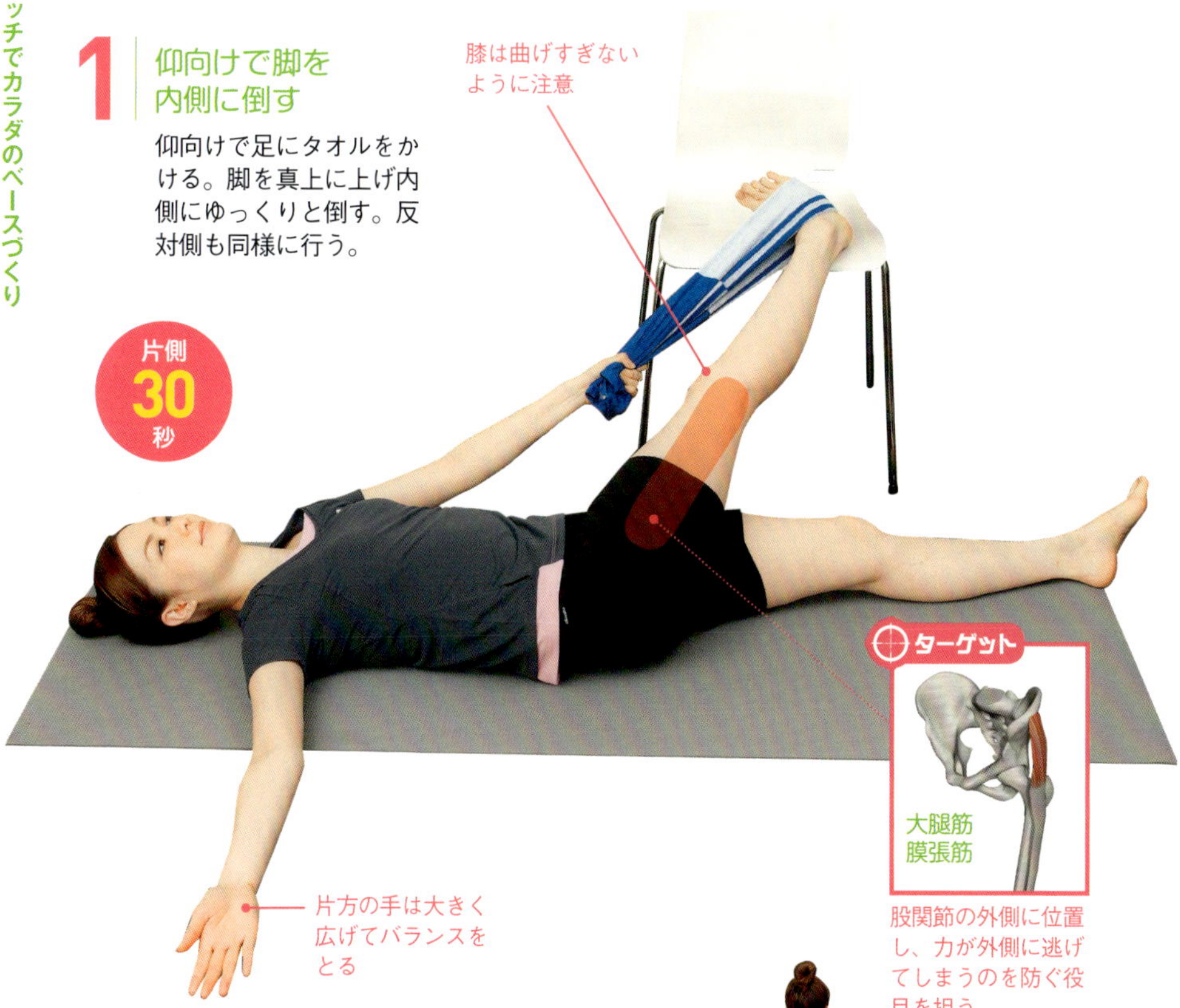
膝は曲げすぎないように注意
片側
30
秒
片方の手は大きく広げてバランスをとる
ターゲット
大腿筋膜張筋

股関節の外側に位置し、力が外側に逃げてしまうのを防ぐ役目を担う

応用 イスを使ったストレッチ

イスやテーブルなど支えになるものにつかまり、脚を交差させ、後ろの脚を反対側へ大きく開き、体重をかけるようにして後ろの脚側の筋肉を伸ばす。体重をかけるレベルで強度が変わるので、ゆっくり伸ばしながらポイントを見つけよう。

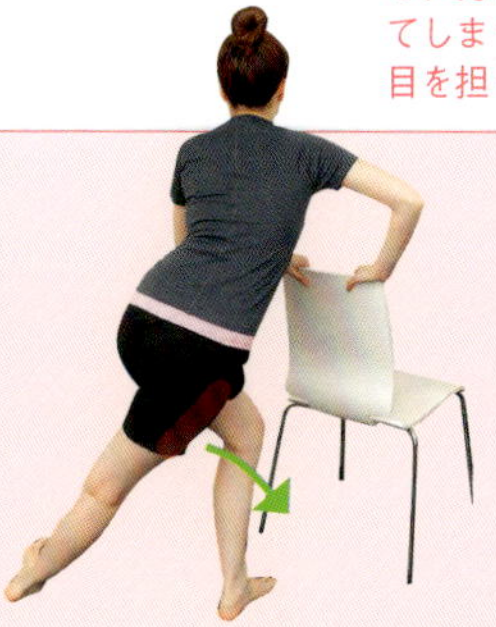

ここに効く▶膝痛

内ももの筋肉をほぐす

内《ない》転《てい》筋《きん》群《ぐん》のストレッチ

適合スポーツ ランニング　自転車　フットサル　テニス　野球　ゴルフ

加齢とともに弱くなりやすい筋肉を静的ストレッチで刺激をしていきます。

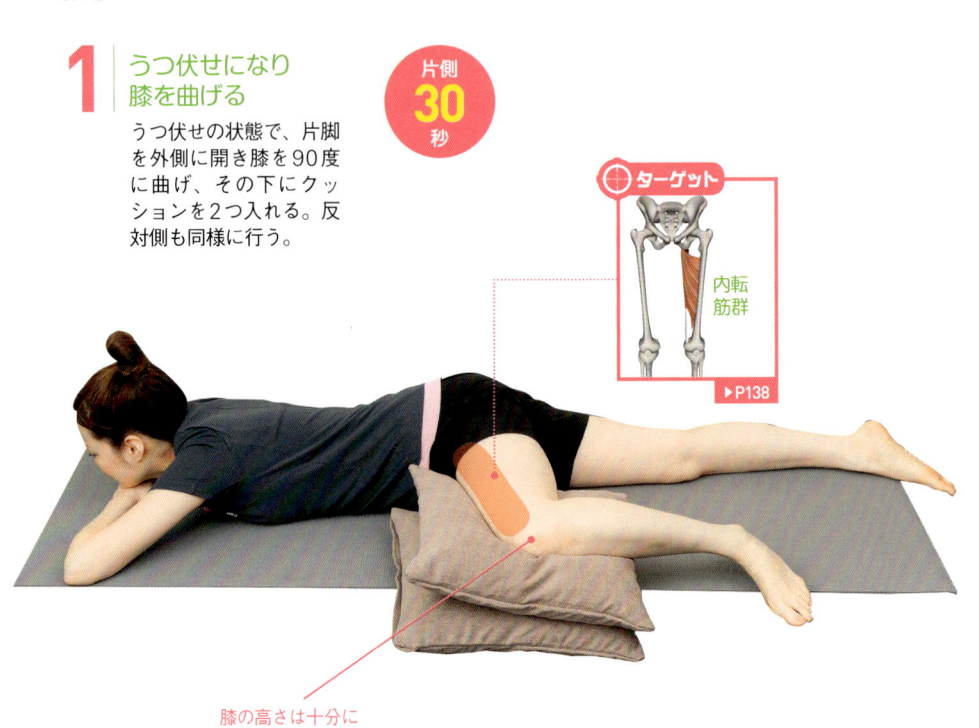

1 うつ伏せになり膝を曲げる

片側 **30** 秒

うつ伏せの状態で、片脚を外側に開き膝を90度に曲げ、その下にクッションを2つ入れる。反対側も同様に行う。

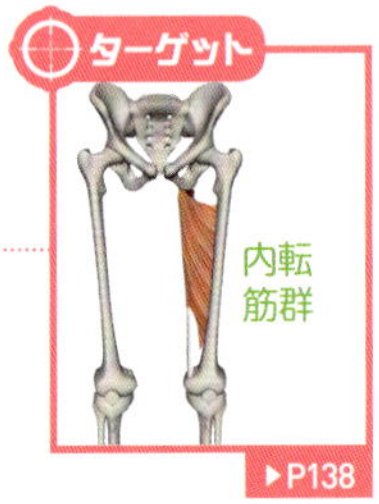

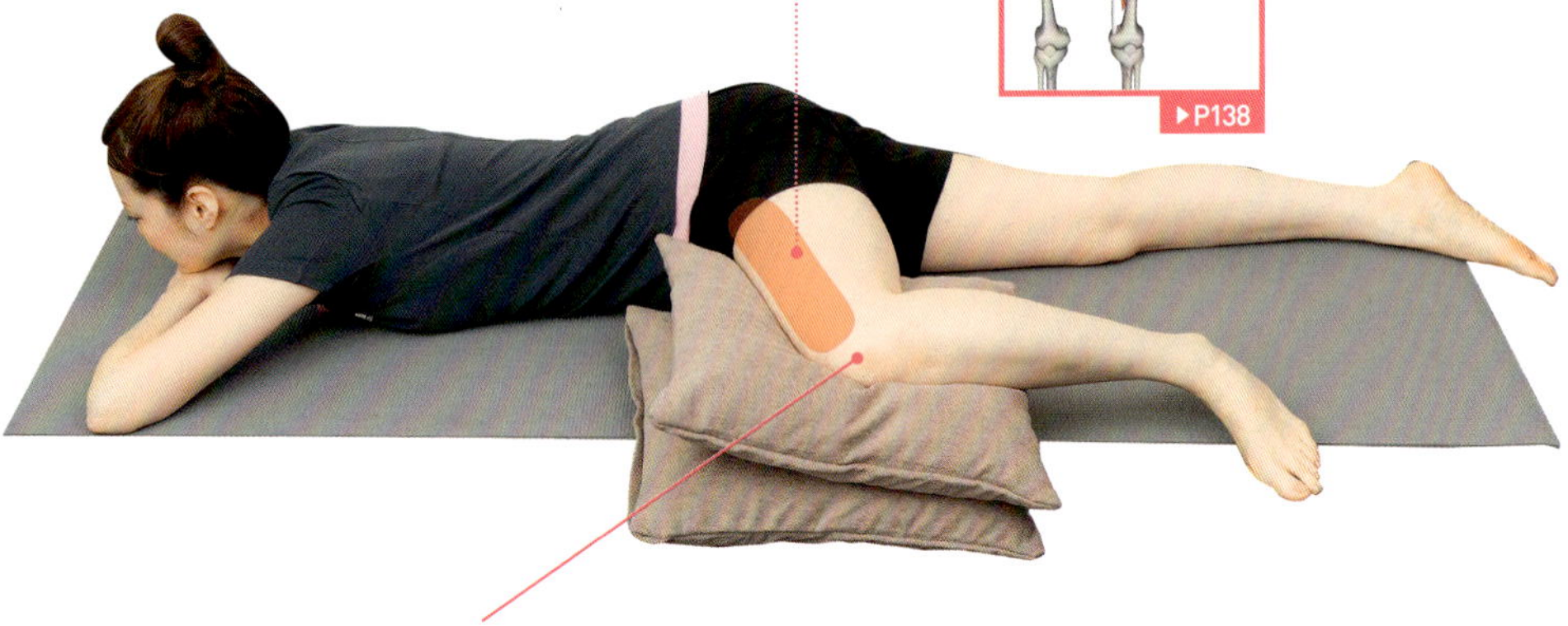

膝の高さは十分に上がるように

応用 ボールで代用してもOK

クッションがない場合は、サッカーボールやバスケットボールを使って行ってもOK。クッション同様に、膝の下に入れて行う。内転筋を伸ばすことで、下半身の血流が促される。

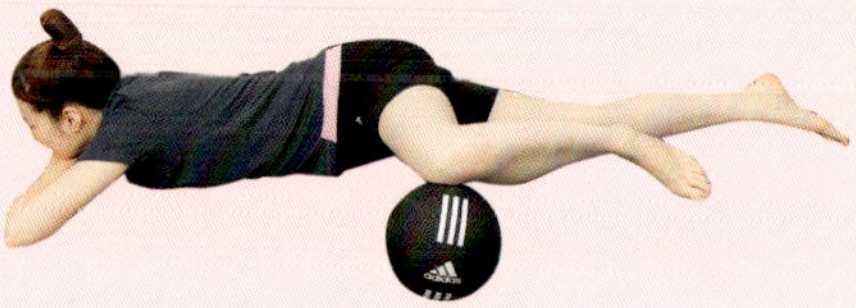

部位別ストレッチ

ここに効く▶膝痛

ふくらはぎをほぐす
腓《ひ》腹《ふく》筋《きん》のストレッチ

適合スポーツ　ランニング　自転車　フットサル　テニス　野球　ゴルフ

ふくらはぎを伸ばす静的ストレッチ。疲労がたまりやすいので念入りにケアを。

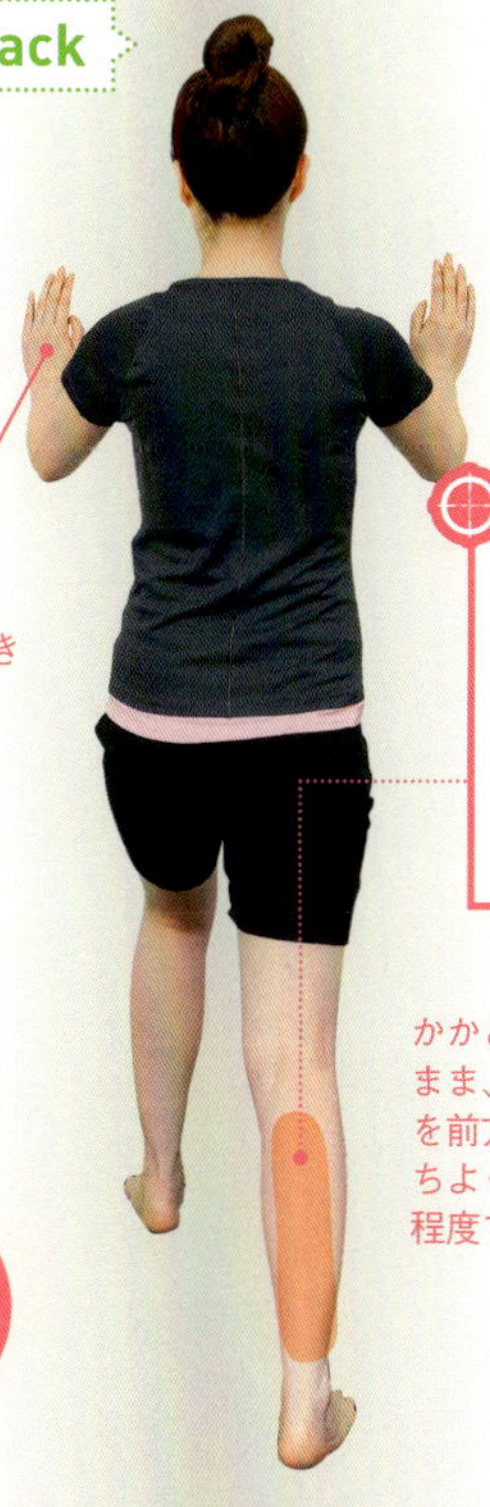

1 壁に手をつき脚を前後に開く

壁に手をついた状態で脚を前後に開き、後ろ脚のかかとをしっかり床につけアキレス腱部分を伸ばす。反対側も同様に行う。

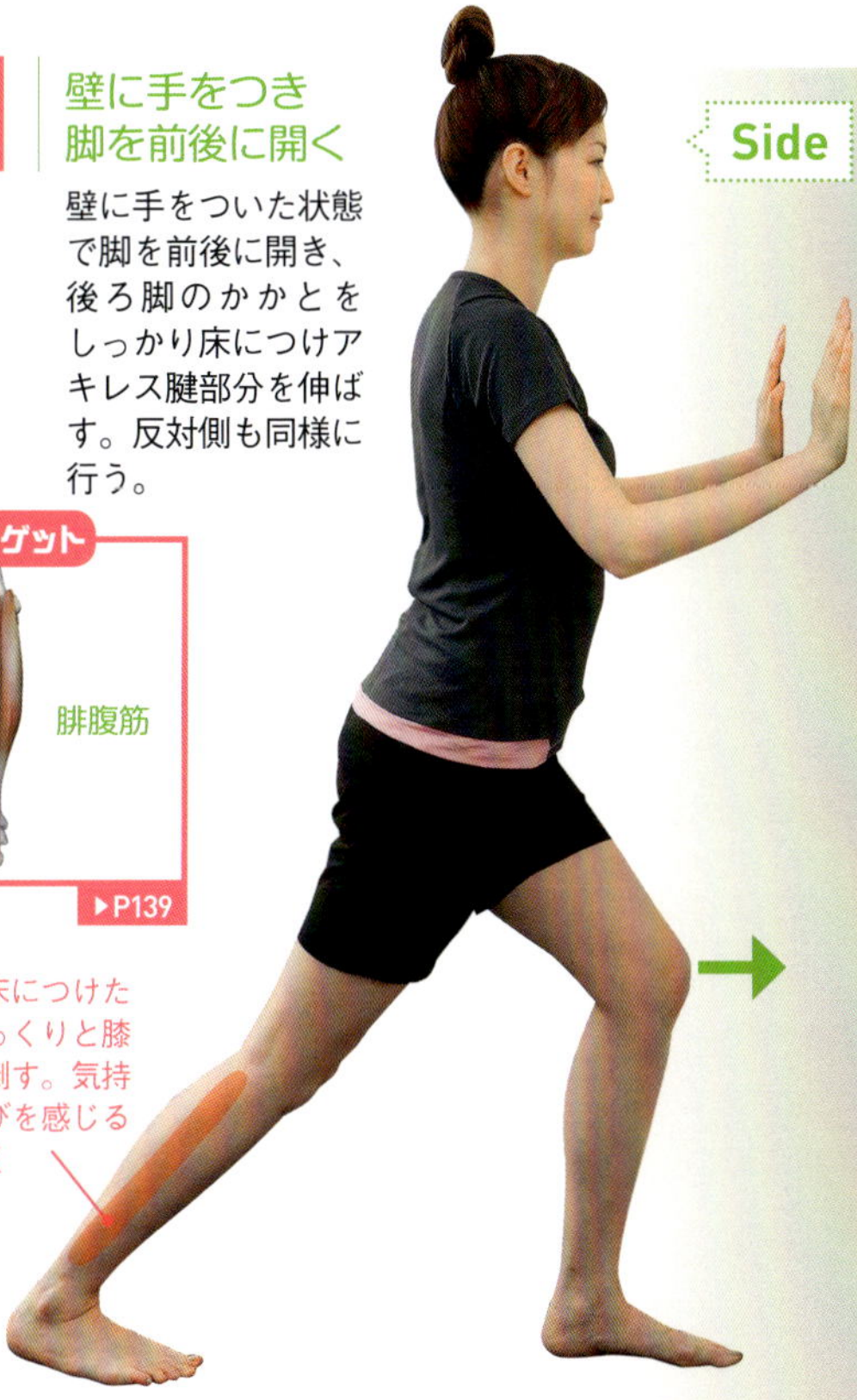
Side
かかとを床につけたまま、ゆっくりと膝を前方へ倒す。気持ちよく伸びを感じる程度でOK

ターゲット

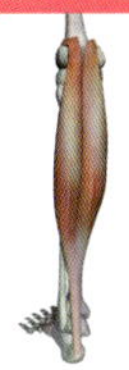
腓腹筋

▶P139

片側 30 秒

応用 さまざな方向に伸ばす

ふくらはぎは方向を変え伸ばすことでより広範囲に効果が得られる。同様の姿勢で、つま先の位置は変えずにかかとを外側、内側と動かし、腓腹筋を伸ばす。意識して常に姿勢はまっすぐに保つとよい。

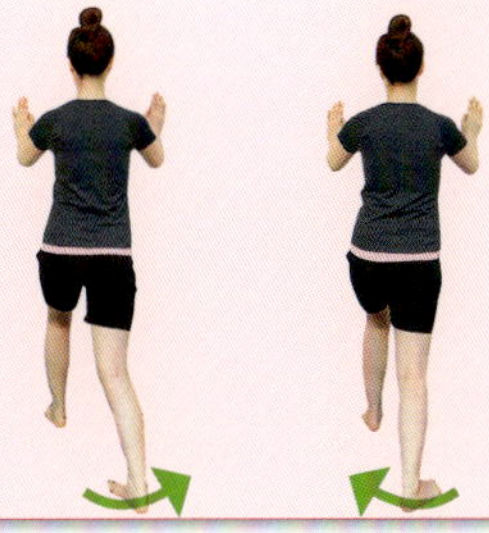

部位別ストレッチ

ここに効く▶膝痛

ふくらはぎをほぐす

ヒラメ筋のストレッチ

適合スポーツ　ランニング　自転車　フットサル　テニス　野球　ゴルフ

ふくらはぎのヒラメ筋を伸ばす静的ストレッチです。

1　イスの上で膝を立て前かがみになる

イスに上がり、脚を前後に開き膝を立てた状態で、上体を前に倒す。反対側も同様に行う。

片側 30 秒

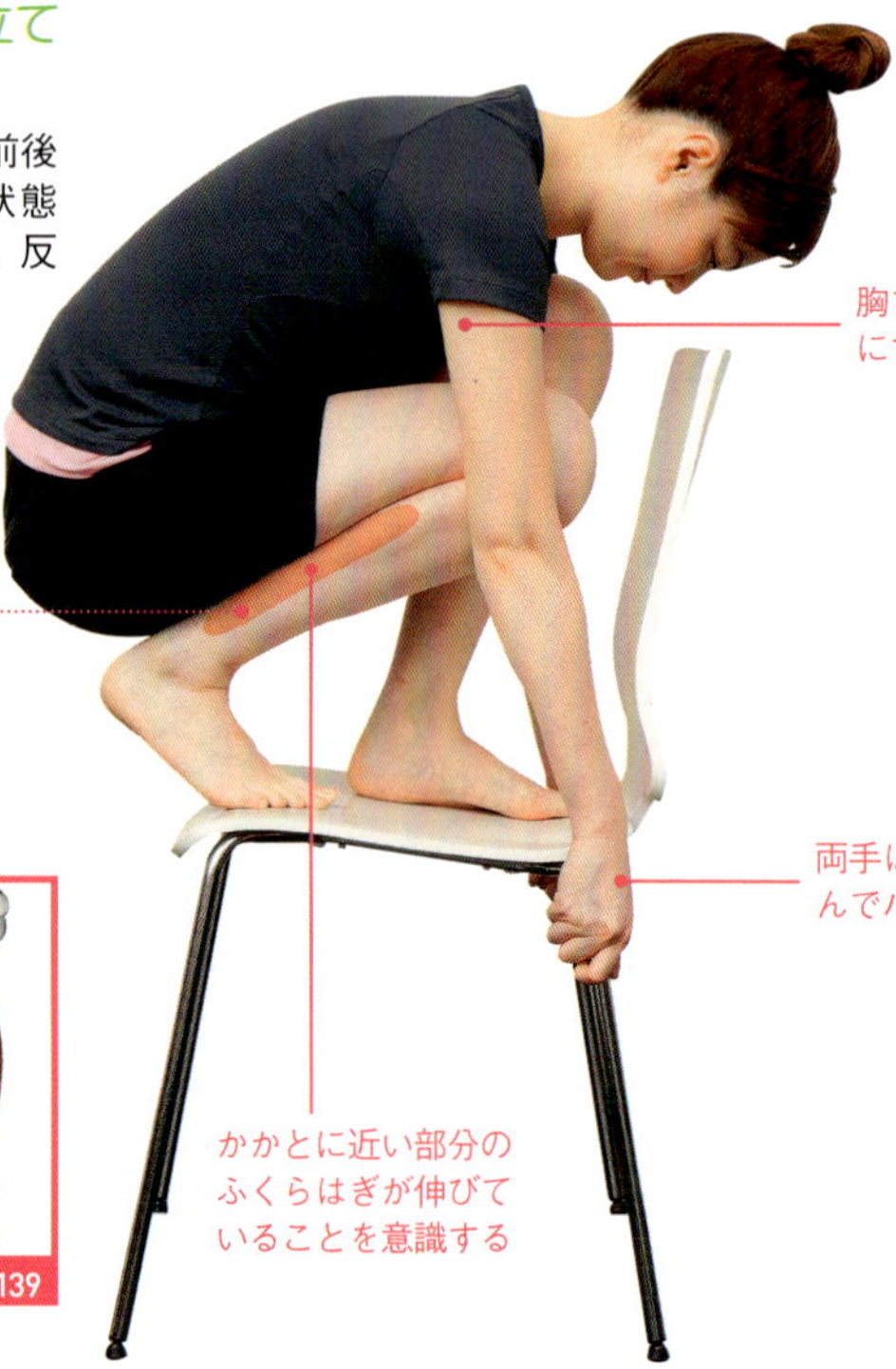

胸で脚を押すようにすると◎

両手はイスの脚をつかんでバランスをとる

かかとに近い部分のふくらはぎが伸びていることを意識する

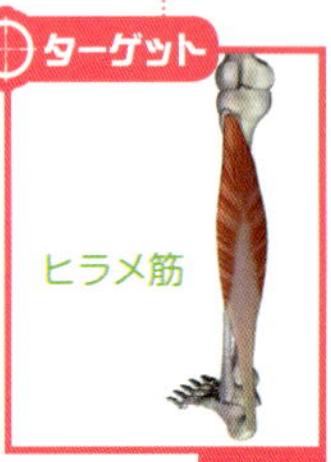

▶P139

応用　床で行ってもOK

イスがない場合は床で行ってもOK。片膝立ちの体勢でかかとをつけたまま胸で脚を押す。

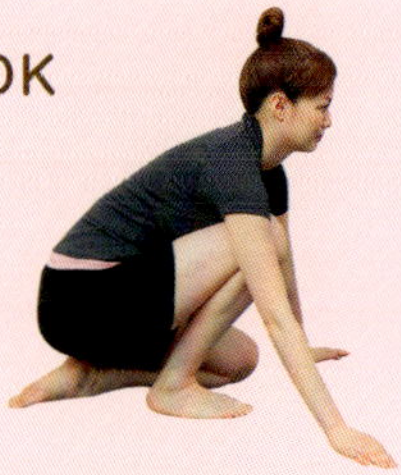

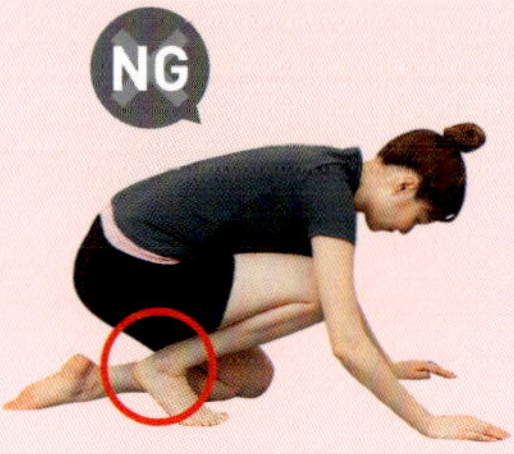

かかとが浮かないように注意

部位別ストレッチ

ここに効く▶膝痛

足裏の筋肉をほぐす
足底筋《そくていきん》のストレッチ

適合スポーツ　ランニング　自転車　フットサル　テニス　野球　ゴルフ

体重を支えクッションの役割をする足裏の筋肉を伸ばす静的ストレッチ。

1 かかとの上に お尻をのせて正座する

足の指を曲げ、足首とかかとの上にお尻をのせ正座のように座る。

30秒

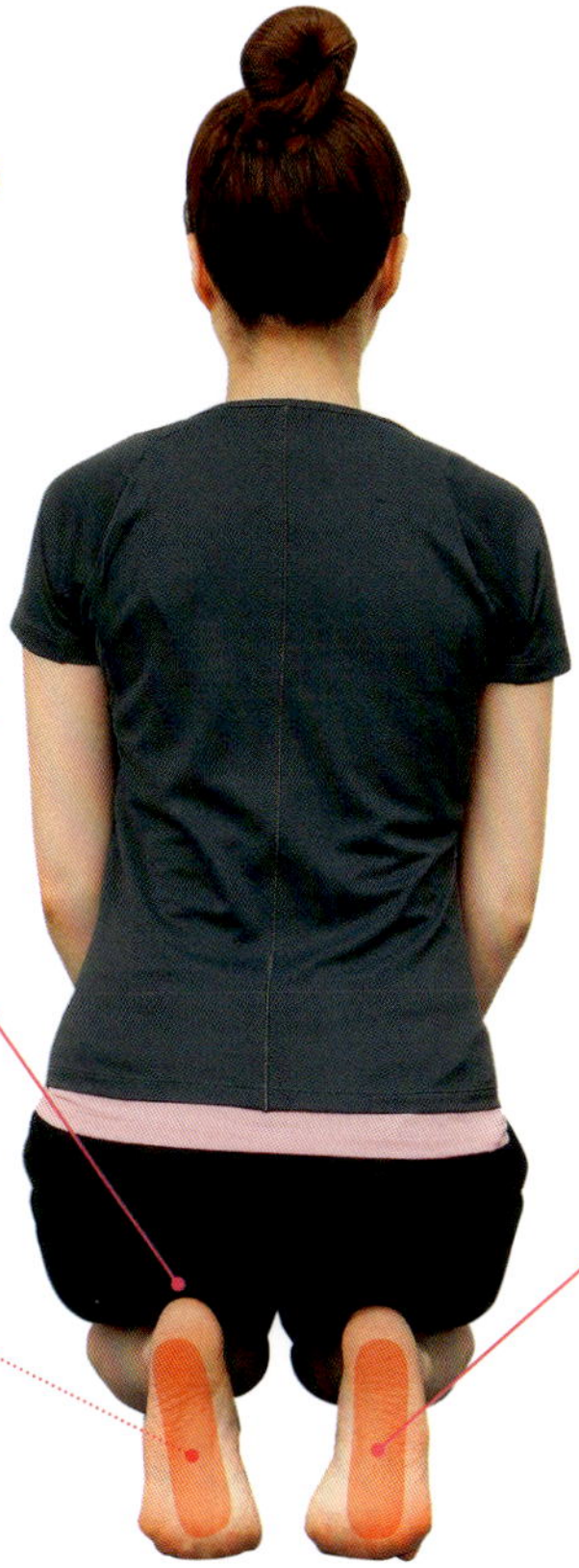

可能なら徐々にかかとに体重をかけていこう

両足は少し間隔をあける。足の指の腹までしっかりと伸ばす

ターゲット

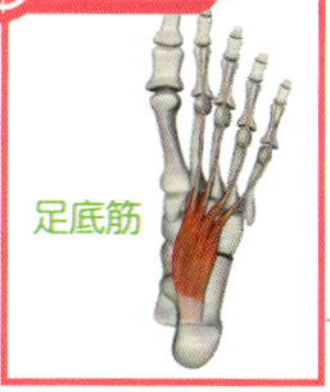

足裏に位置し、体重を支えるとともにクッションの役割も担う

応用 方向を変える

ストレッチの方向を変えて行う。かかとの位置を内、外に動かすと効率的に足裏全体の筋肉を伸ばすことができる。痛いときは無理に行わないこと。少しずつ慣らしていくのがいいだろう。

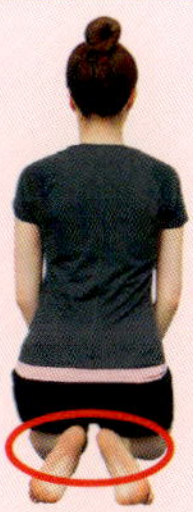

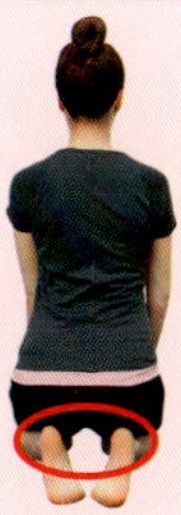

PART 2 蘇生理論

3 風呂上がりマッサージが疲労回復のコツ

血液やリンパ液の流れをうながすマッサージの効能

トレーニングを行っていくなかで、ぜひとり入れていただきたいのがマッサージです。マッサージの基本的な効果は、血液やリンパ液の流れを促し、疲労の回復を助けることです。さらに適度な力で筋肉を揉みほぐすことで、緊張を和らげる効果もあります。このマッサージの効果を最大限に得るためには、風呂上がりの筋温が上昇しているタイミングで行うのがベストです。血行がよくなっている状態でマッサージを行うことで、筋肉痛を軽減する効果も高まります。気持ちがいいからと、あまり力を入れ過ぎては逆効果になるので気をつけてください。運動で酷使した部分の筋肉をゆっくりとほぐすイメージで行

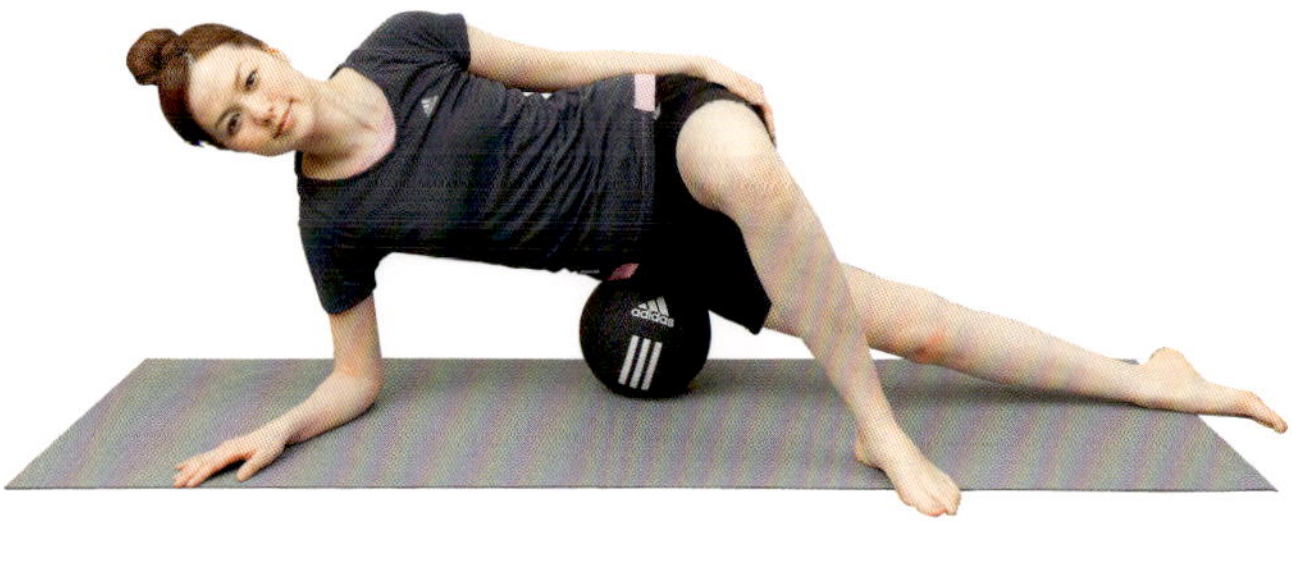

いましょう。
　いわゆる、マッサージすることによってこり固まっていた部分に刺激を与えることで、後になって痛みが出てしまう「もみ返し」。これを防ぐためには、マッサージの前に十分に筋肉を温めておくことです。ストレッチの前にマッサージをすることをすすめています。風呂に入り筋肉を温める→マッサージをして血流をさらに促す→最後にストレッチを行う。この順番で行うと、筋肉がよりリラックスし、副交感神経が優位になりやすく、快適な睡眠につながります。

押さえておきたい大事なポイント

ストレッチ前のマッサージで効果アップ!

カラダをしっかりほぐしたいときには、ストレッチ前に軽くマッサージを行うといいでしょう。実際に自分のカラダに触れてみることで、疲れやコリの度合いもつかめるので、ほどよい強度でのストレッチができます。さらには血行もよくなるので、ストレッチの効果も上がります。

効果的なマッサージの順番

①風呂に入り筋肉を温める
②マッサージをして血流を促す
③ストレッチを行う
↓
筋肉がリラックスして副交感神経が優位に

部位別セルフマッサージ

ここに効く▶ 腰痛／膝痛

お尻の筋肉をほぐす

中《ちゅう》臀《でん》筋《きん》のボールマッサージ

適合スポーツ ランニング 自転車 フットサル テニス 野球 ゴルフ

立ったり歩くときに重要なお尻の筋肉をほぐします。

1 ボールに腰をのせる

ボールの上に腰がくるように、体を横向きにする。ボールの上で体を動かしてマッサージする。反対側も同様に行う。

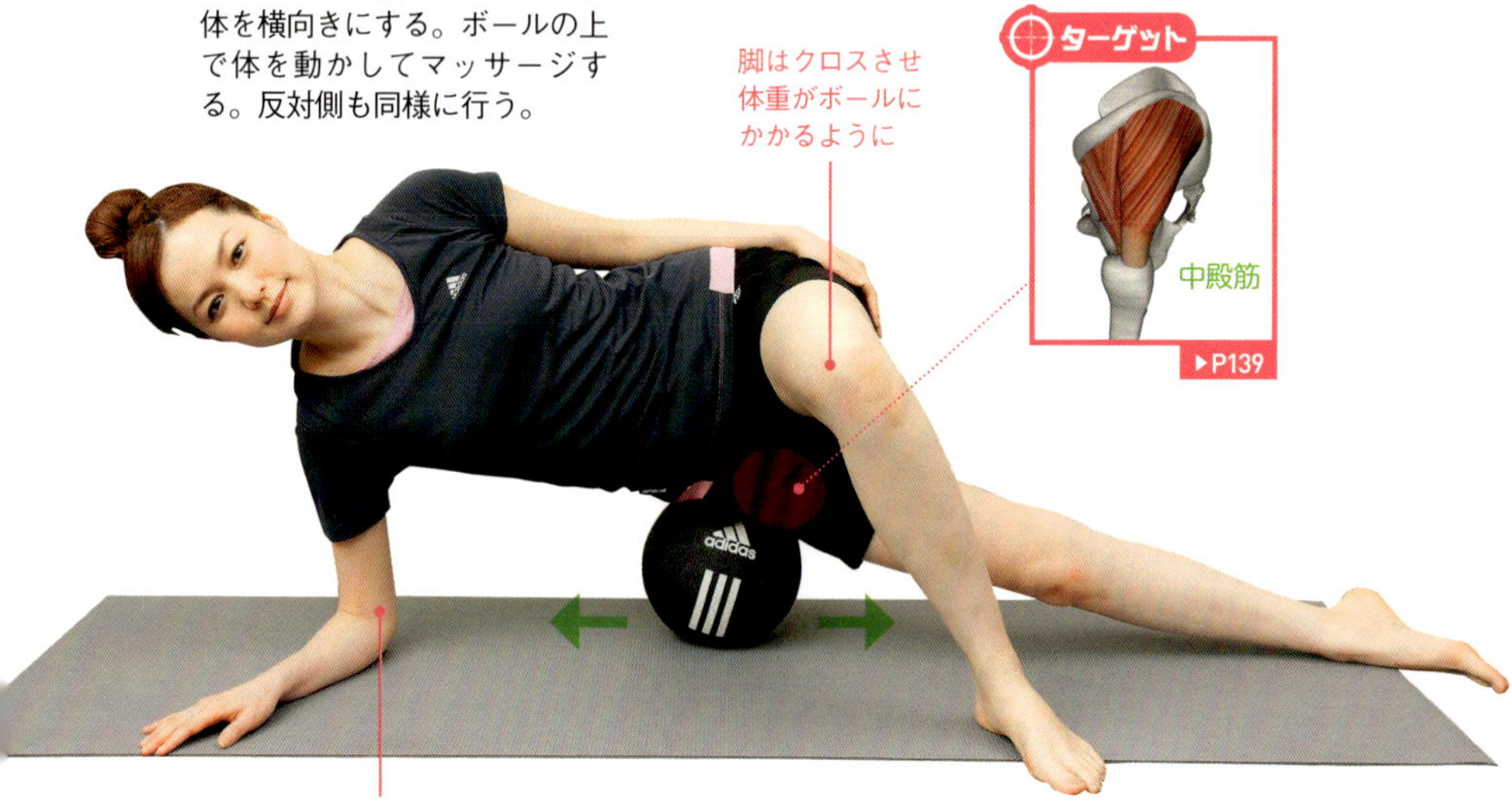

脚はクロスさせ体重がボールにかかるように
ターゲット
中殿筋
▶P139
片方の腕はしっかりと床につきバランスをとる

応用 ストレッチポールを使ったマッサージ

同様の姿勢で、ボールの代わりにストレッチポールを使う。ボールよりも安定感があり行いやすいでしょう。

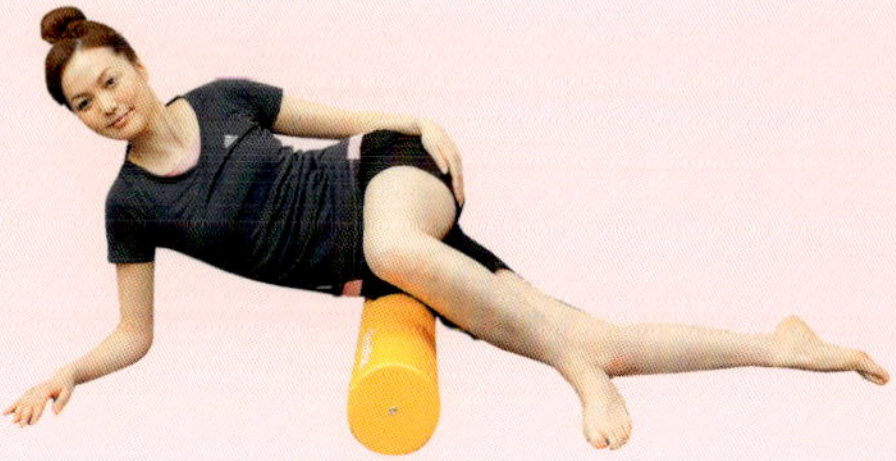

部位別セルフマッサージ

ここに効く▶膝痛

ふくらはぎの筋肉をほぐす

下《か》腿《たい》三《さん》頭《とう》筋《きん》のボールマッサージ

適合スポーツ ランニング　自転車　フットサル　テニス　野球　ゴルフ

疲労がたまりやすいふくらはぎの筋肉をほぐすマッサージ法。

1 テニスボールに ふくらはぎをのせる

テニスボールの上に片脚のふくらはぎをのせ、左右前後さまざまな方向に体重をかける。反対側も同様に行う。

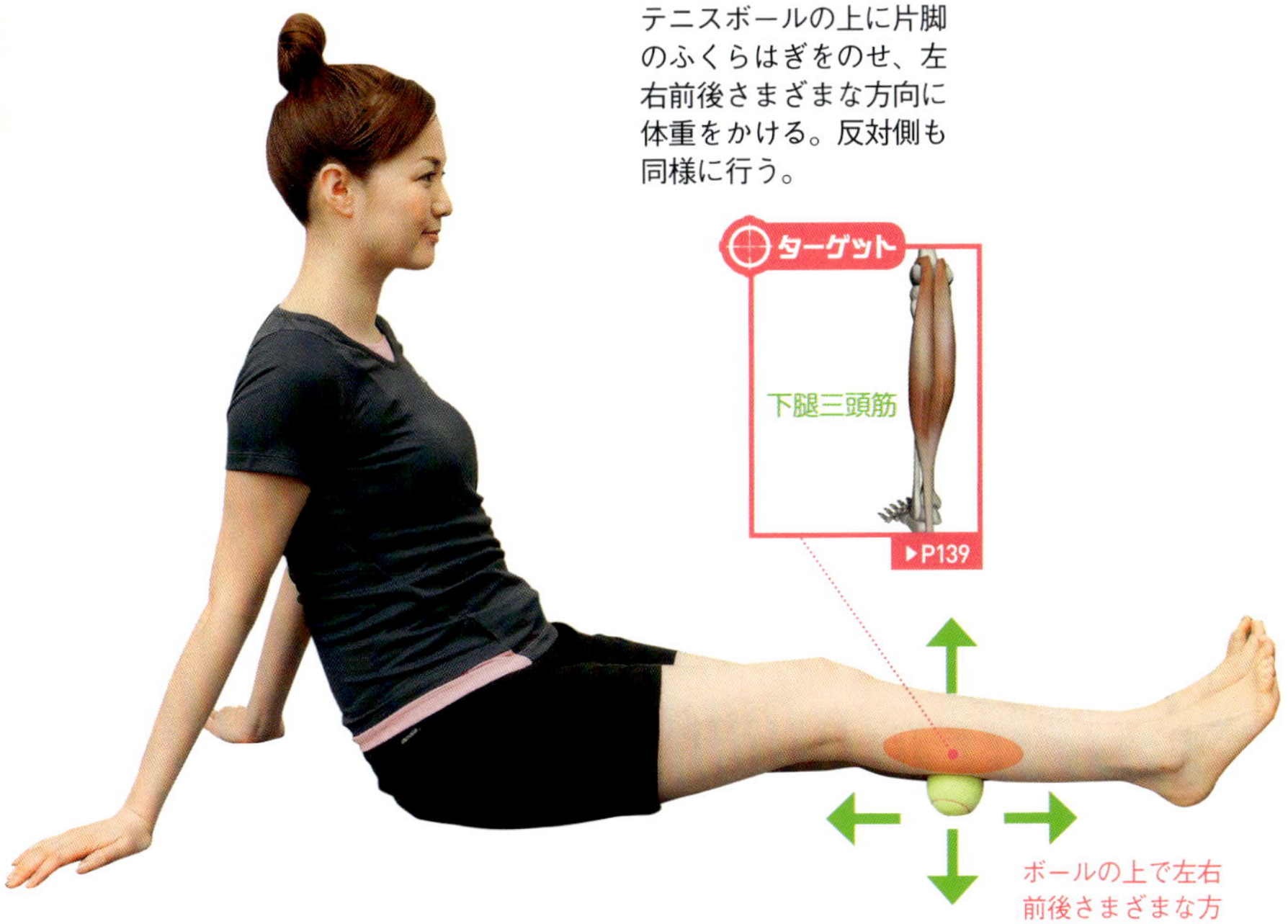

ボールの上で左右前後さまざまな方向に体重をかける

応用 他の道具を使って行う

ゴルフボールはテニスボールより固いので、より強いマッサージ効果が得られる。ストレッチポールは広範囲がほぐせるので、全体を刺激するのに便利。個々にあった強さに調節して行いましょう。

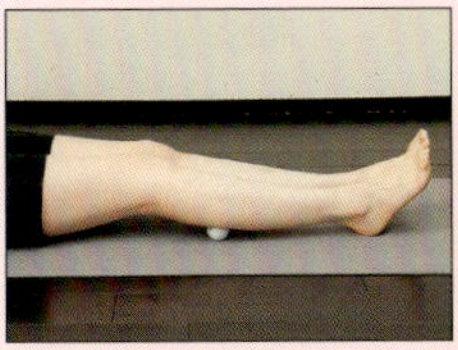

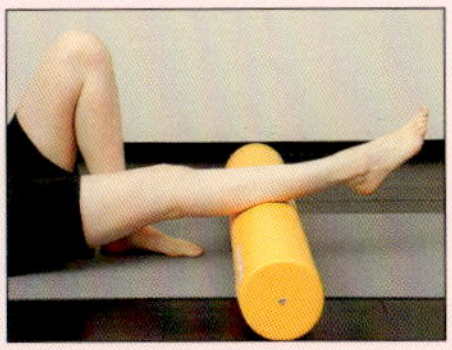

部位別セルフマッサージ

ここに効く▶ 疲労回復

足の裏の筋肉をほぐす

足底筋《そくていきん》のボールマッサージ

適合スポーツ　ランニング　自転車　フットサル　テニス　野球　ゴルフ

足底筋、足裏のアーチ疲労によっておこる障害予防や疲労回復。

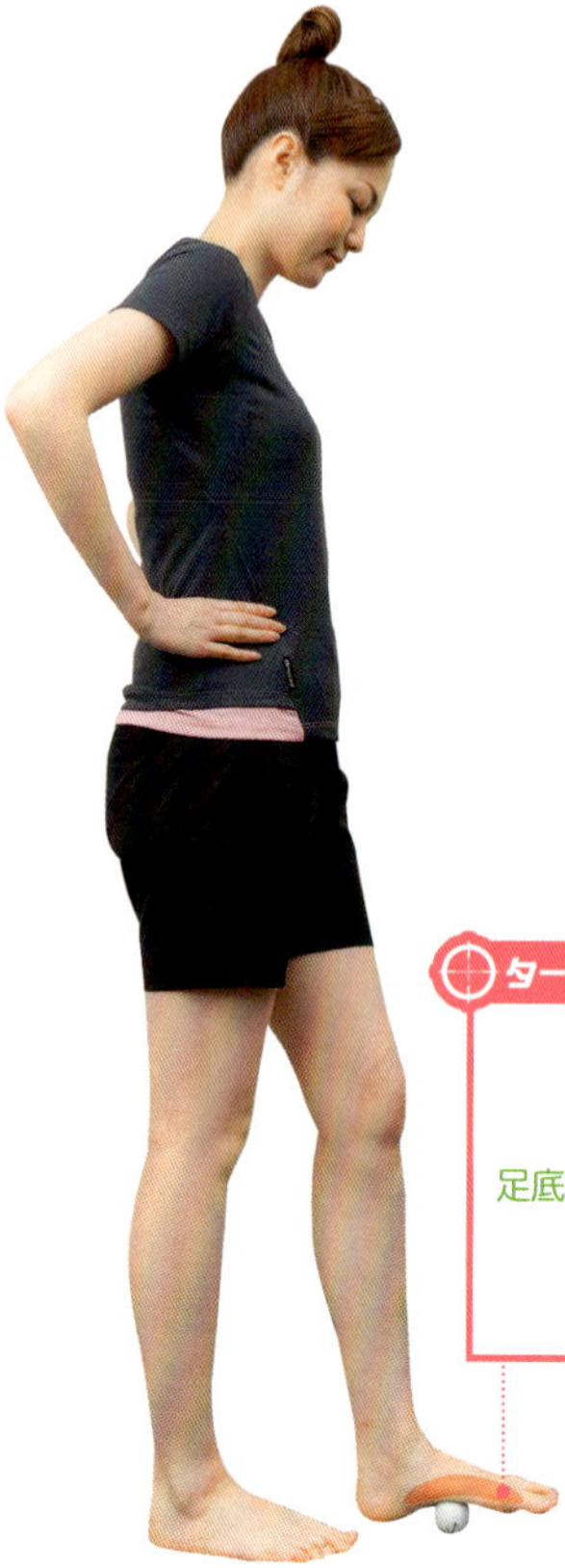

1 足裏でゴルフボールを転がす

ゴルフボールを床に置き、その上に片脚をのせる。前後左右に動かし、イタ気持ちいいところを行う。反対側も同様に行う。

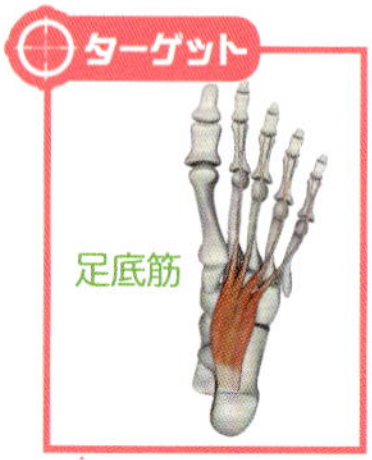

足裏に位置し、体重を支えるとともにクッションの役割も担う

応用 刺激が強過ぎるときはテニスボールで

ゴルフボールで刺激が強過ぎると感じる人はテニスボールでマッサージを行う。テニスボール以外でも、柔らかさや固さを自分なりに選択してマッサージしてもよい。

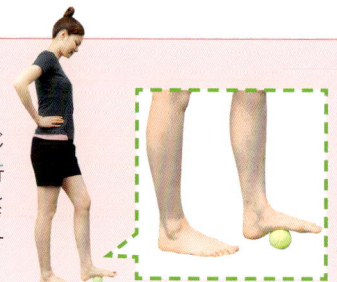

ゴルフボールより柔らかく大きなテニスボールは、刺激も優しくなる。

部位別セルフマッサージ

ここに効く▶肩コリ

胸の筋肉をほぐす

小胸筋《しょうきょうきん》のボールマッサージ

適合スポーツ　ランニング　自転車　フットサル　テニス　野球　ゴルフ

小胸筋のマッサージ。胸と脇の間にテニスボールをあてて体重をのせ圧迫します。

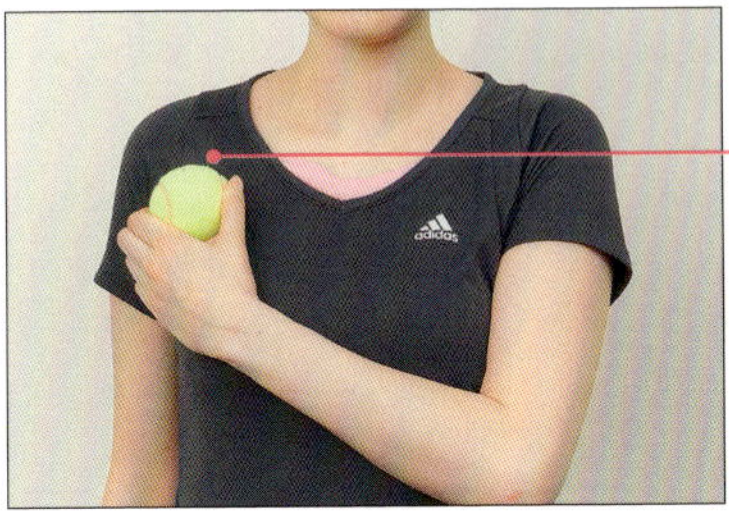

圧迫するポイントは
腕と胸の付け根部分

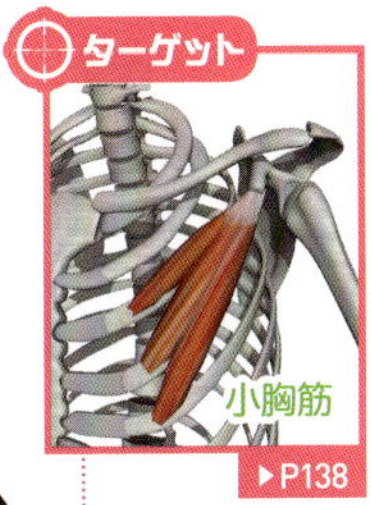

1 テニスボールに胸をのせる

うつ伏せで、テニスボールの上に腕と胸の付け根部分をのせて、体重をかける。反対側も同様に行う。

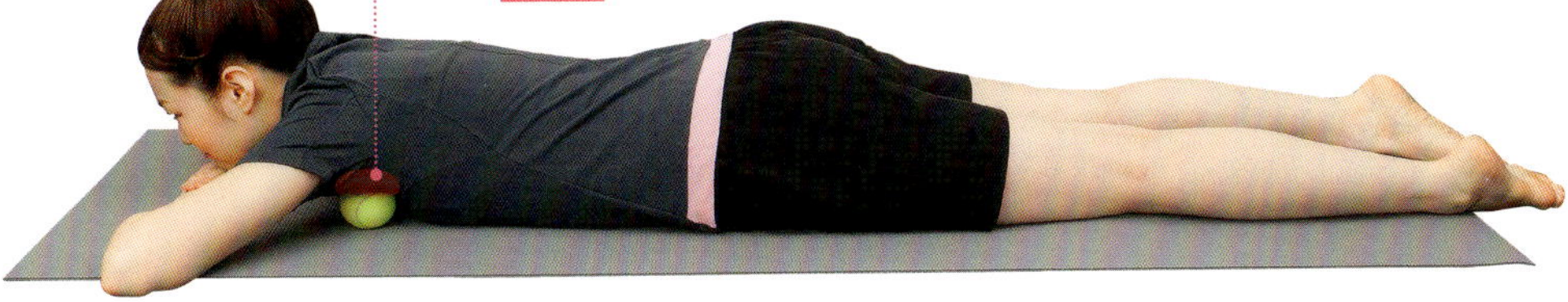

応用　ストレッチポールを使う

圧迫するポイントの周辺筋肉をほぐすようにストレッチポールの上にうつ伏せになる。周辺の筋肉もほぐすイメージで行うとより効果的。

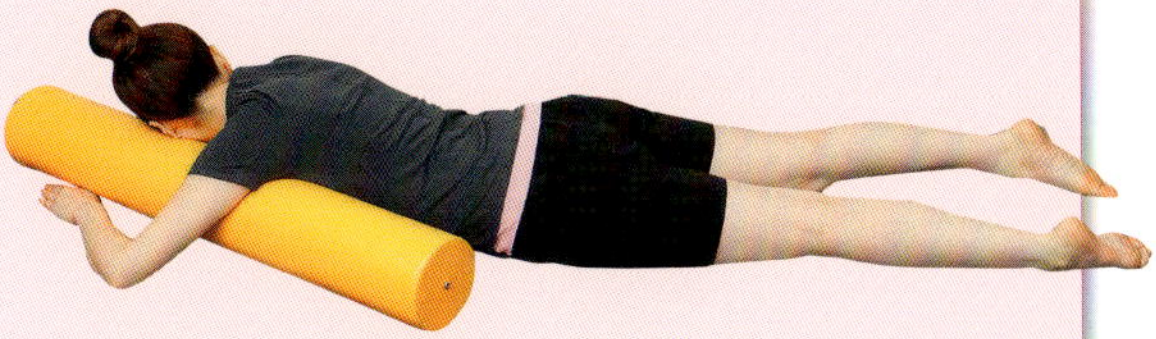

ここに効く▶ 障害予防

すねの筋肉をほぐす

脛骨筋《けいこつきん》のボールマッサージ

適合スポーツ　ランニング　自転車　フットサル　テニス　野球　ゴルフ

脛骨筋を圧迫するマッサージ法。疲労による障害を予防します。

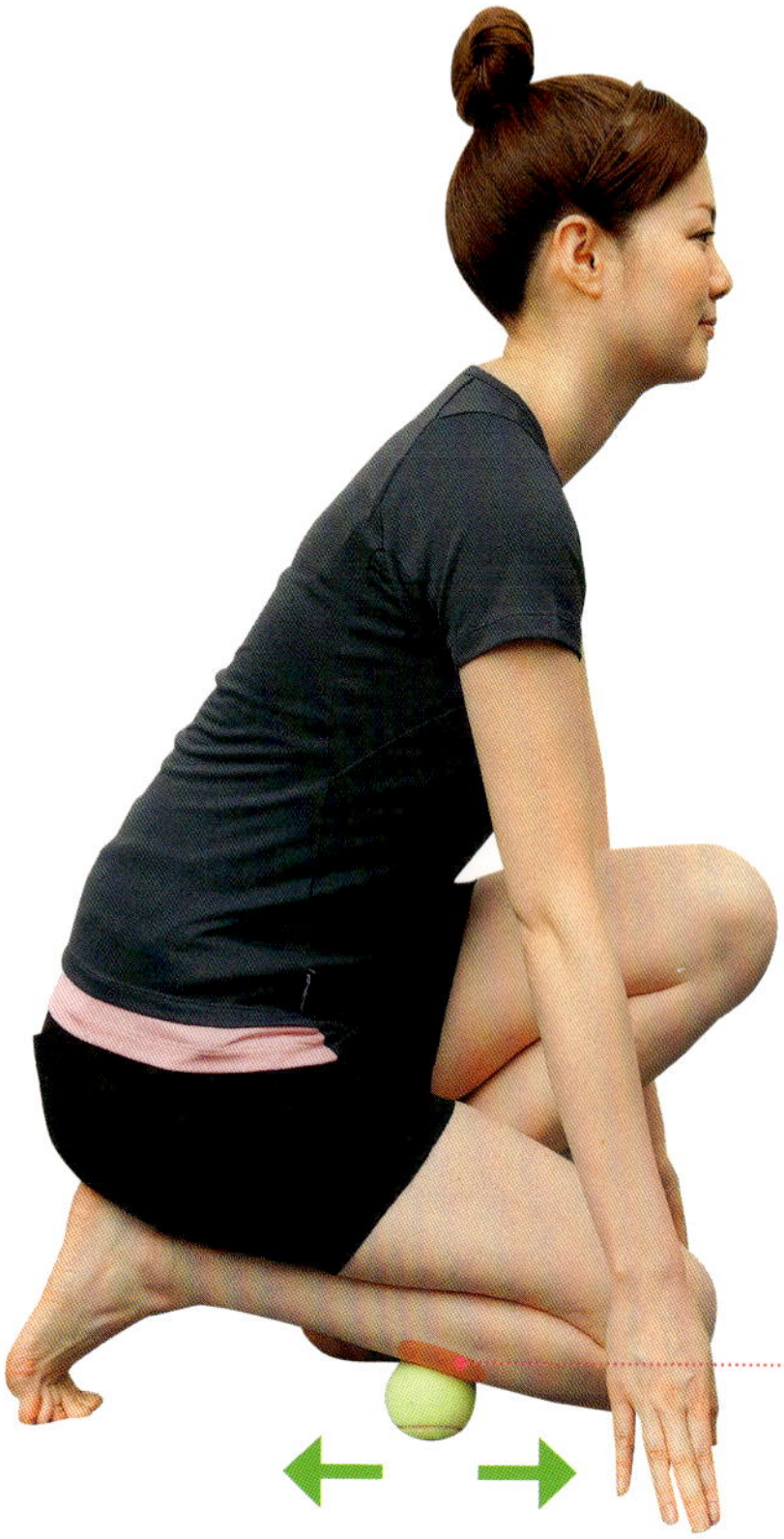

1 テニスボールにすねをのせる

片膝立ちの姿勢で、下の脚のすねの下にテニスボールを置く。前後に転がして刺激する。反対側も同様に行う。

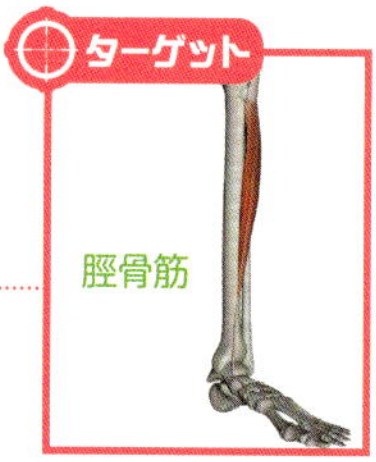

膝下の骨の外側から足の甲の内側に繋がる筋肉。足首を動かす働きを担う

応用　筒を使って広範囲をマッサージ

筒を使って脛骨筋全体を刺激する。ゆっくりと、イタ気持ちいいくらいの強さで行うと◎。

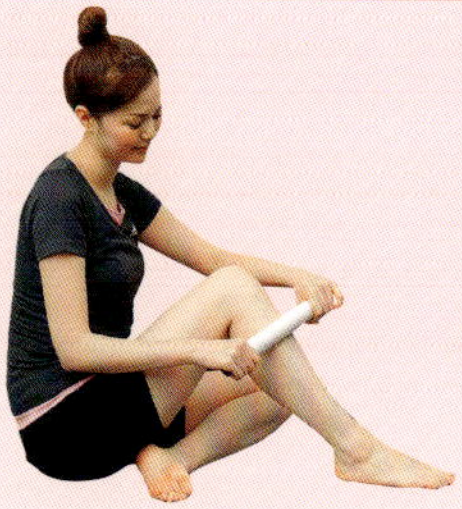

部位別セルフマッサージ

ここに効く▶膝痛

ふくらはぎの筋肉をほぐす

下《か》腿《たい》三《さん》頭《とう》筋《きん》の筒マッサージ

適合スポーツ ランニング 自転車 フットサル テニス 野球 ゴルフ

ふくらはぎを圧迫するマッサージ。筒を使うことで広範囲に行えます。

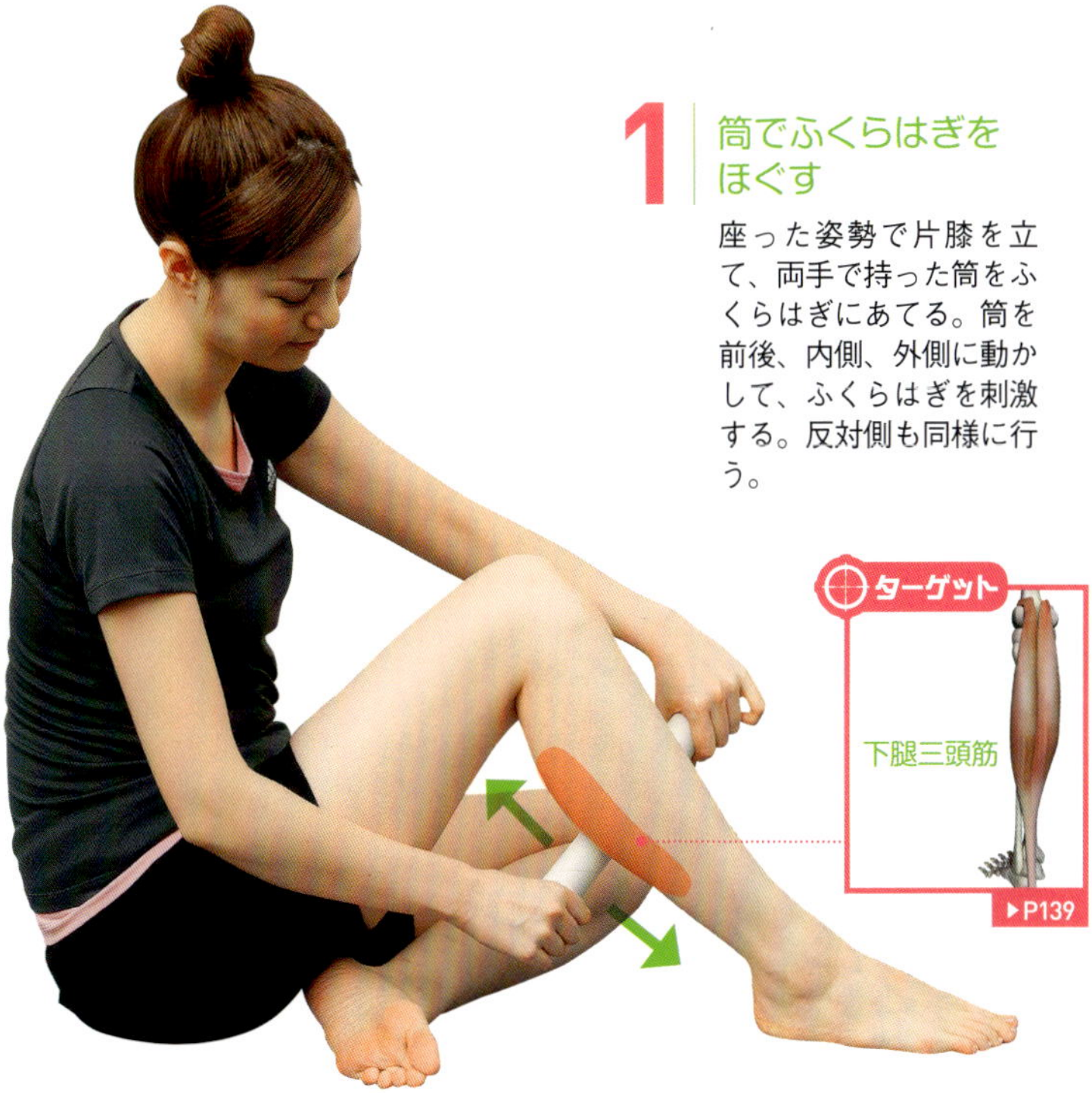

1 筒でふくらはぎをほぐす

座った姿勢で片膝を立て、両手で持った筒をふくらはぎにあてる。筒を前後、内側、外側に動かして、ふくらはぎを刺激する。反対側も同様に行う。

▶P139

応用 指でもんでもOK

指を使ってふくらはぎを直接マッサージする。圧迫するのは指の腹の部分で行う。一カ所だけではなく、全体をもみほぐすように行うのがポイント。

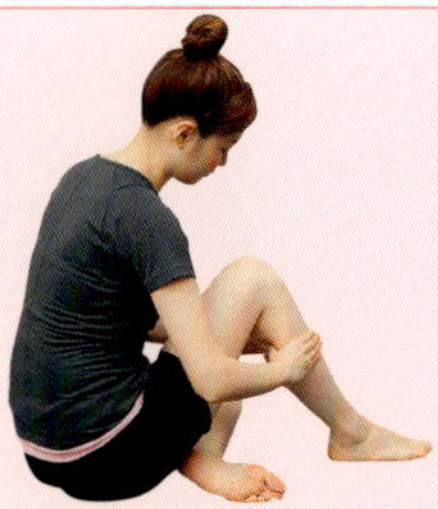

Column2

静的ストレッチと動的ストレッチ

理想のカラダをつくるために、筋トレとともにストレッチも大切なエクササイズになることはご理解いただけたことでしょう。

そのストレッチですが、本書では2種類のストレッチを紹介しています。一つは静止した状態でゆっくり筋肉を伸ばしていく静的ストレッチ（スタティック・ストレッチ）。そして肩をまわしたり、主に準備運動として行われる動的ストレッチ（ダイナミック・ストレッチ）です。

静的ストレッチは日々、習慣的に行うと筋繊維の長さが長くなり柔軟性が増し、結果障害予防や歪み軽減・予防にも役立ちます。なので、運動の後、寝る前などに行うとよいでしょう。

一方、動的ストレッチは筋温を高めることを主な目的としています。ラジオ体操のように肩や腰をまわしたりするものです。このストレッチには柔軟性を上げる効果はあまり期待できません。それよりも関節内の滑液包《かつえきほう》という滑液が入っている袋を刺激して潤滑液を出し、関節の摩擦抵抗を軽減させる効果が期待できます。このことからも準備運動に必要なのは、動的ストレッチであることはおわかりいただけるでしょう。

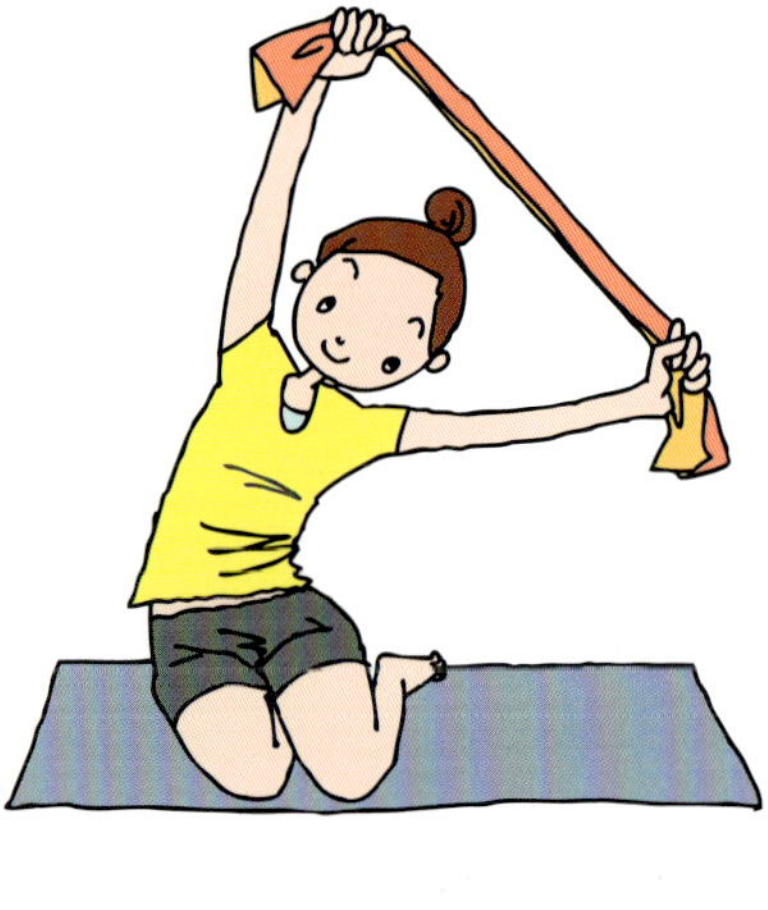

PART 3

動けるカラダのための正しい筋トレ

動かないカラダを再起動させるためには筋肉がカギとなります。 特に下半身の筋肉を鍛えることが重要です。動かないカラダを再起動させるために、最も効率的な筋トレメソッドを紹介します。

PART 3 蘇生理論

1 効果的に筋肉量を増やす筋トレメソッド

1日わずか5分からでもOK

筋肉量を増やすことがカラダを蘇らせる近道（＝身体蘇生メソッド）であることは最初にも説明しました。では、筋肉量を増やす効果的な方法はというと、もちろん筋トレです。

1日わずか5分でも、毎日続けたら運動するとしないとでは、明らかにカラダは変わってきます。そして、その変化に気付くと、俄然やる気が出るもの。特にカラダを動かす習慣のない人ほど、目に見えて体力も、筋力も上がっていくのです。

本書では、しっかりと行う筋トレ（P78～）以外にも、オフィスや自宅のすき間時間に行える「ゆる筋トレ」（P100～）も紹介しているので、ぜひ参考にしてください。

MEMO

筋トレは毎日でなくてもOK!

筋トレによって破壊された筋繊維は休息をとることで修復されます。

筋トレ前と同じレベルまで筋肉の量が戻った後に超回復が起こり、筋トレ前より筋肉の量が増えるのですが、この状態に到達するまで24時間から48時間ほどの時間が必要というデータもあります。

毎日の筋トレはつらくて続かない場合は1日おきでもよいでしょう。十分な栄養と睡眠で疲労を積極的に回復させることも忘れずに。

{ 本書筋トレメソッドの使い方 }

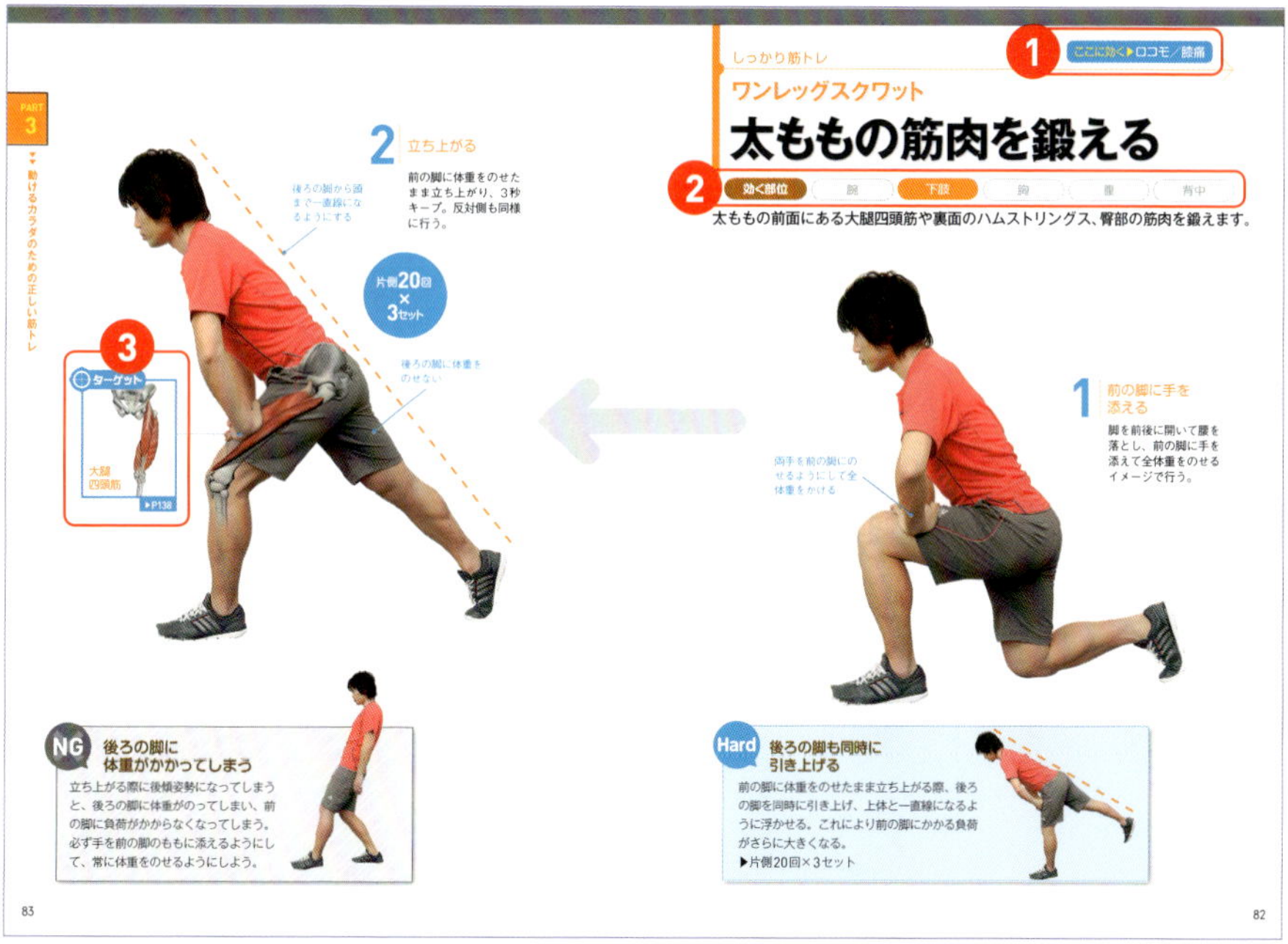
しっかり筋トレ
1 ここに効く▶ロコモ／膝痛
ワンレッグスクワット
太ももの筋肉を鍛える
2 効く部位 腕 下肢 胸 腹 背中
太ももの前面にある大腿四頭筋や裏面のハムストリングス、臀部の筋肉を鍛えます。
1 前の脚に手を添える
脚を前後に開いて腰を落とし、前の脚に手を添えて全体重をのせるイメージで行う。
両手を前の脚にのせるようにして全体重をかける
Hard 後ろの脚も同時に引き上げる
前の脚に体重をのせたまま立ち上がる際、後ろの脚を同時に引き上げ、上体と一直線になるように浮かせる。これにより前の脚にかかる負荷がさらに大きくなる。
▶片側20回×3セット
82
PART 3
▼動けるカラダのための正しい筋トレ
2 立ち上がる
前の脚に体重をのせたまま立ち上がり、3秒キープ。反対側も同様に行う。
後ろの脚から頭まで一直線になるようにする
片側20回×3セット
後ろの脚に体重をのせない
3 ターゲット
大腿四頭筋
▶P138
NG 後ろの脚に体重がかかってしまう
立ち上がる際に後傾姿勢になってしまうと、後ろの脚に体重がのってしまい、前の脚に負荷がかからなくなってしまう。必ず手を前の脚のももに添えるようにして、常に体重をのせるようにしよう。
83

❶ この筋トレによって改善効果が期待できるカラダの痛みなど症状を表示しています。掲載している筋トレの中から自分の症状に合ったものを選んで行ってもよいでしょう。

❷ この筋トレがカラダのどの部位を鍛えているかを表示しています。掲載している筋トレの中から自分が鍛えたい部位に合ったものを選んで行ってもよいでしょう。

❸ この筋トレで鍛えることができる筋肉を表示しています。筋肉に効いていることを意識しながら行いましょう。

筋トレを行う前におさえておきたい3つのポイント

- **Point 1** 正しいフォームで行って鍛えたい部位に効かせる
- **Point 2** 負荷・強度を自分に合わせて最大の効果を得る
- **Point 3** 結果や成果を体重だけでなく体脂肪も含めて評価する

しっかり筋トレ

ここに効く▶ロコモ／膝痛

ワンレッグスクワット

太ももの筋肉を鍛える

効く部位　腕　**下肢**　胸　腹　背中

太ももの前面にある大腿四頭筋や裏面のハムストリングス、臀部の筋肉を鍛えます。

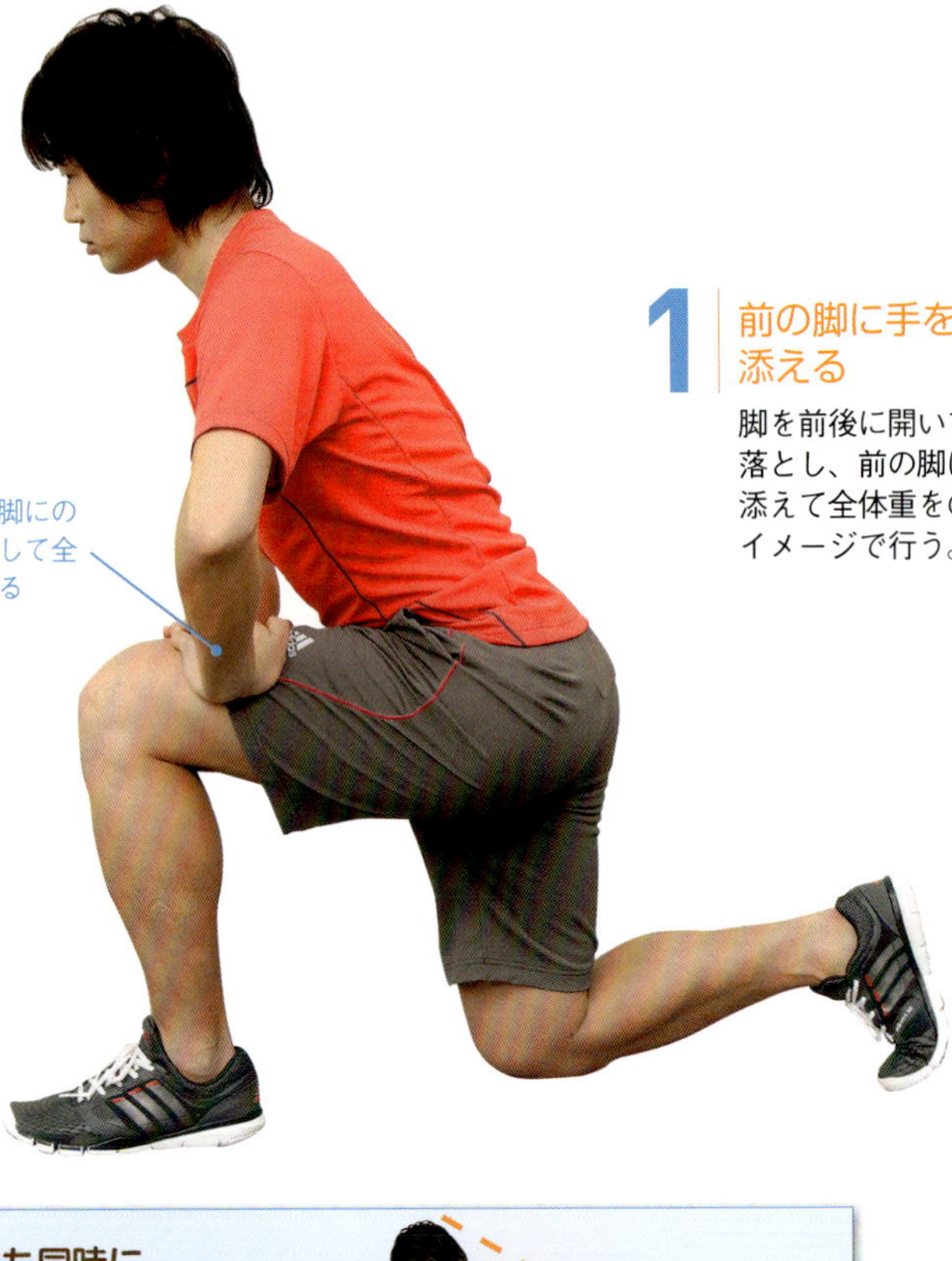

両手を前の脚にのせるようにして全体重をかける

1 前の脚に手を添える

脚を前後に開いて腰を落とし、前の脚に手を添えて全体重をのせるイメージで行う。

Hard 後ろの脚も同時に引き上げる

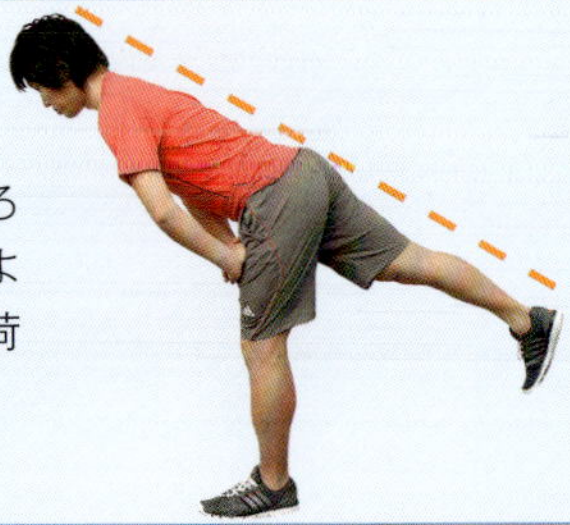

前の脚に体重をのせたまま立ち上がる際、後ろの脚を同時に引き上げ、上体と一直線になるように浮かせる。これにより前の脚にかかる負荷がさらに大きくなる。

▶片側20回×3セット

2 立ち上がる

前の脚に体重をのせたまま立ち上がり、3秒キープ。反対側も同様に行う。

片側20回 × 3セット

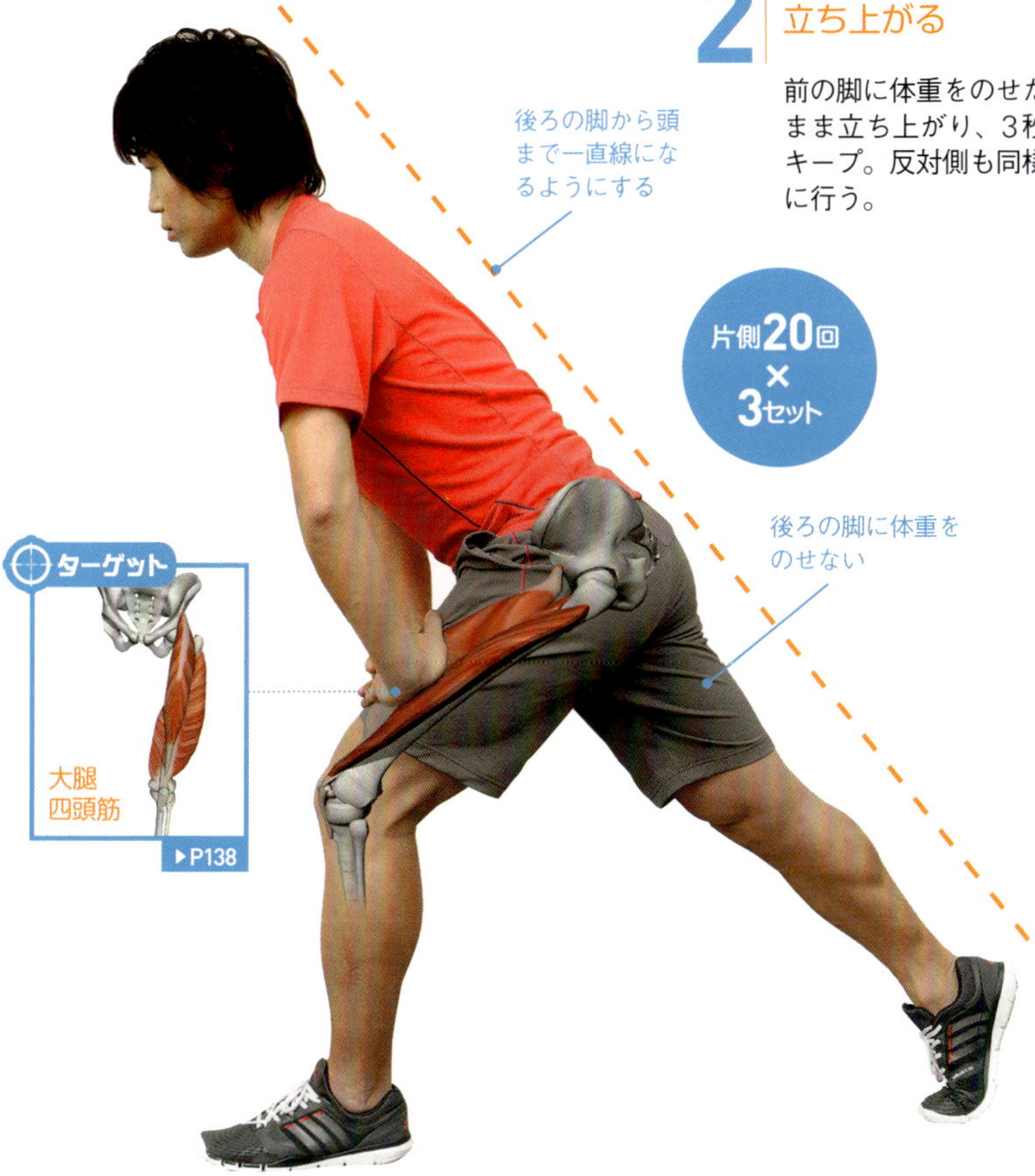
後ろの脚から頭まで一直線になるようにする
後ろの脚に体重をのせない
ターゲット
大腿四頭筋
▶P138

NG 後ろの脚に体重がかかってしまう

立ち上がる際に後傾姿勢になってしまうと、後ろの脚に体重がのってしまい、前の脚に負荷がかからなくなってしまう。必ず手を前の脚のももに添えるようにして、常に体重をのせるようにしよう。

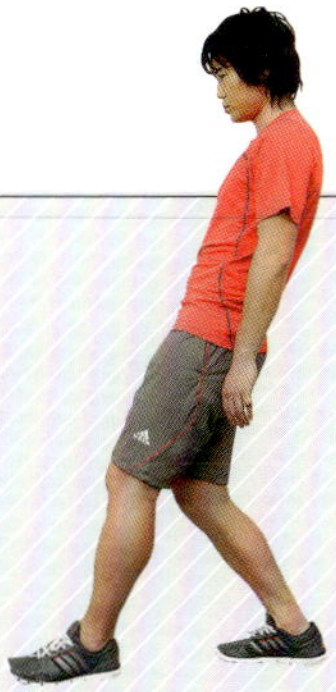

しっかり筋トレ

ここに効く▶ロコモ／肩こり／腰痛／膝痛

ワンレッグスクワット&ベントオーバーラテラルレイズ

太ももから背中を鍛える

効く部位	腕	下肢	胸	腹	背中

太ももから背中の筋肉を鍛えるトレーニングです。

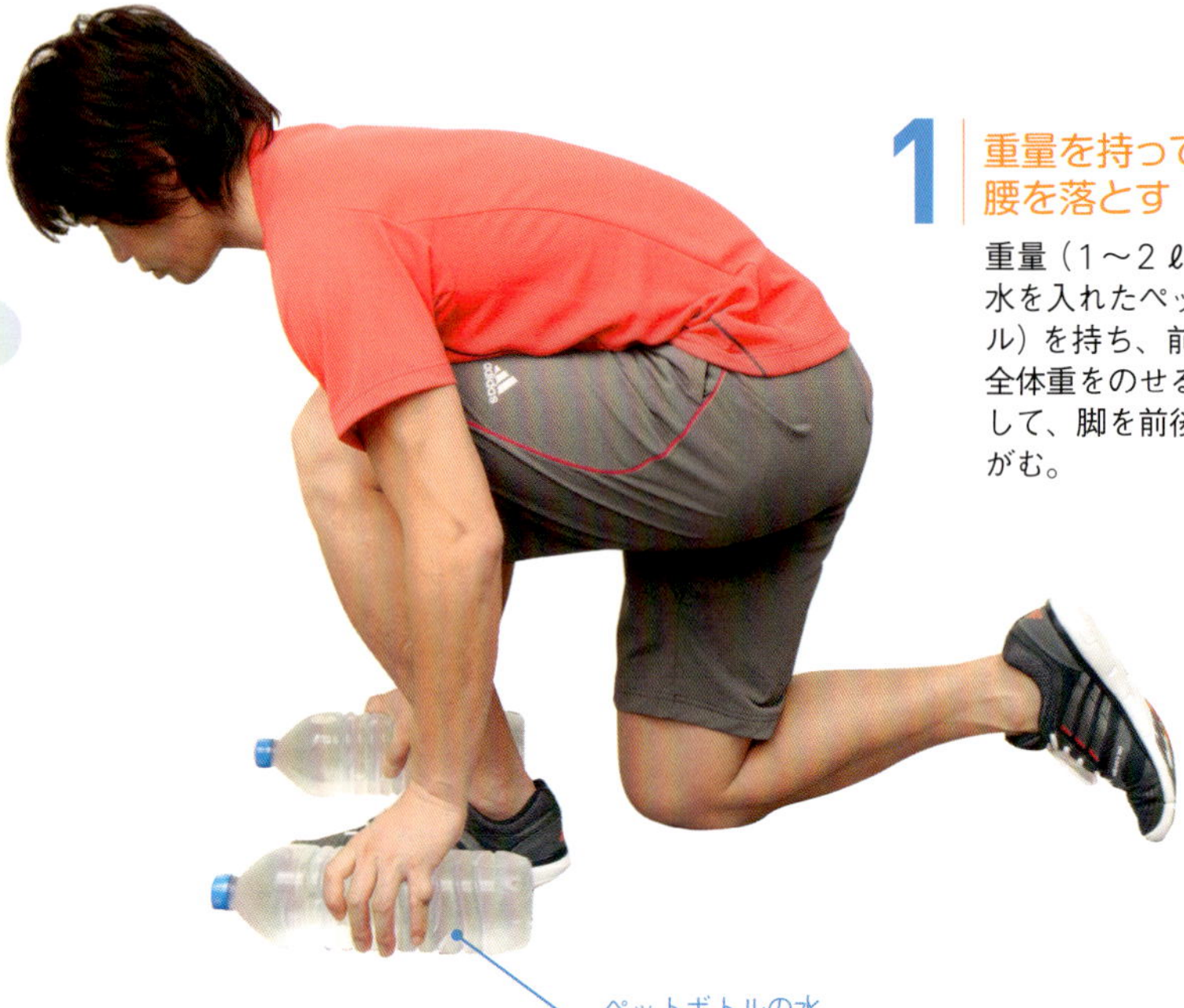

1 重量を持って腰を落とす

重量（1～2 ℓ 程度の水を入れたペットボトル）を持ち、前の脚に全体重をのせるようにして、脚を前後にしゃがむ。

Easy 後ろの脚に体重を残す

後ろの脚は浮かせないようにすることで、体重が後ろの脚に残る。その分、前の脚にかかる負荷が減るので強度を下げることができます。

▶片側20回×3セット

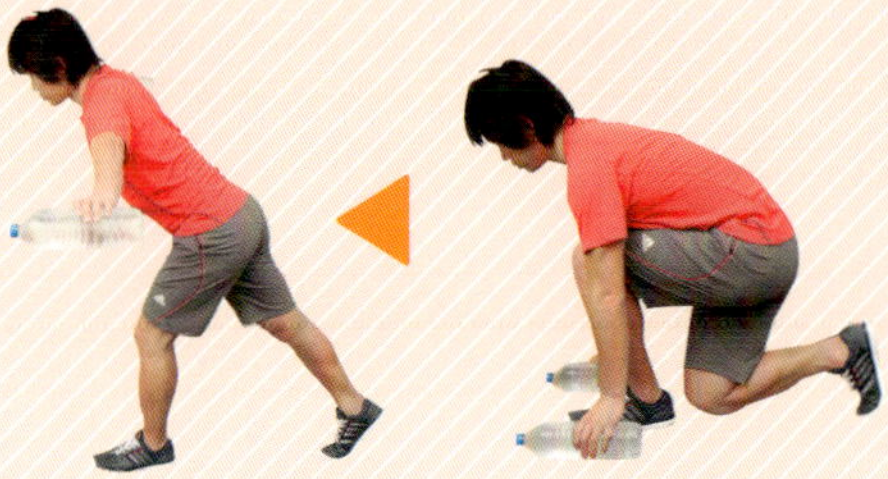

NG 背中が丸くなる

立ち上がった際に、背中が丸くなってしまうと、負荷が分散してしまい、ターゲットの筋肉に効率よく負荷があたえられない。背中から後ろの脚にかけて一直線になるように注意しよう。

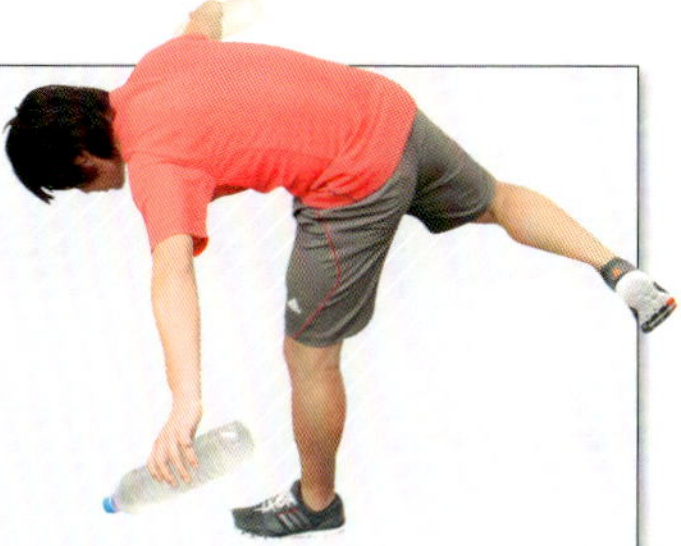

片側20回×3セット

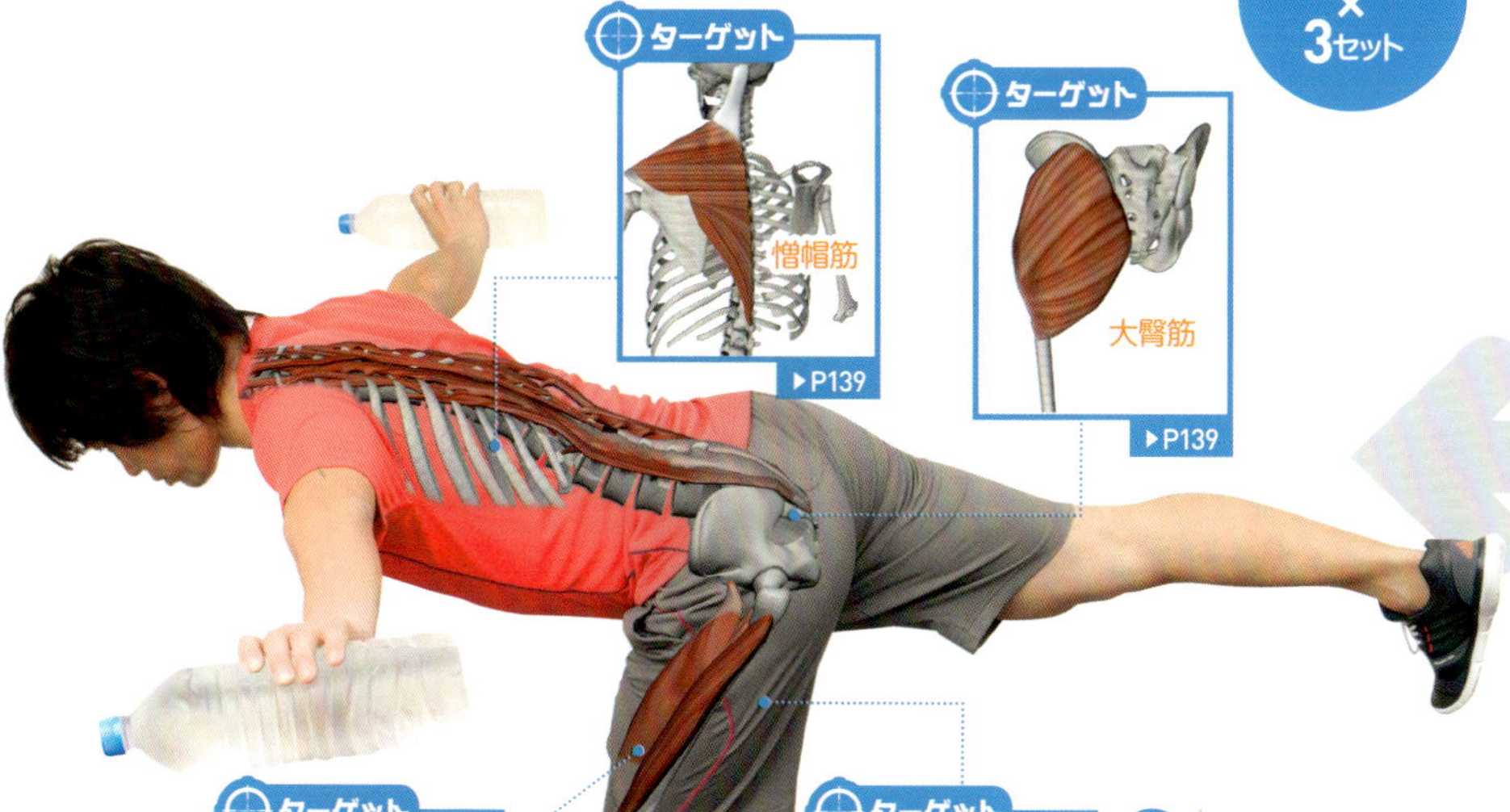

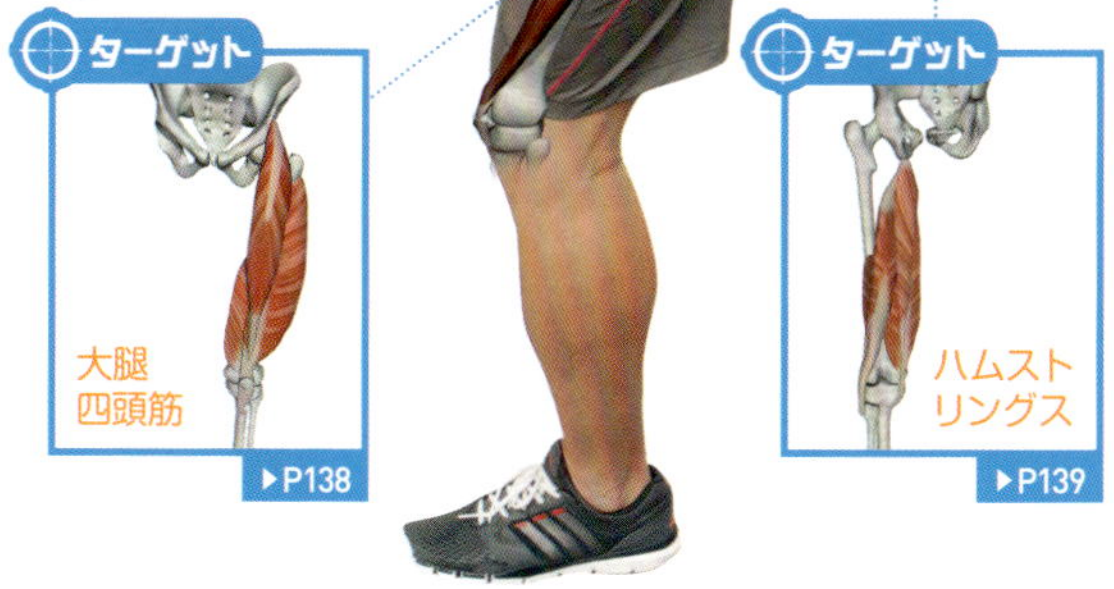

2 前の脚で立ち上がる

後ろの脚を伸ばしながら前の脚で立ち上がり、同時に両腕を水平まで広げて3秒キープ。反対側も同様に行う。

Hard イスを使う

イスを使うことで、スタートからフィニッシュまでの前の脚の可動範囲が広がる。その分、下肢への運動強度を上げることになる。
▶片側20回×3セット

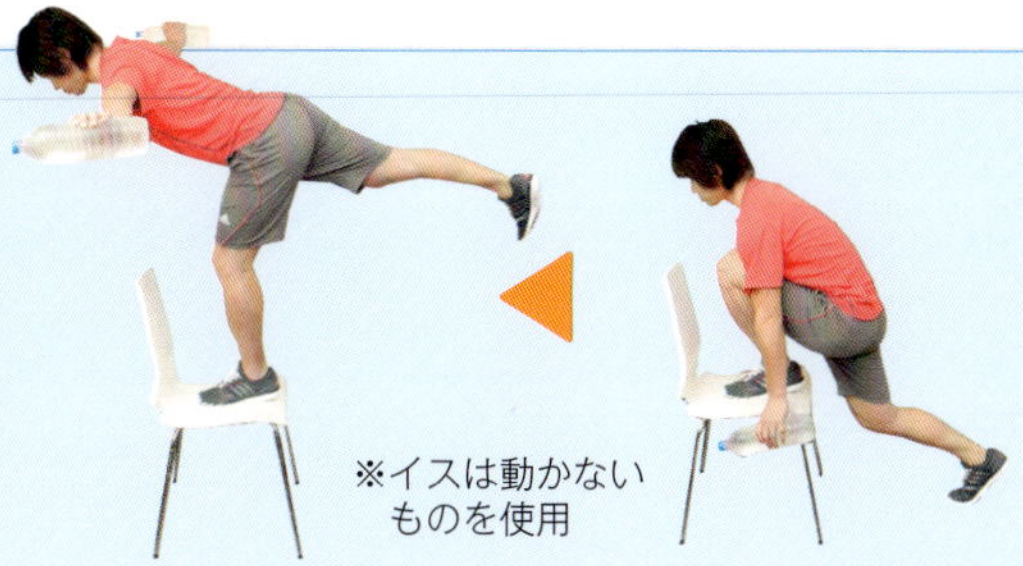

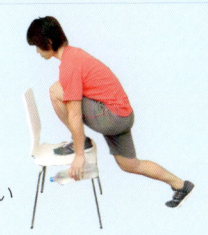

※イスは動かないものを使用

しっかり筋トレ

ここに効く▶ロコモ／腰痛／膝痛

バックランジ withキャスターチェアー

太ももとお尻の筋肉を鍛える

効く部位　腕　下肢　胸　腹　背中

太ももとお尻の筋肉を鍛えることで下半身を安定させます。

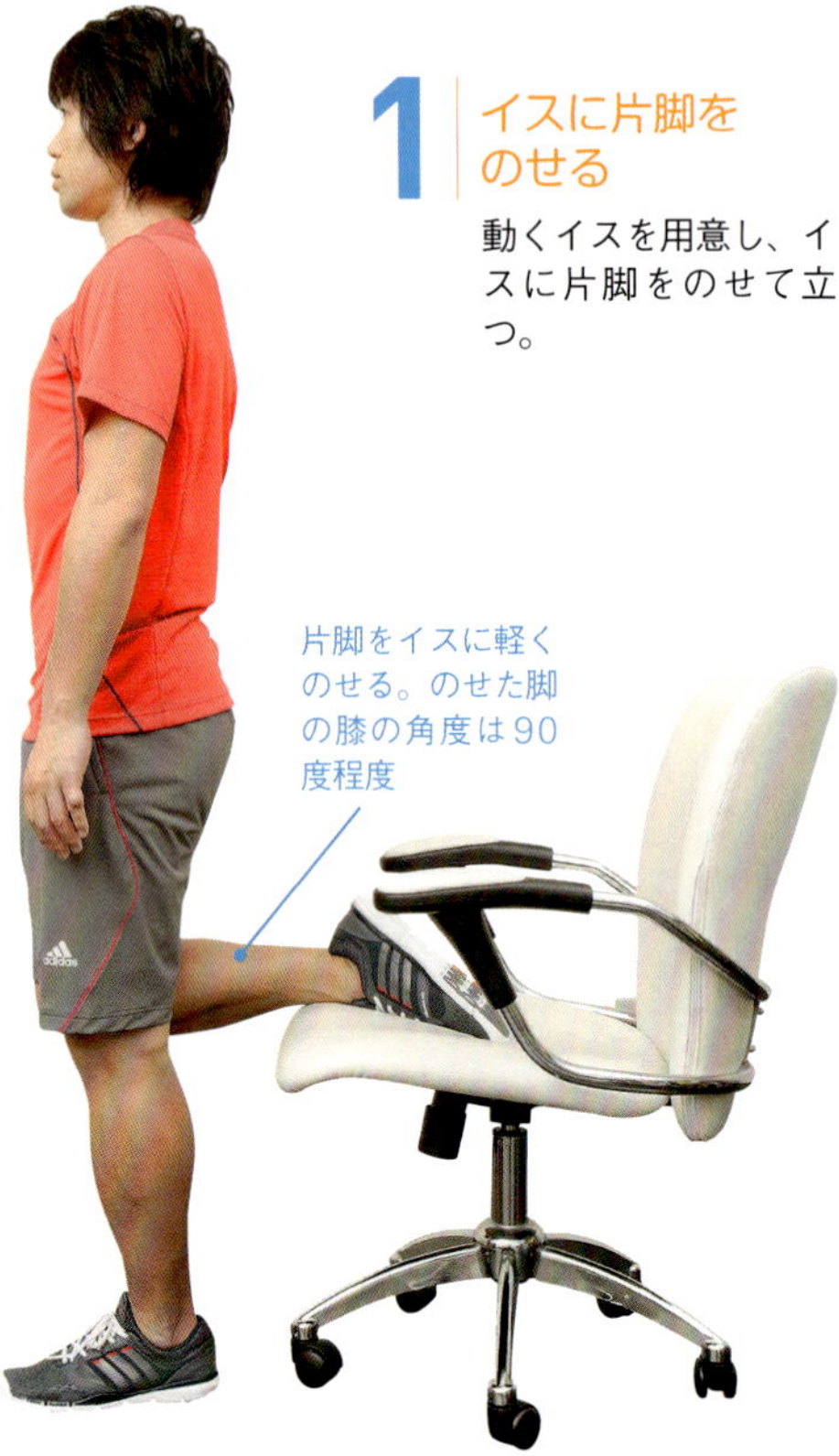

片脚をイスに軽くのせる。のせた脚の膝の角度は90度程度

1 イスに片脚をのせる

動くイスを用意し、イスに片脚をのせて立つ。

Hard 重量を持って行う

重量（1～2ℓ程度の水入りペットボトル）を持って行うことで、運動強度を上げる。

▶片側20回×3セット

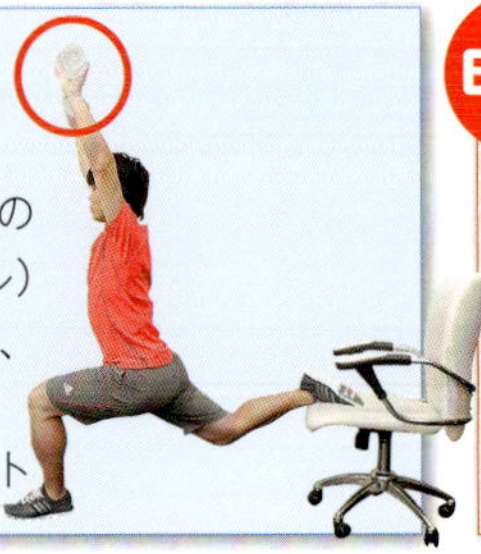

Easy まずは不安定な動作に慣れる

両手は上げずに、前の脚に添えることで、まずは不安定な動作に慣れさせよう。

▶片側20回×3セット

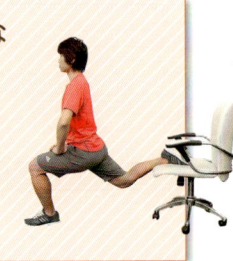

NG 脚の動きに注意

膝がつま先より前に出たり、膝が内側に入ってしまっていると、膝に負担がかかり故障の原因になってしまうので注意しよう。

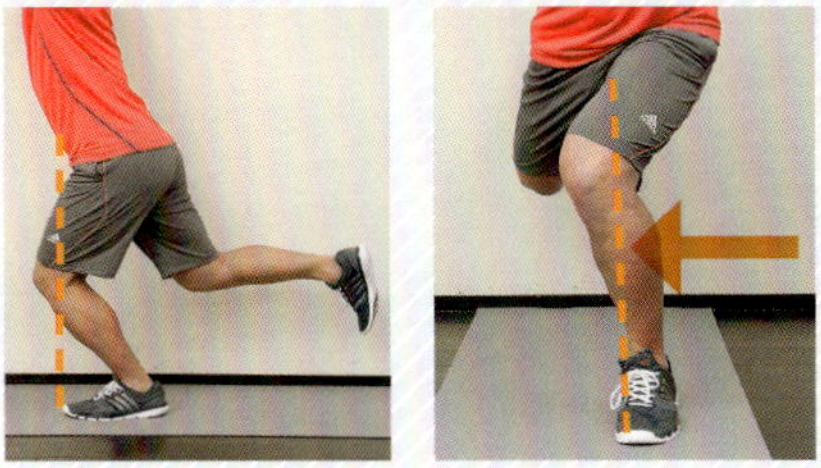

2 両手を上げながら脚でイスを下げる

両手を上げながら、体重を後ろにかけてイスを後方へ脚の付け根が伸びる位置まで下げて3秒キープ。反対側も同様に行う。

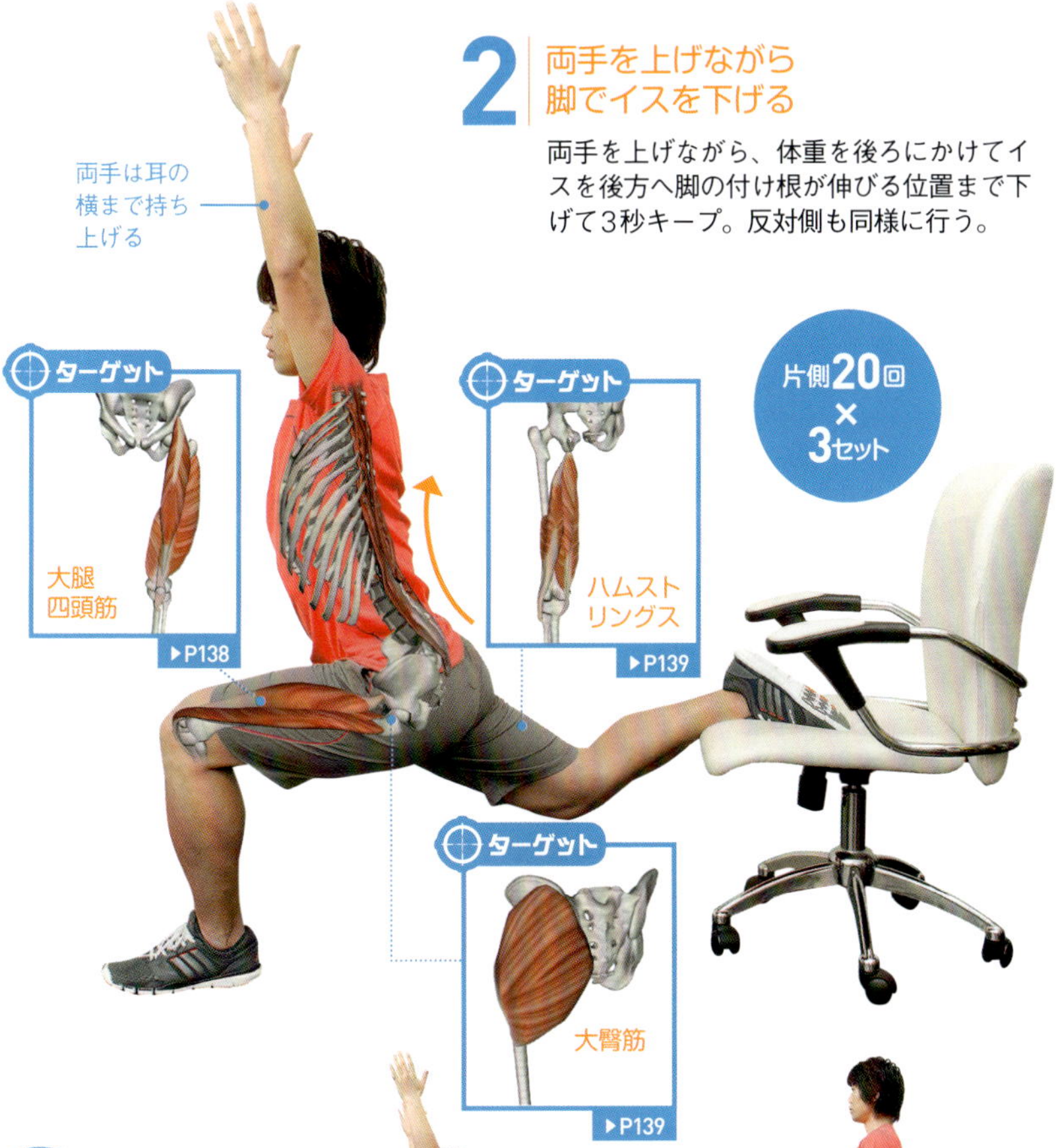

片側20回
×
3セット

応用 バランスボールを使う

不安定要素の高いバランスボールを使うことで体幹・股関節の安定と深層筋へのアプローチも行える。

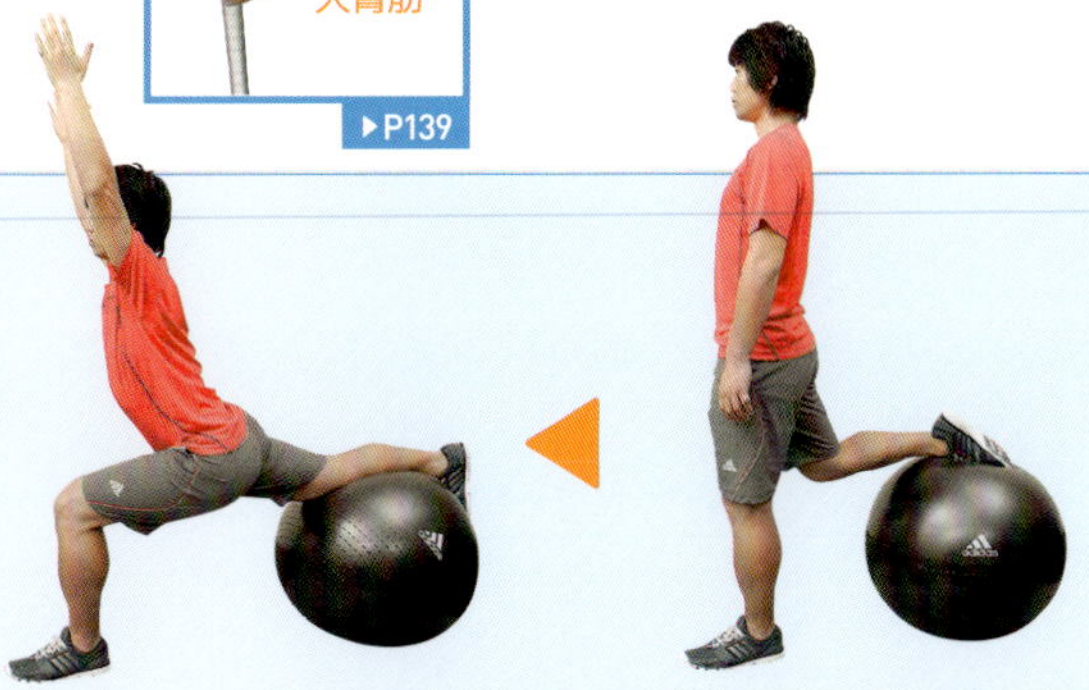

しっかり筋トレ

ここに効く▶ロコモ／肩こり／膝痛

スクワット&フロントアーム

太ももと肩を鍛える

効く部位　**腕**　**下肢**　胸　腹　背中

太ももの前面の筋肉と肩の筋肉を鍛えるトレーニング。

重量の高さは動作中もずっとこの位置をキープ

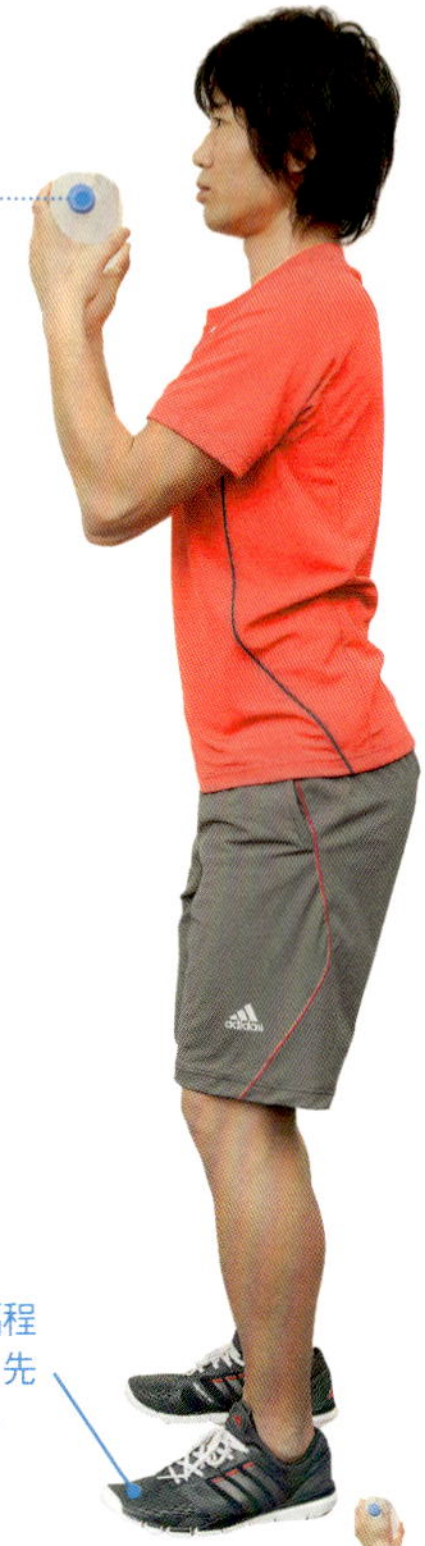

両脚の幅を肩幅程度に開き、つま先は外側に向ける

1 重量を持って立つ

重量（1～2ℓ程度の水の入ったペットボトル）を両手で持ちながら、脚を軽く開いて立つ。

Easy イスを使って行う

イスに座っている状態をスタートポジションにして、立ち上がり動作をまずは習得する。
▶20回×3セット

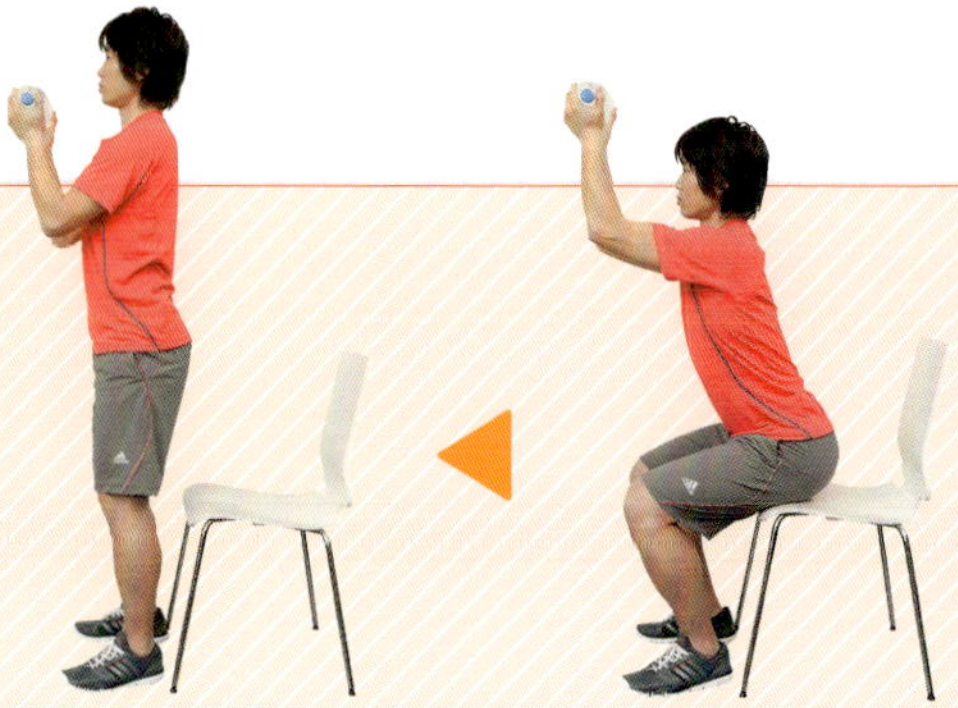

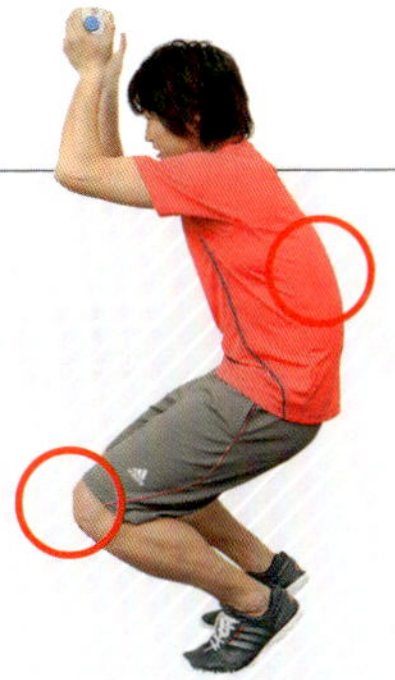

NG 膝の位置と姿勢に注意

膝がつま先より前に出ると、膝に負担がかかるのでNG。また、背中、腰が丸まっていると正しく負荷がかからないので注意しよう。

2 重量の位置は変えずに上体を下げる

20回×3セット

重量の位置（高さ）は変えないようにして、お尻を後ろに突き出しながら膝を曲げて3秒キープ。

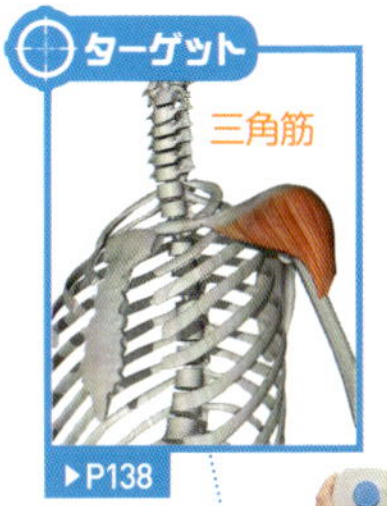

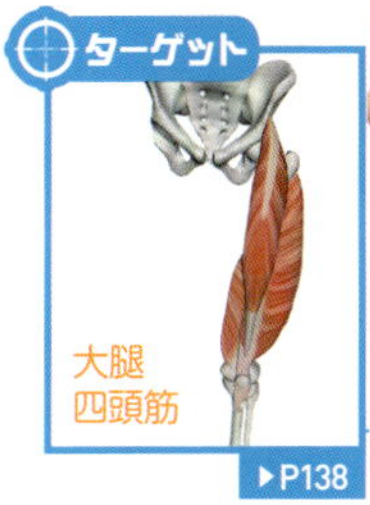

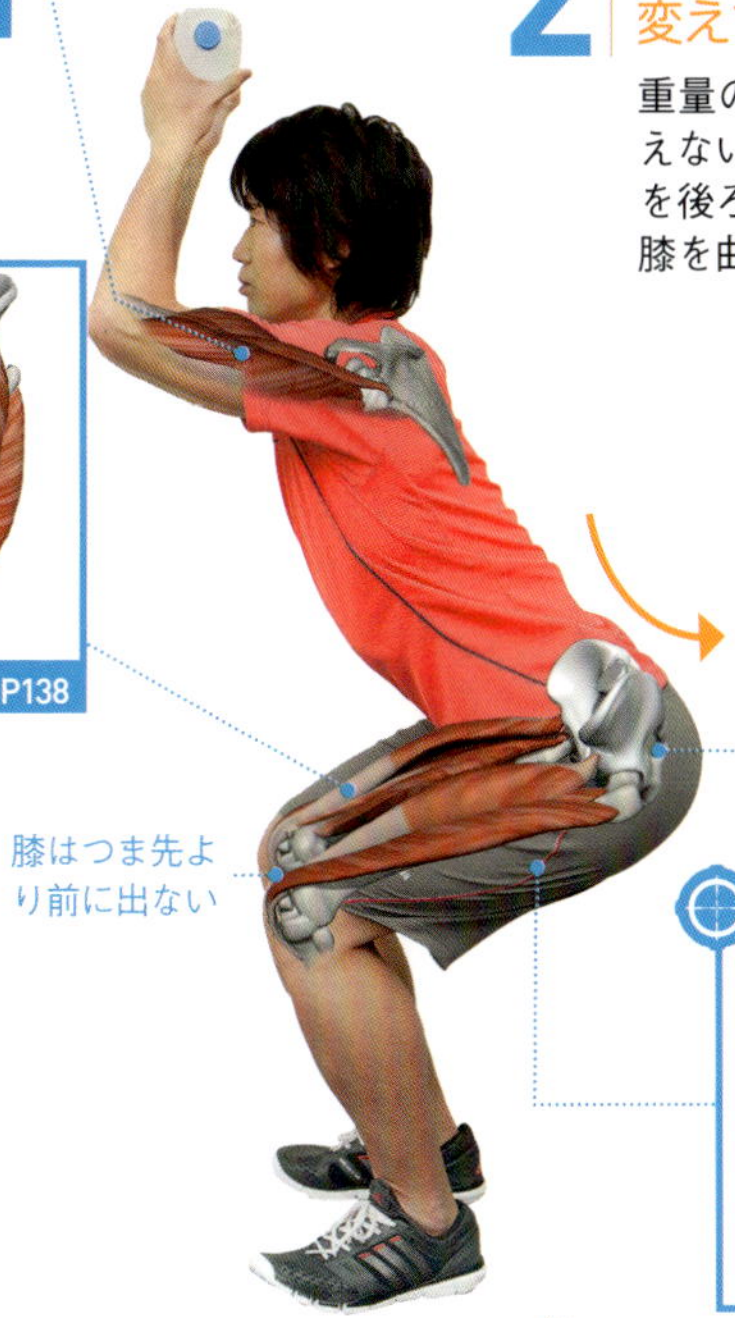

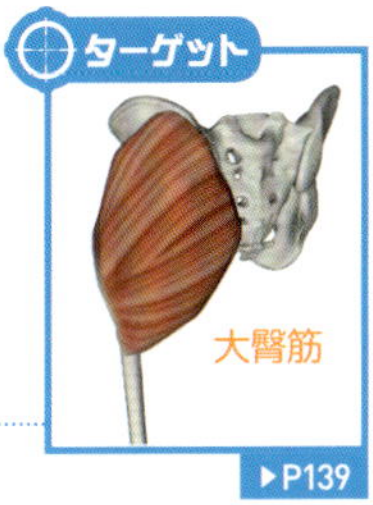

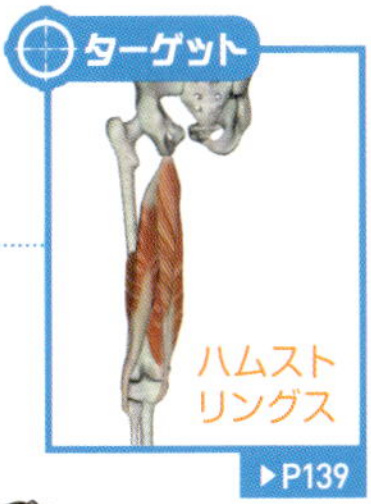

※図はハムストリングスのひとつである大腿二頭筋を表している

Hard 脚を前後にして行う

脚を前後に開いて、同様の動作を行う。前脚に体重をしっかりのせることで、運動強度が高くなる。

▶片側20回×3セット

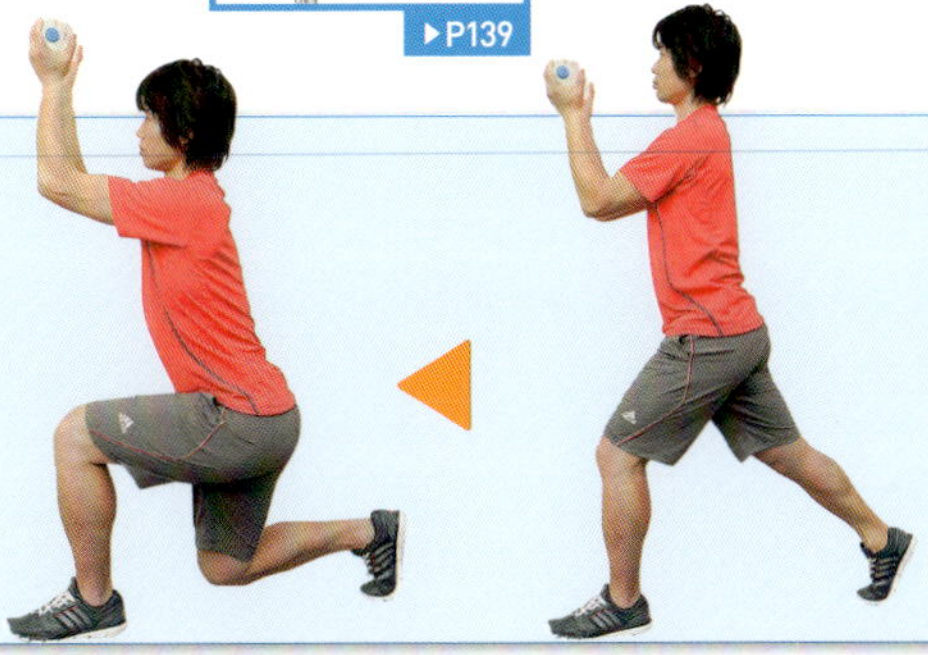

しっかり筋トレ

ここに効く▶ロコモ／肩こり／膝痛

ワンレッグサイドスクワットwith チェアー

太ももとお尻を鍛える

効く部位　腕　下肢　胸　腹　背中

太ももの前面の筋肉と脚を支えるお尻の筋肉のトレーニング。

1 片脚をイスにのせ お尻を下げる

片脚をイスにのせて、腰を落とせるところまで落とし、手は交差させて肩にあてる。

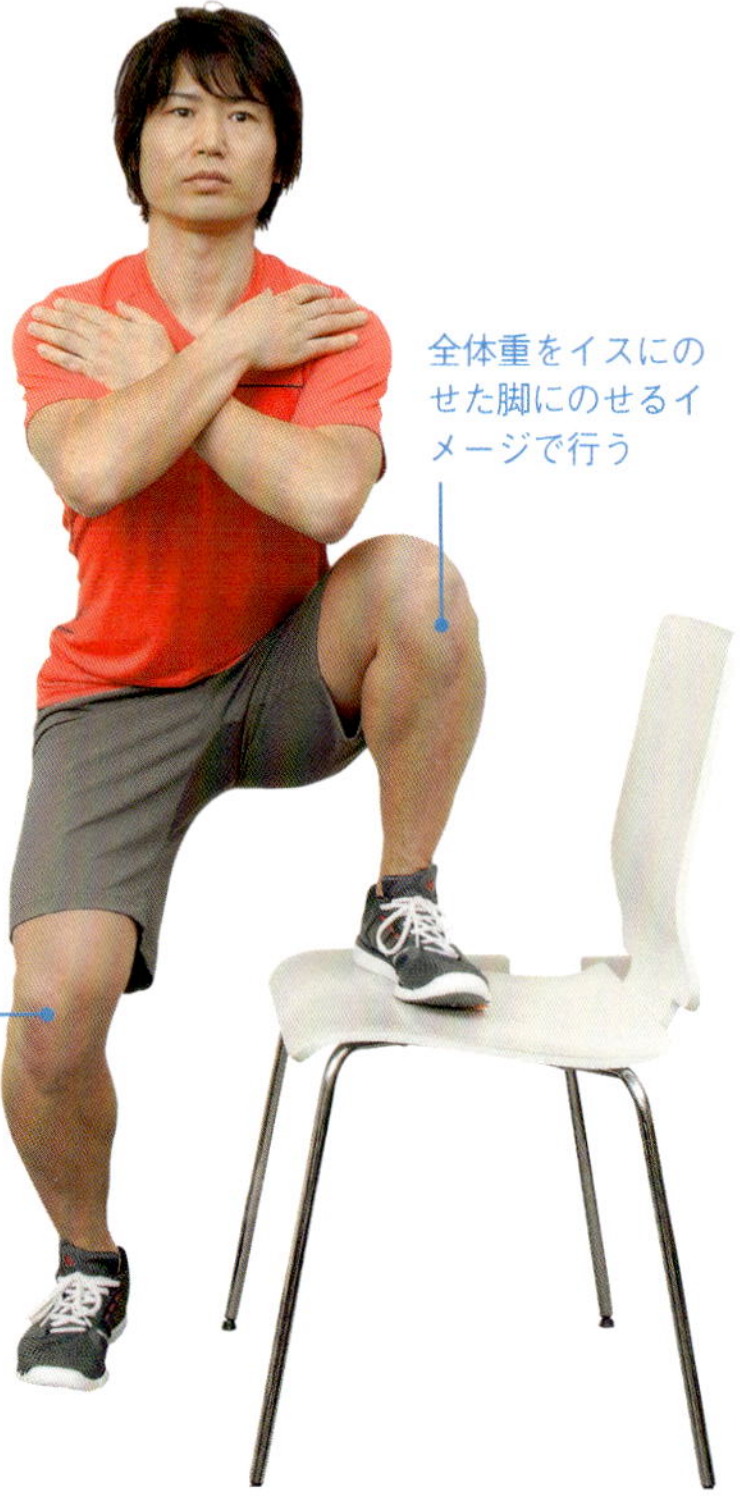

全体重をイスにのせた脚にのせるイメージで行う
床を蹴らないように注意

OK

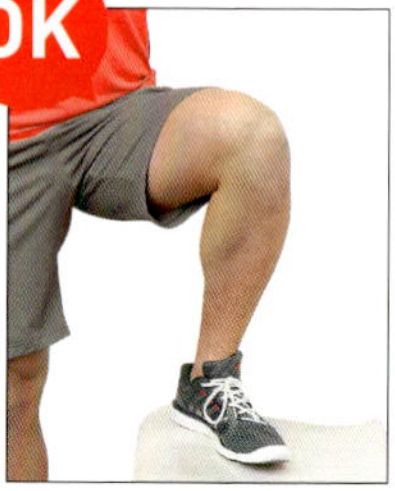

イスにのせる脚のつま先はやや外側に向ける。

NG

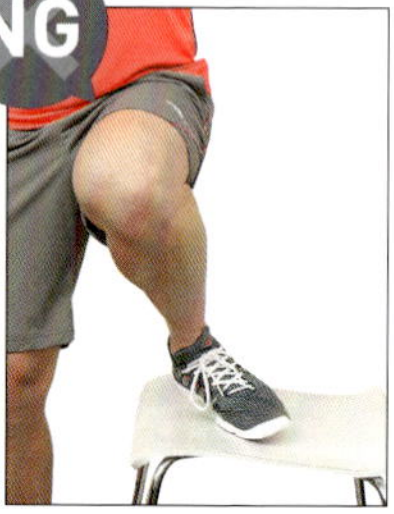

膝を内側に入れないように注意。

※イスは動かないものを使用

Easy 壁に手をついて行う

動作に慣れるまで壁に手をついた状態で行う。壁に手をつくことで安定し、動作を行いやすい。

▶片側20回×3セット

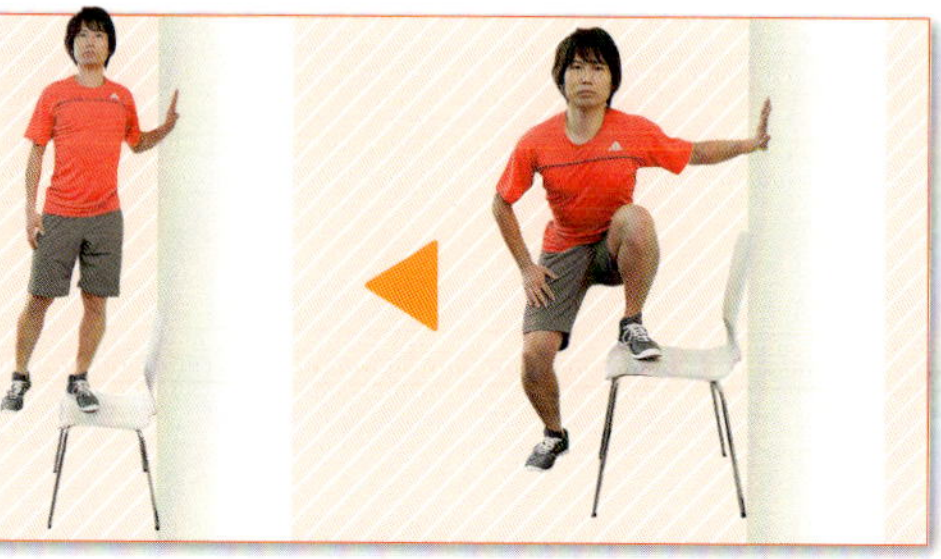

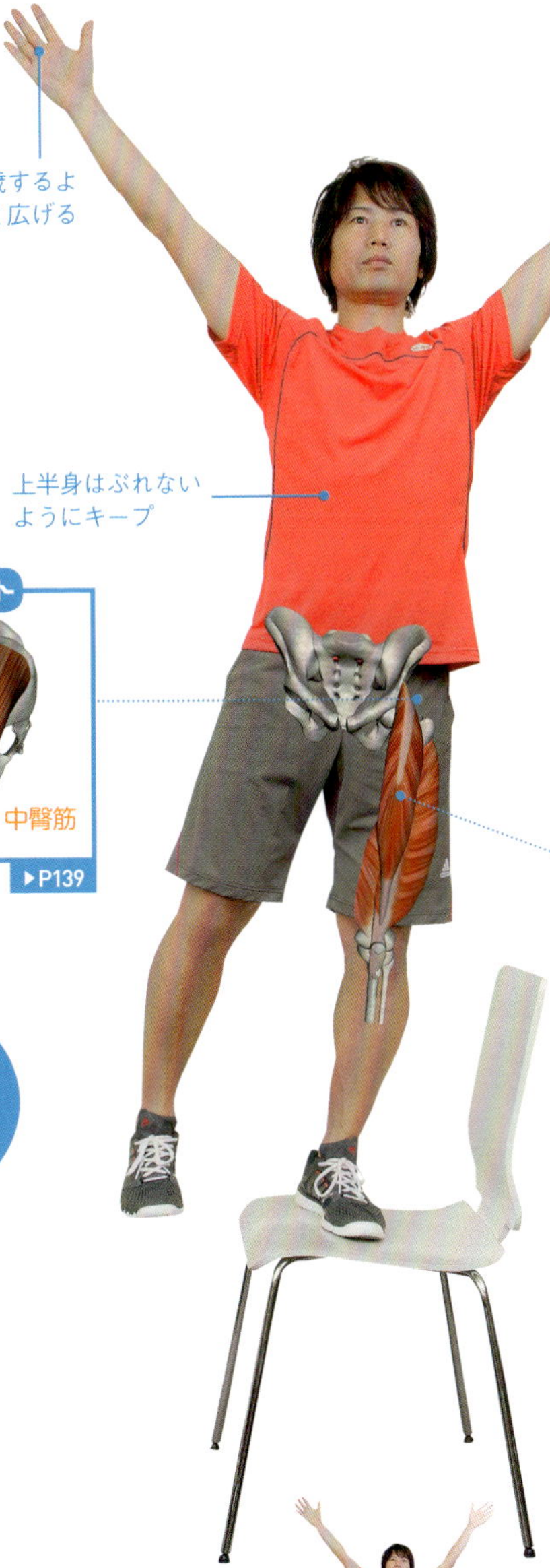
両手は万歳するように大きく広げる

2 イスの上に立つ

片脚に体重をのせながら上体を押し上げるようにイスの上に立つ。手は万歳するように上げて3秒キープ。反対側も同様に行う。

ターゲット

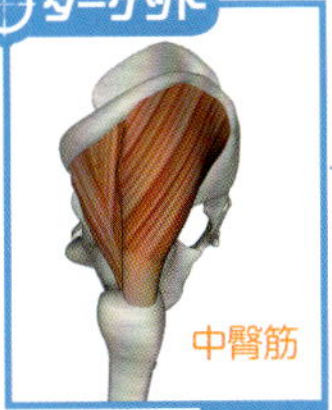

中臀筋

▶P139

ターゲット

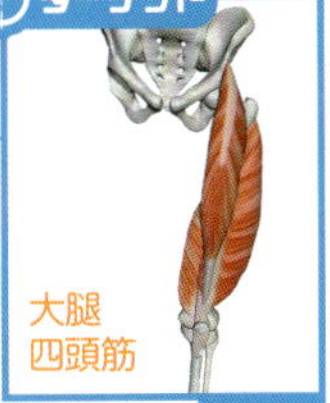

大腿四頭筋

▶P138

片側20回×3セット

Hard 大きな動作で体全体を使う

イスの上で片脚を上げて「K」の字になるようにフィニッシュ。そこで3～5秒止め強度を上げる。
▶片側20回×3セット

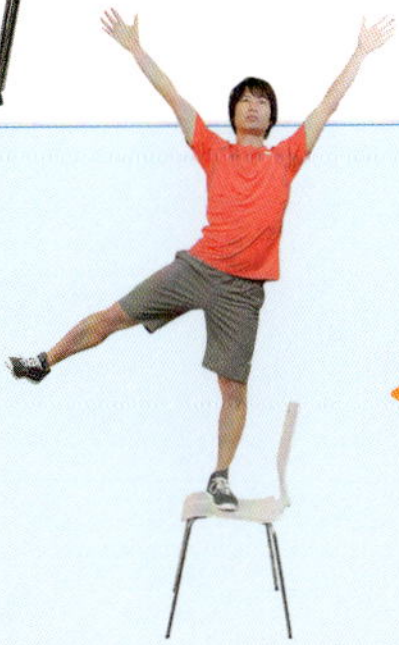

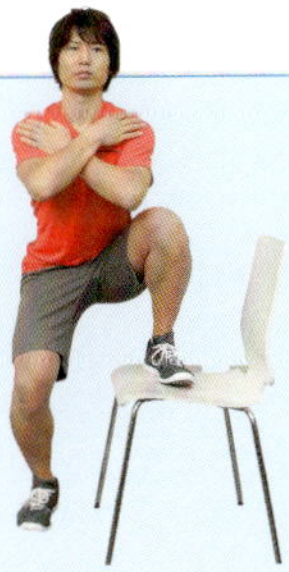

しっかり筋トレ

ここに効く▶ロコモ／膝痛

フロアレッグアダクション

太ももの内側を鍛える

効く部位　腕　**下肢**　胸　腹　背中

鍛えにくい太ももの内側の筋肉のトレーニングです。

1　床に垂直に体を横にする

横に寝て、横向きに体を立てた状態で安定させる。下側の手と脚はまっすぐに伸ばす。

上側の脚は体の前について体を安定させる

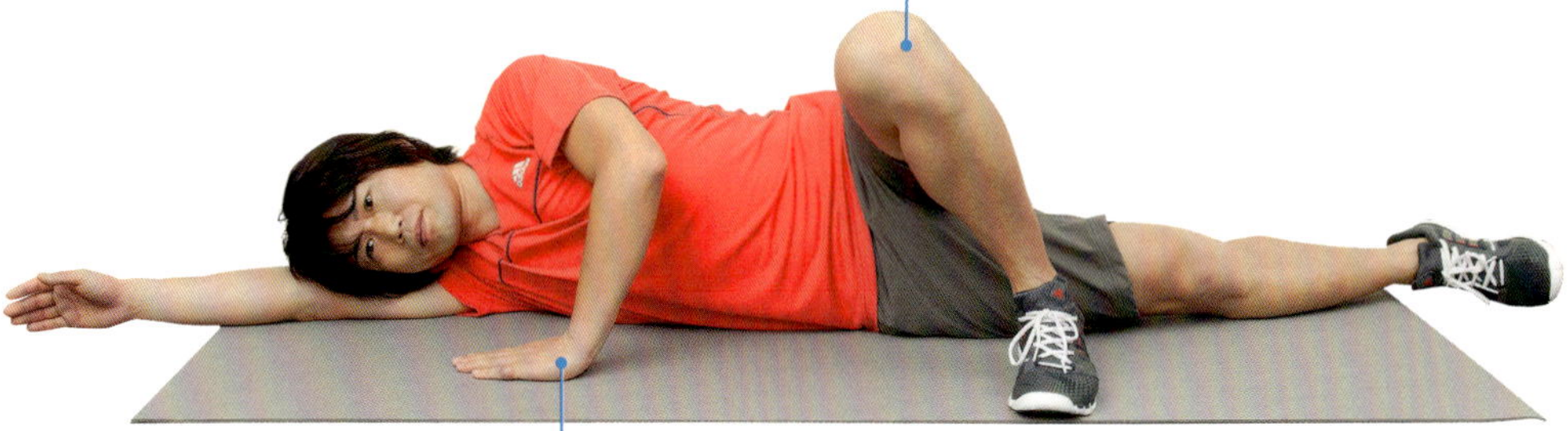

上側の手は体の前について体を安定させる

Easy　クッションを膝でつぶす

両手を体の後ろにつき、両膝を立てる。クッションを横にして両膝で挟み、内ももの力でクッションをつぶす。

▶20回×3セット

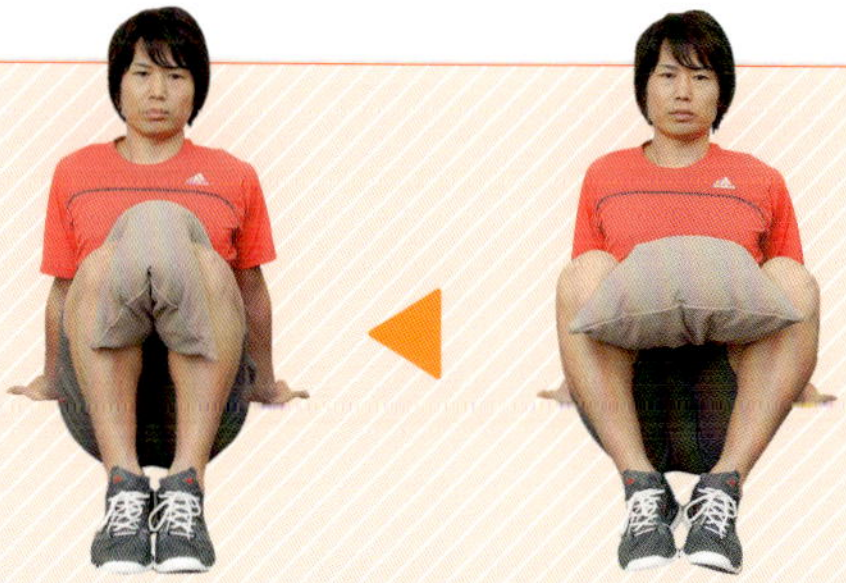

NG 上体が倒れる

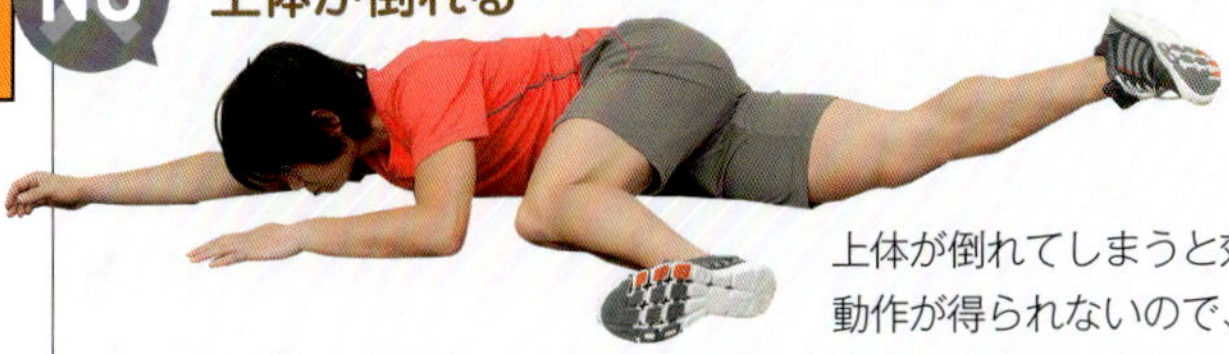

上体が倒れてしまうと効果的な動作が得られないので、しっかり上体を起こして行おう。

2 伸ばした脚を上げる

下側の伸ばした脚を上げて3秒キープ。反対側も同様に行う。

片側20回 × 3セット

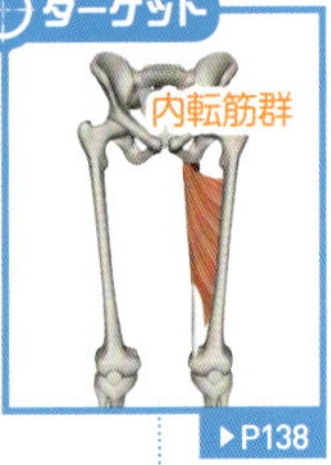

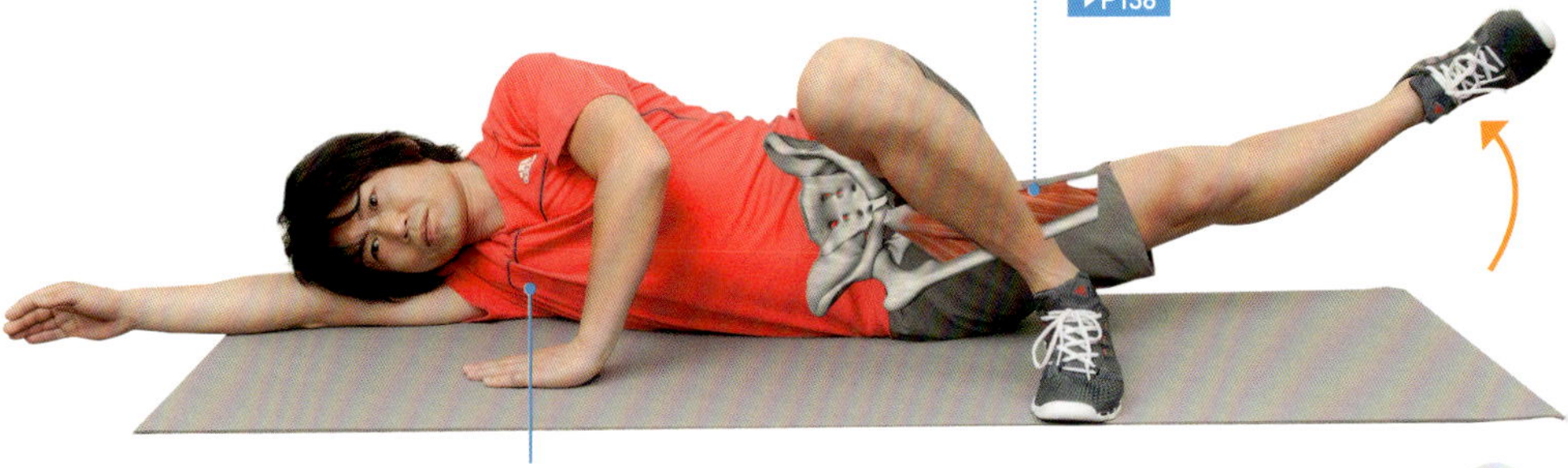

Hard 片肘をついて行う

床に片肘をついて上体を浮かせる。もう片方の手は天井に向けて上げ体を安定させて行うことで、同時に体幹部を強化する。
▶片側20回×3セット

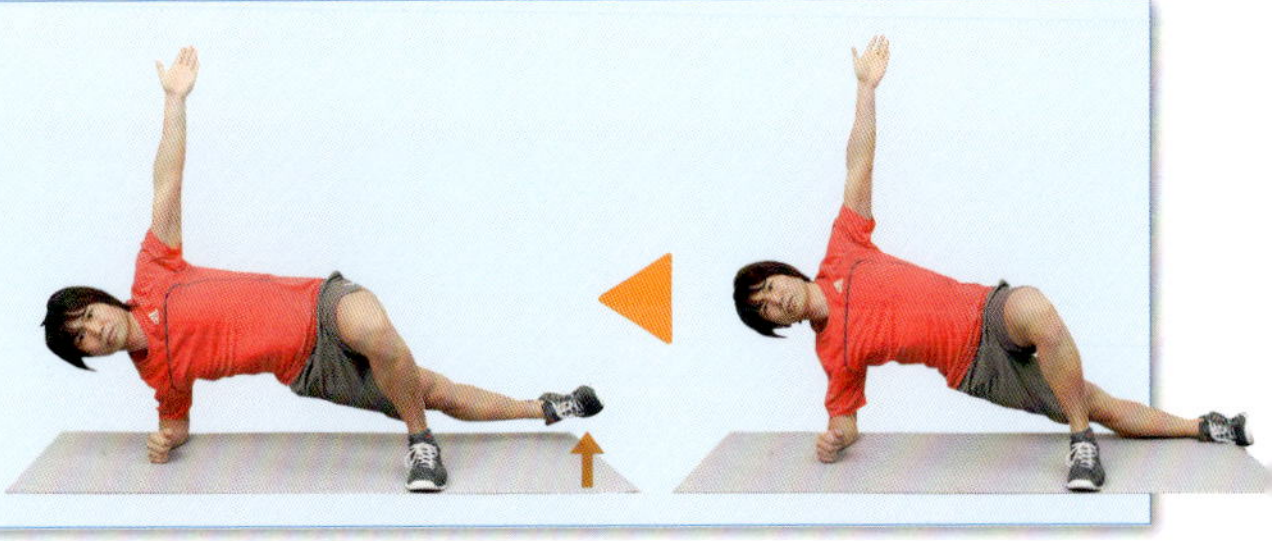

ここに効く▶ロコモ／肩こり

リバースフライ

背中と腕の筋肉を鍛える

効く部位　腕　下肢　胸　腹　背中

背中の広範囲の筋肉と腕の筋肉のトレーニングです。

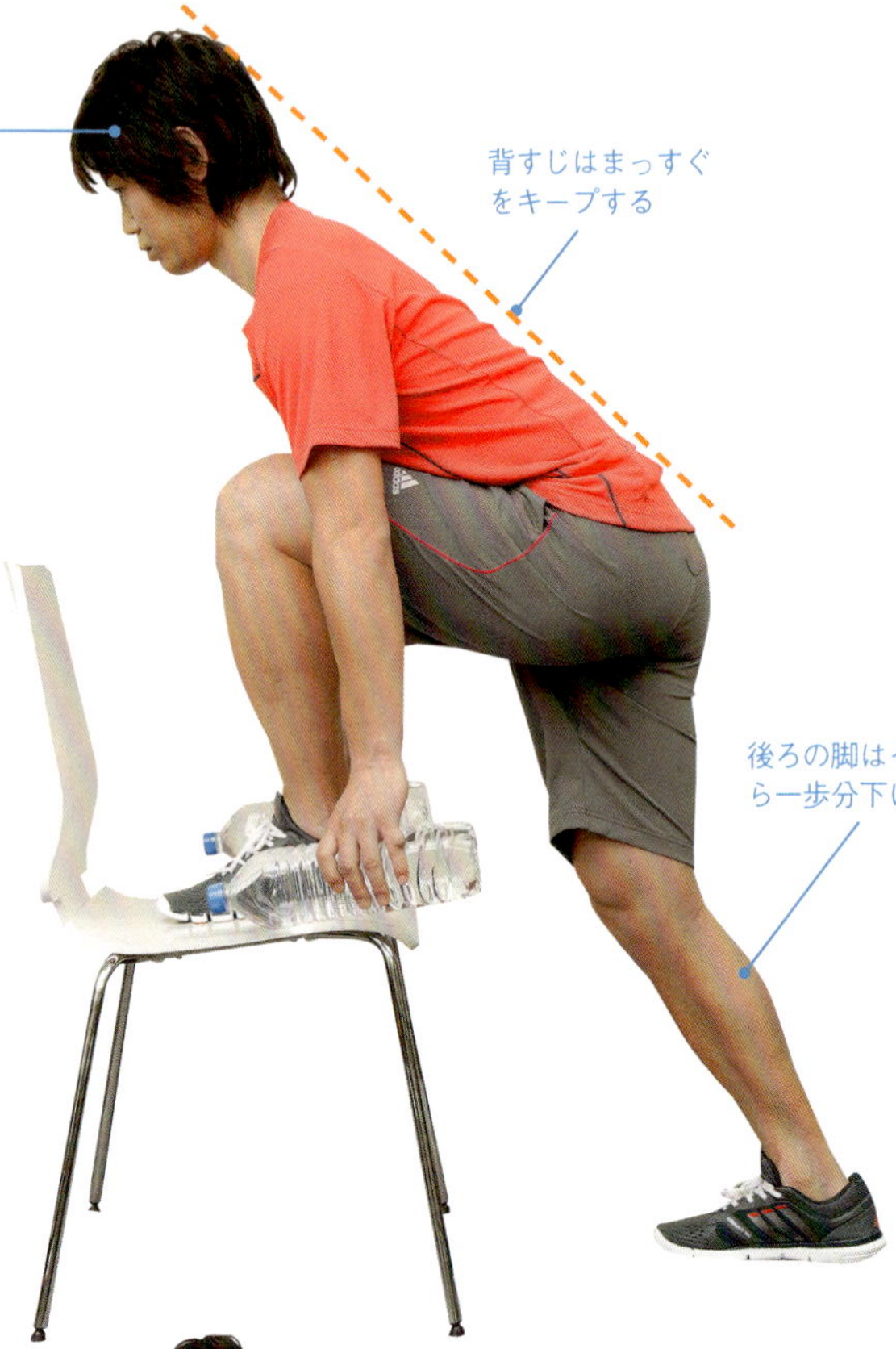
頭から腰まで一直線にする。目線は斜め下
背すじはまっすぐをキープする
後ろの脚はイスから一歩分下げる

1 重量を持ち片脚をイスにのせる

重量（1～2 ℓ 程度の水の入ったペットボトル）を両手に持ち、片脚をイスの上にのせ、上体を傾け背すじをまっすぐ伸ばした状態で安定させる。

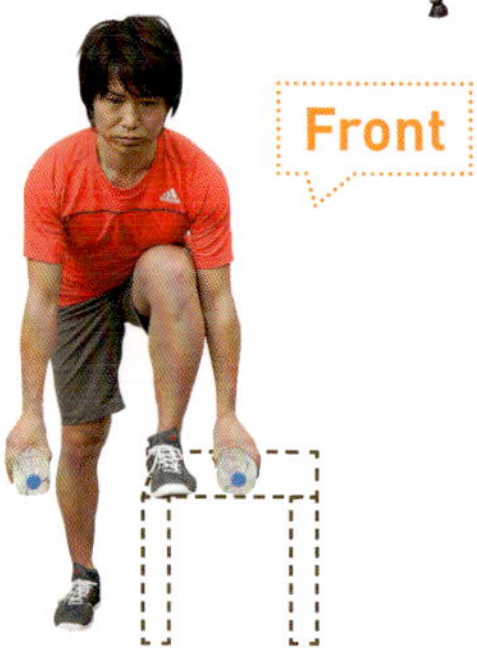
Front
膝はしっかり前を向くように

NG 上体が倒れる

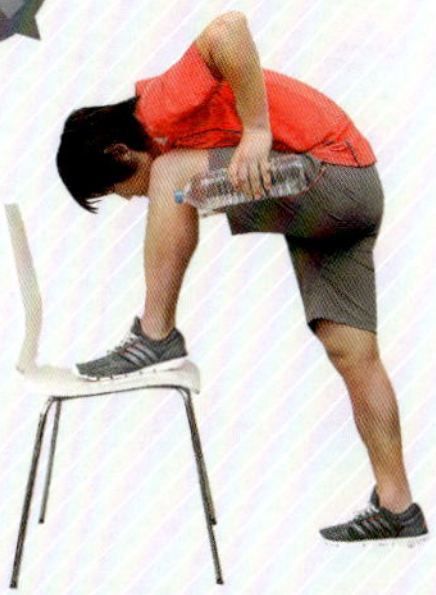

背中が曲がってしまうと、ターゲットの部位に負荷がかからないので、背すじはまっすぐに。

2 肘を引き上げる

肘をまっすぐ肩の高さまで引き上げて3秒キープ。

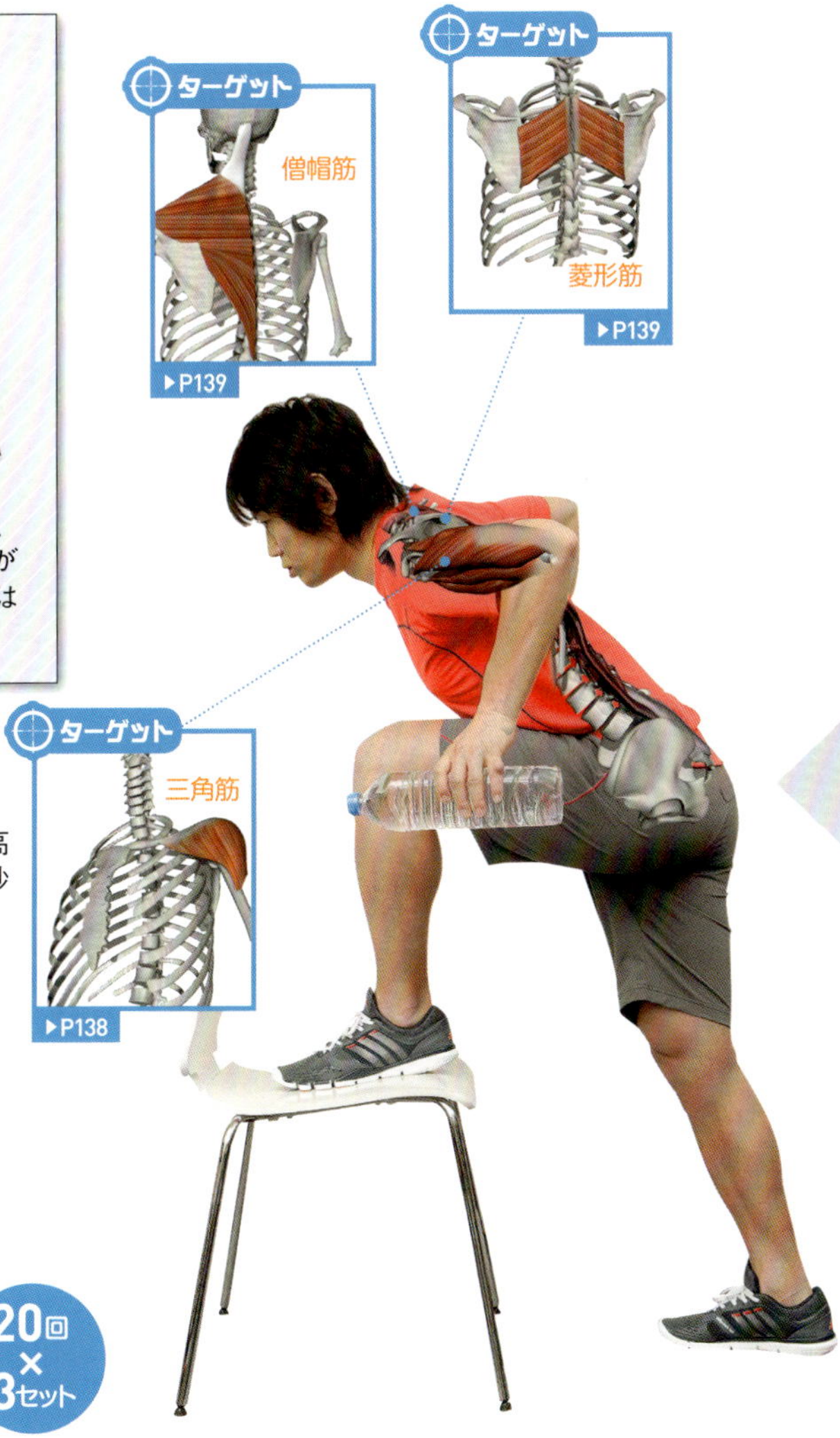

Front

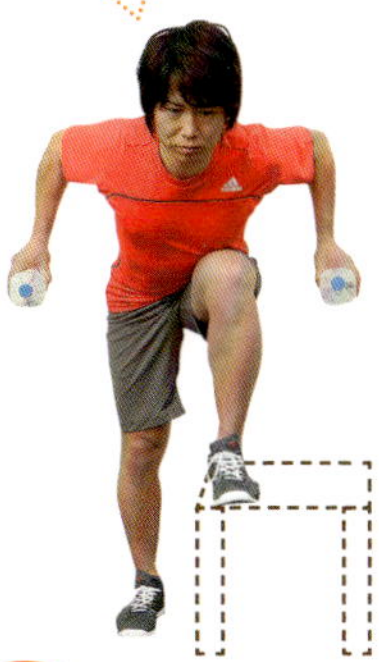

20回
×
3セット

Easy 壁を使って行う

壁にお尻をつけた状態で、背すじはまっすぐに伸ばす。同様に肘を上げて重量を持ち上げる。
▶20回×3セット

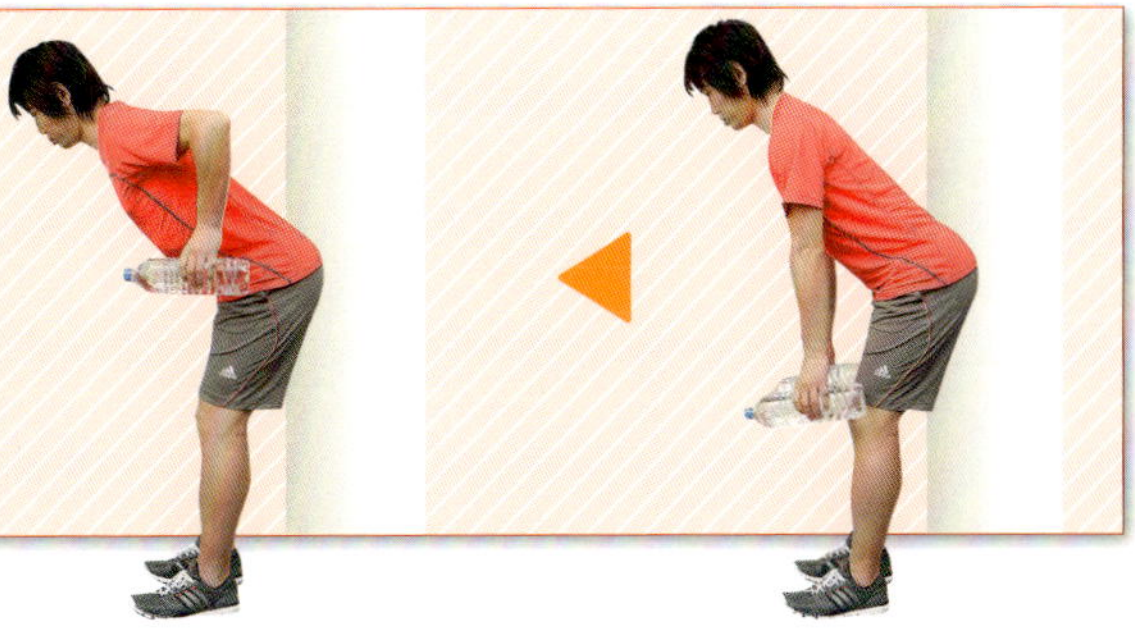

しっかり筋トレ

ここに効く▶肩こり

チェアープッシュアップ

胸と腕を鍛える

効く部位	腕	下肢	胸	腹	背中

胸の大胸筋と腕の上腕三頭筋を鍛えるトレーニング。

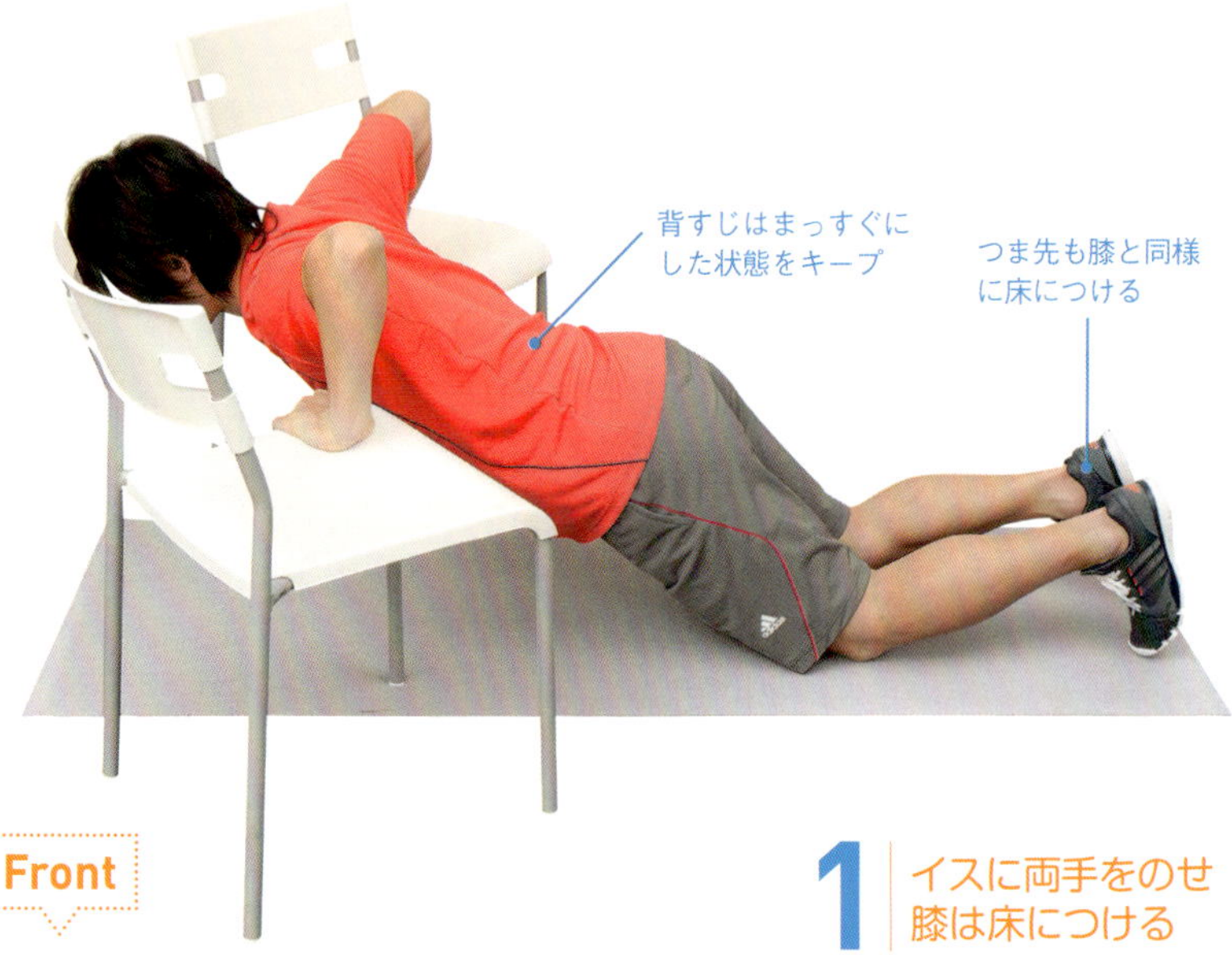
背すじはまっすぐにした状態をキープ
つま先も膝と同様に床につける

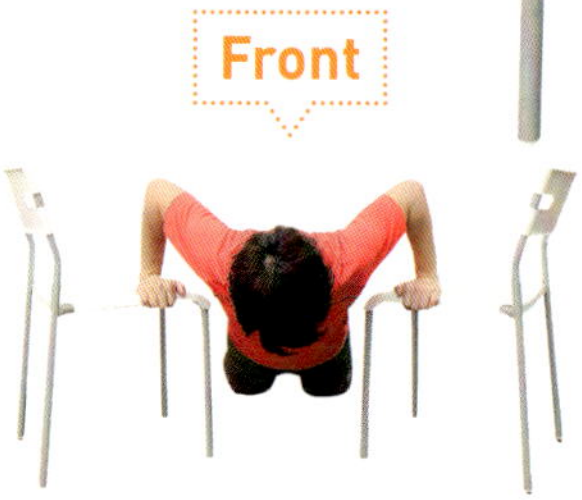

両手の幅は肩幅より少し広い程度。上体は胸の広がりを感じるまで沈ませる。

1 イスに両手をのせ膝は床につける

両手を2脚のイスにそれぞれのせ、両膝を床に着けた状態で腕立て伏せの姿勢をとる。

Easy 膝をつく位置をイスに近づける

両膝を床に着ける位置をより手に近づける。上半身だけを荷重させるため、負荷が小さくなる。

▶20回×3セット

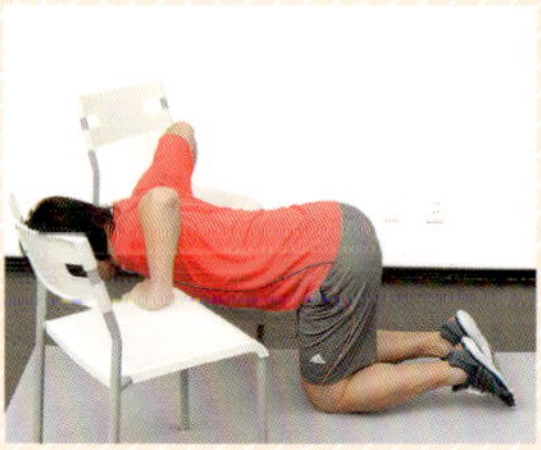

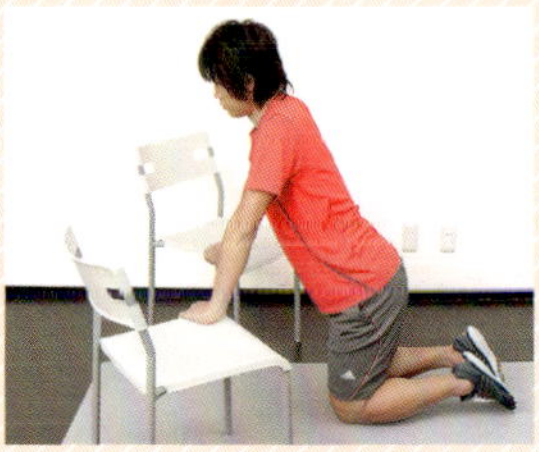

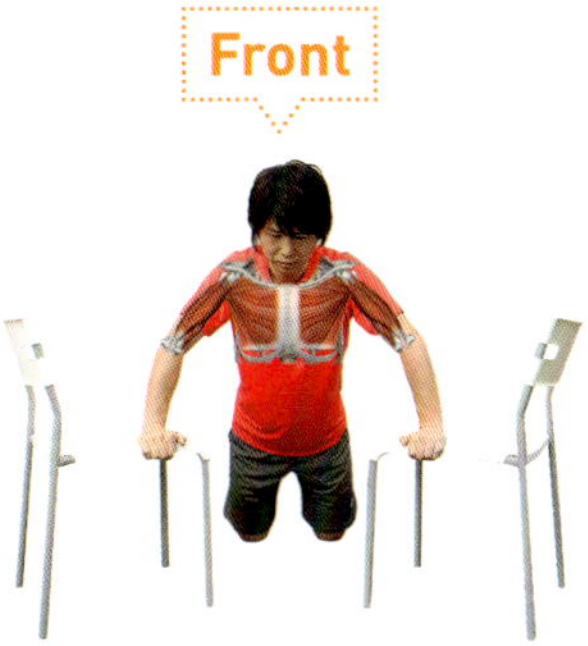

上体をしっかり起こす。膝から頭まではまっすぐ伸ばした状態。

20回 × 3セット

2 腕を伸ばして上体を起こす

両腕を伸ばして上体を起こす。その際、腰が反ってしまわないように注意。

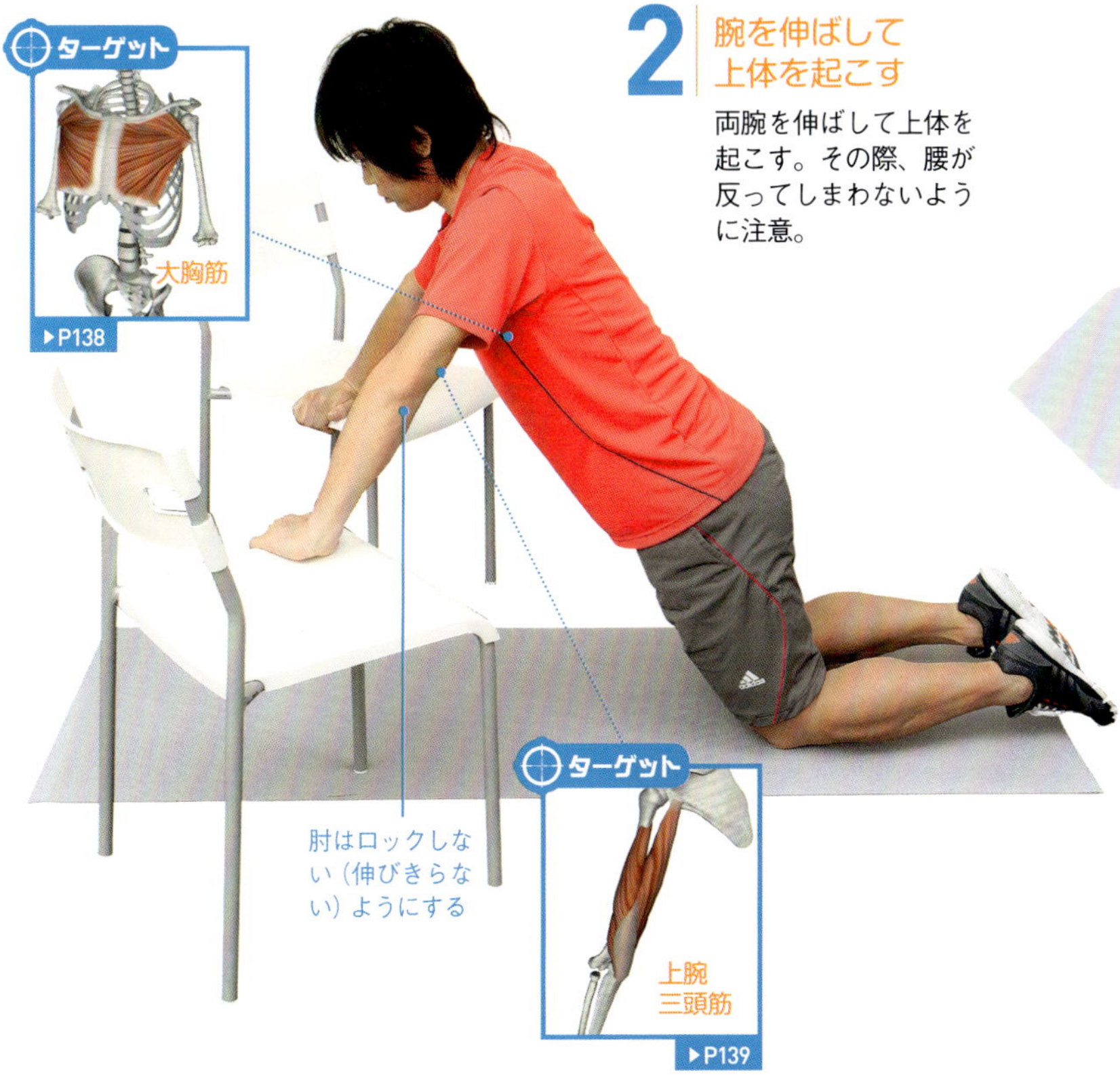

応用 バランスボールを使う

バランスボールという不安定要素が加わることで体幹の深層筋にも効果あり。

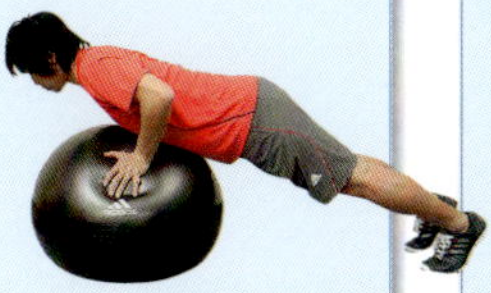

Hard 膝を着けないで行う

両膝を床に着けず、つま先立ちで行うことで負荷が大きくなる。

▶20回×3セット

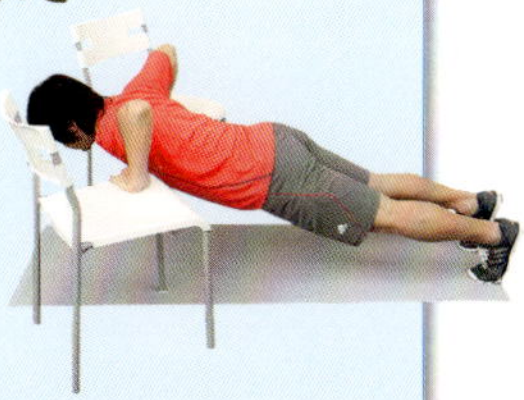

しっかり筋トレ

ここに効く▶肩こり／腰痛

アンダーチェアーチンニング&レッグレイズ

お腹まわりを鍛える

効く部位	腕	下肢	胸	腹	背中

お腹の腹直筋以外に上半身と下半身をつなぐ腸腰筋も鍛えられます。

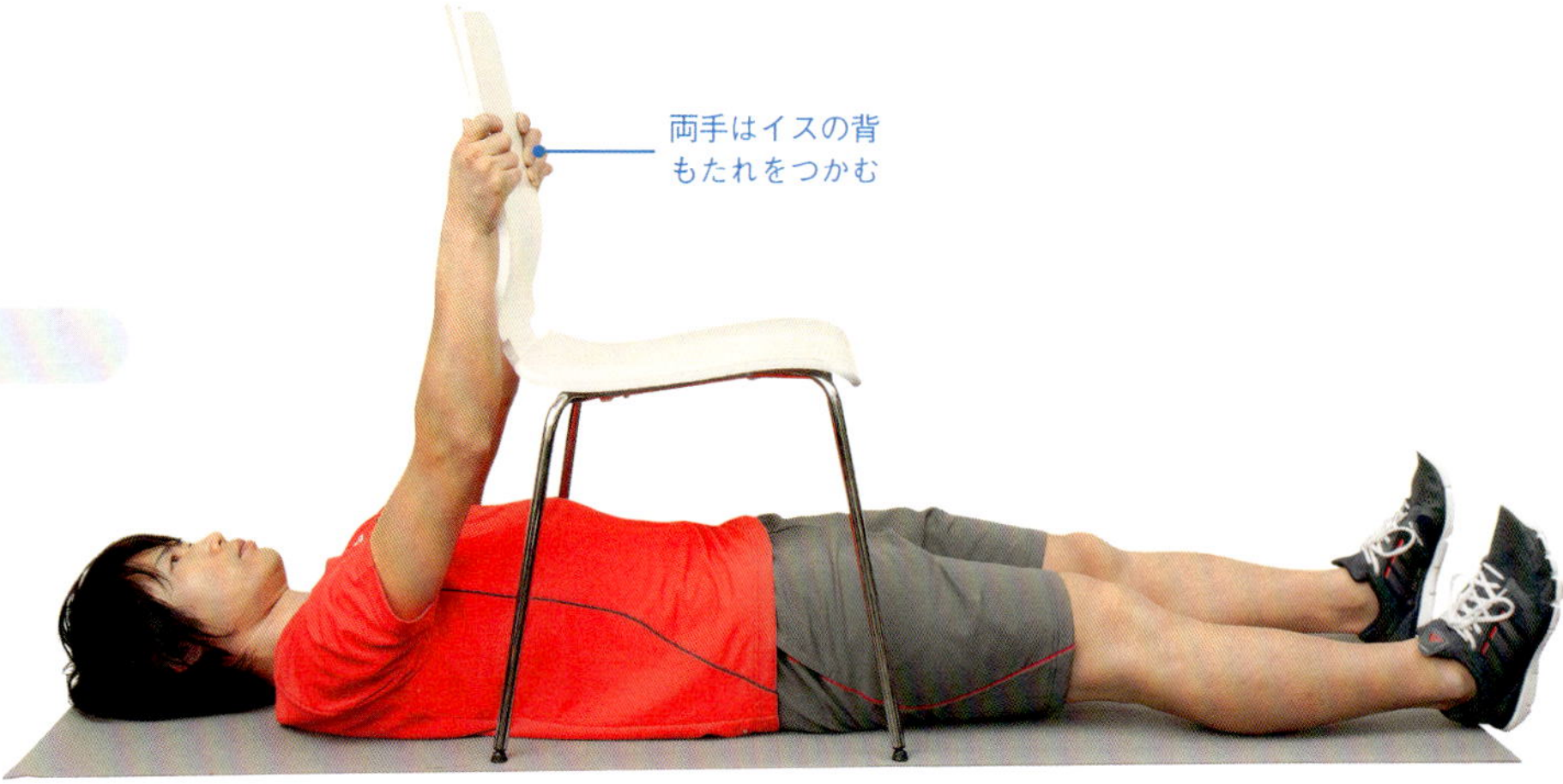

1 イスの下に仰向けに寝る

イスの下に仰向けになり、イスの背もたれに手を添える。

Easy 両膝を立てて行う

両膝を立てた状態で同様に行う。より負荷をおさえながら、上半身を優先的に鍛えることができる。

▶20回×3セット

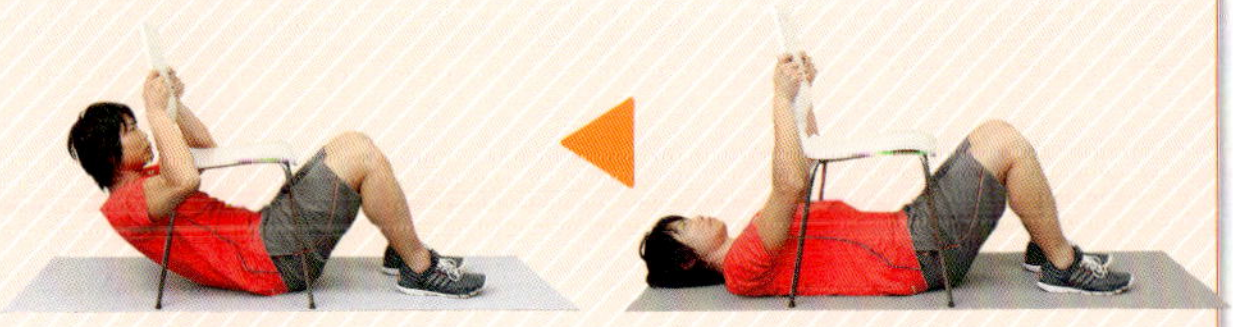

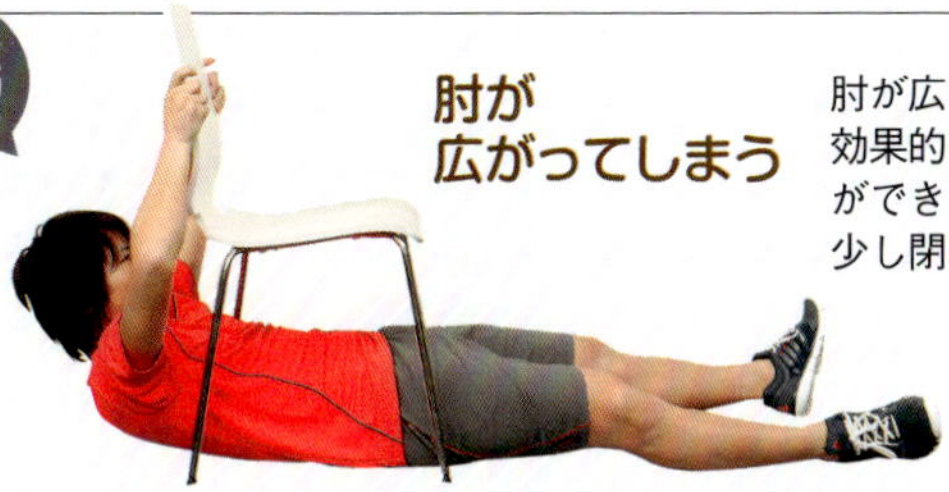

NG 肘が広がってしまう

肘が広がってしまうと効果的に効かせることができないので、脇は少し閉めるように。

20回×3セット

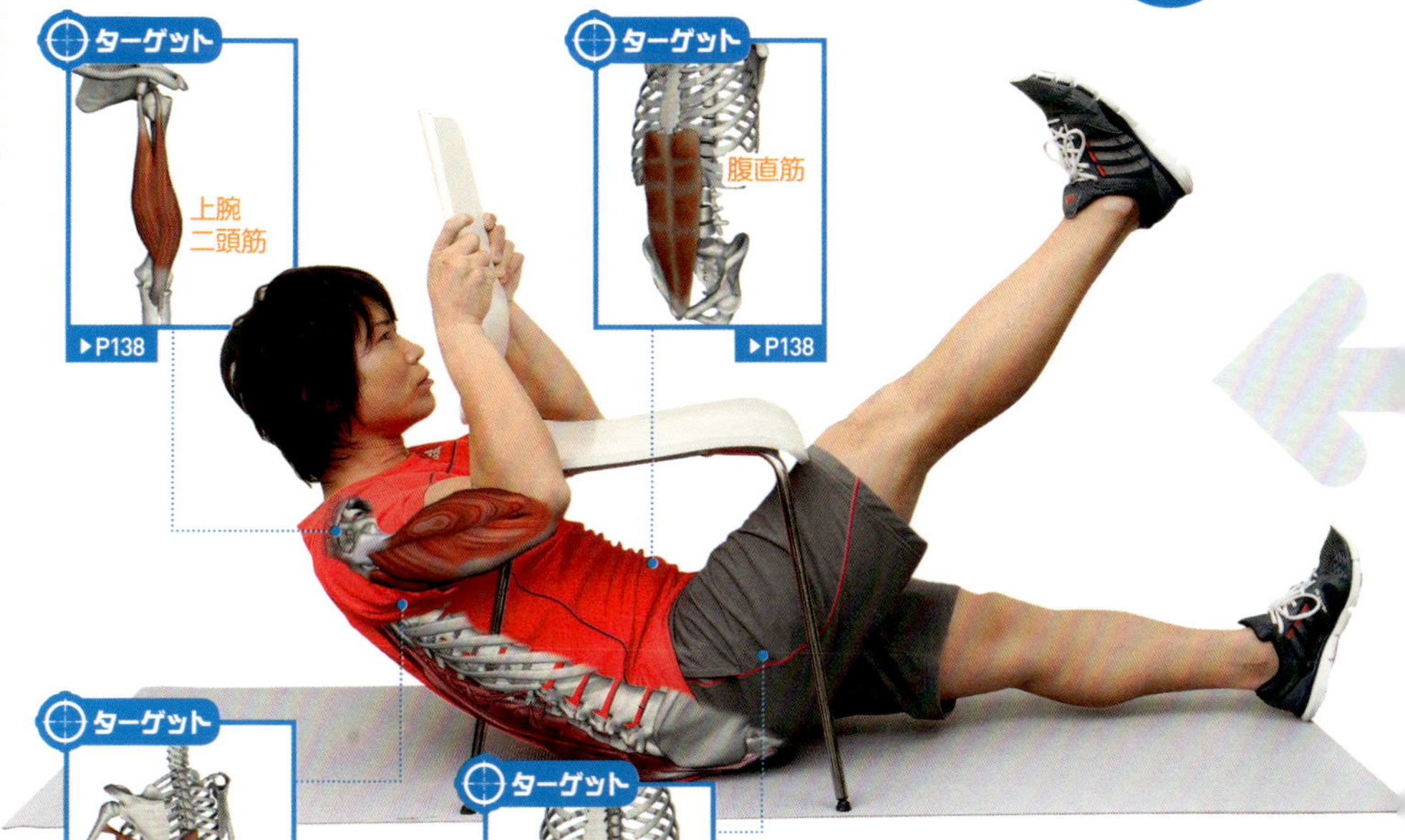

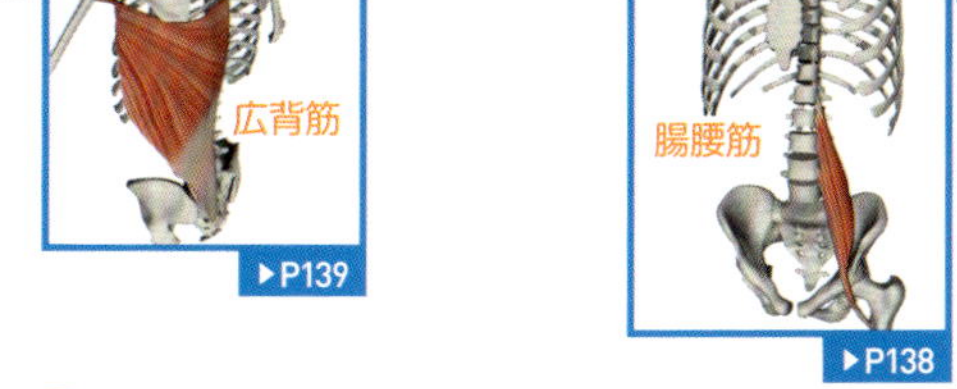

2 上半身と片脚を上げる

懸垂をするようなイメージで上半身を上げ、同時に片脚を交互に上下させる。

Hard 両脚を上げて行う

上半身を上げると同時に両脚を上げる。このときスタートポジションでも足は床につけない。懸垂をしながら両脚を上下させる。

▶20回×3セット

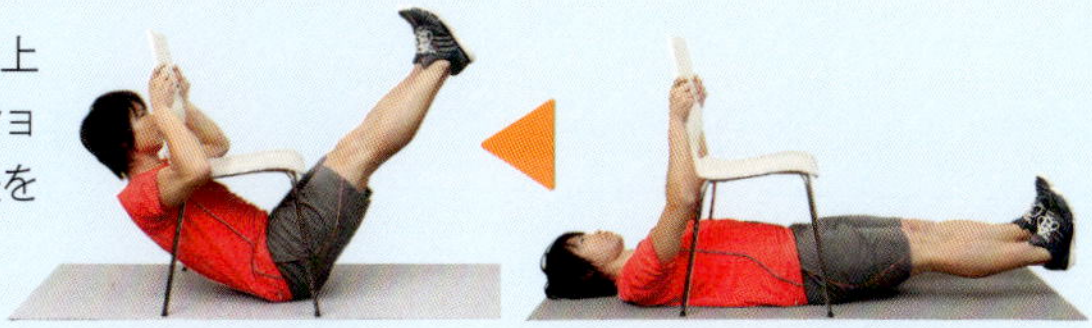

しっかり筋トレ

ここに効く▶ロコモ／腰痛／膝痛

サイドプランク＆ヒップアブダクション

お尻とお腹まわりを鍛える

効く部位	腕	**下肢**	胸	**腹**	背中

お尻の筋肉と脇腹の筋肉のトレーニングです。

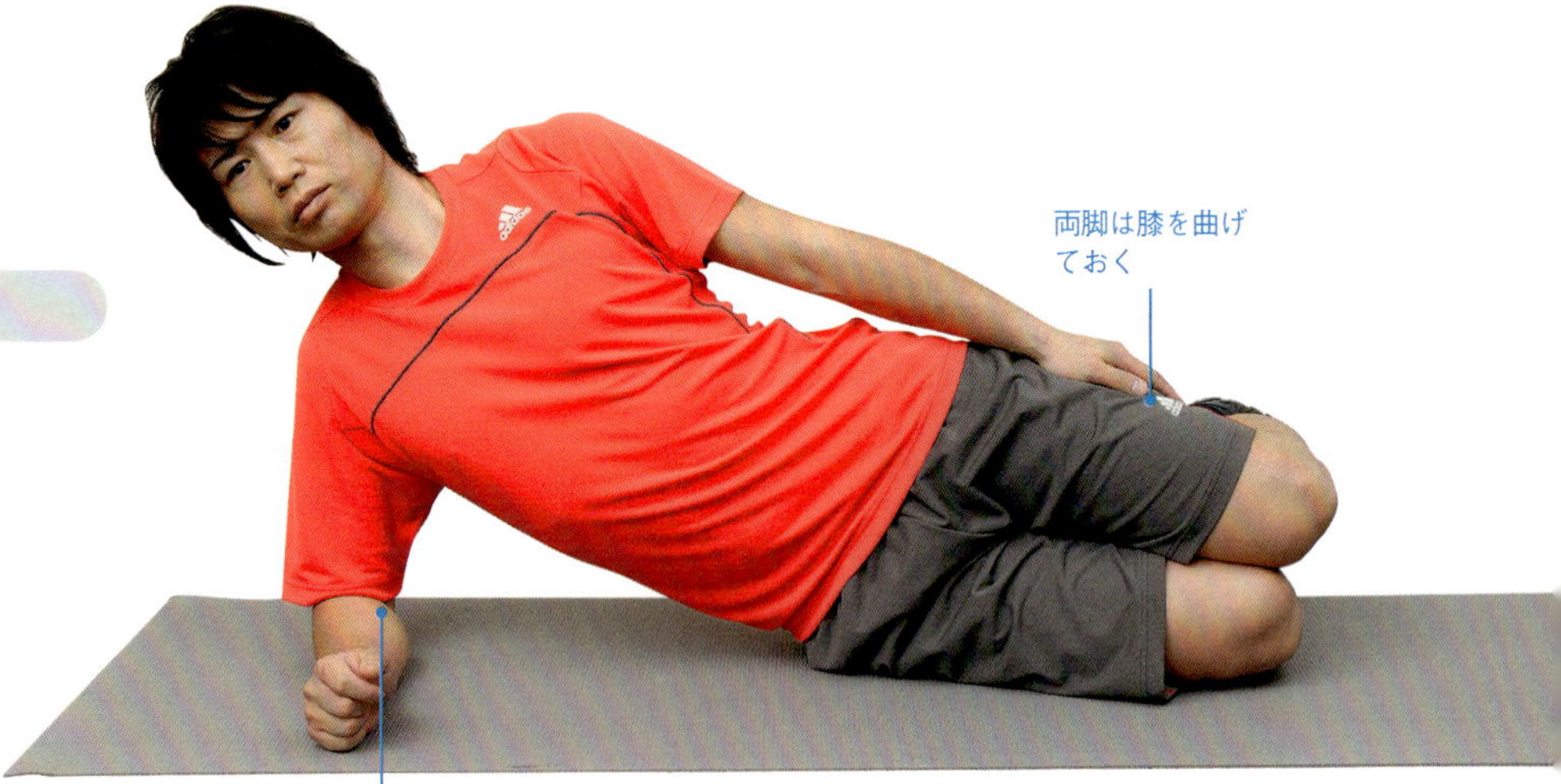
両脚は膝を曲げておく
片肘を床につけてバランスをとる

1 片肘を床につき体を横にする

肩の下で片肘をつき、頭から腰までをまっすぐにキープ。膝は曲げておく。

Easy 片肘を床につき体を横にする

肩の下で片肘をつき、頭から腰までをまっすぐにキープ。膝は曲げておく。

▶片側20回×3セット

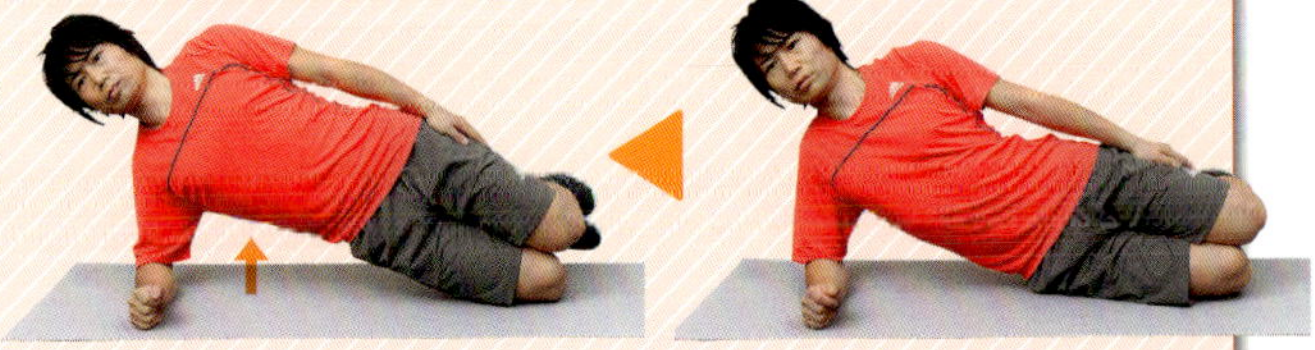

NG

上体が倒れてしまう

上体が倒れてしまうと効果的な動作が得られず効きにくくなってしまう。

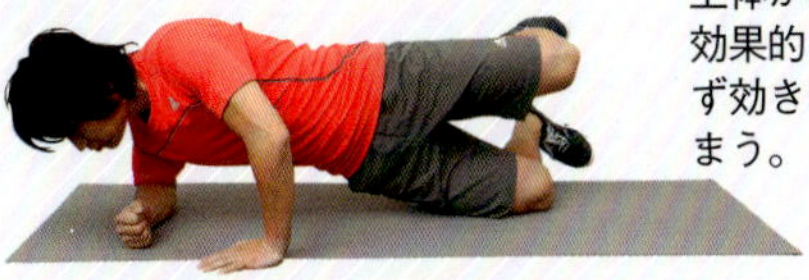

2 片脚と腰を上げる

肘と膝で上体をキープし上の脚を床と水平まで上げる。その際、腰も上体がまっすぐになるまで上げて3秒キープ。反対側も同様に行う。

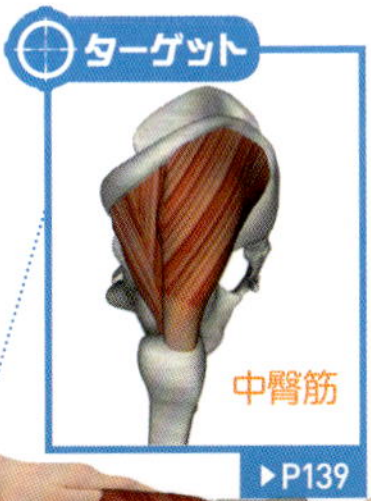

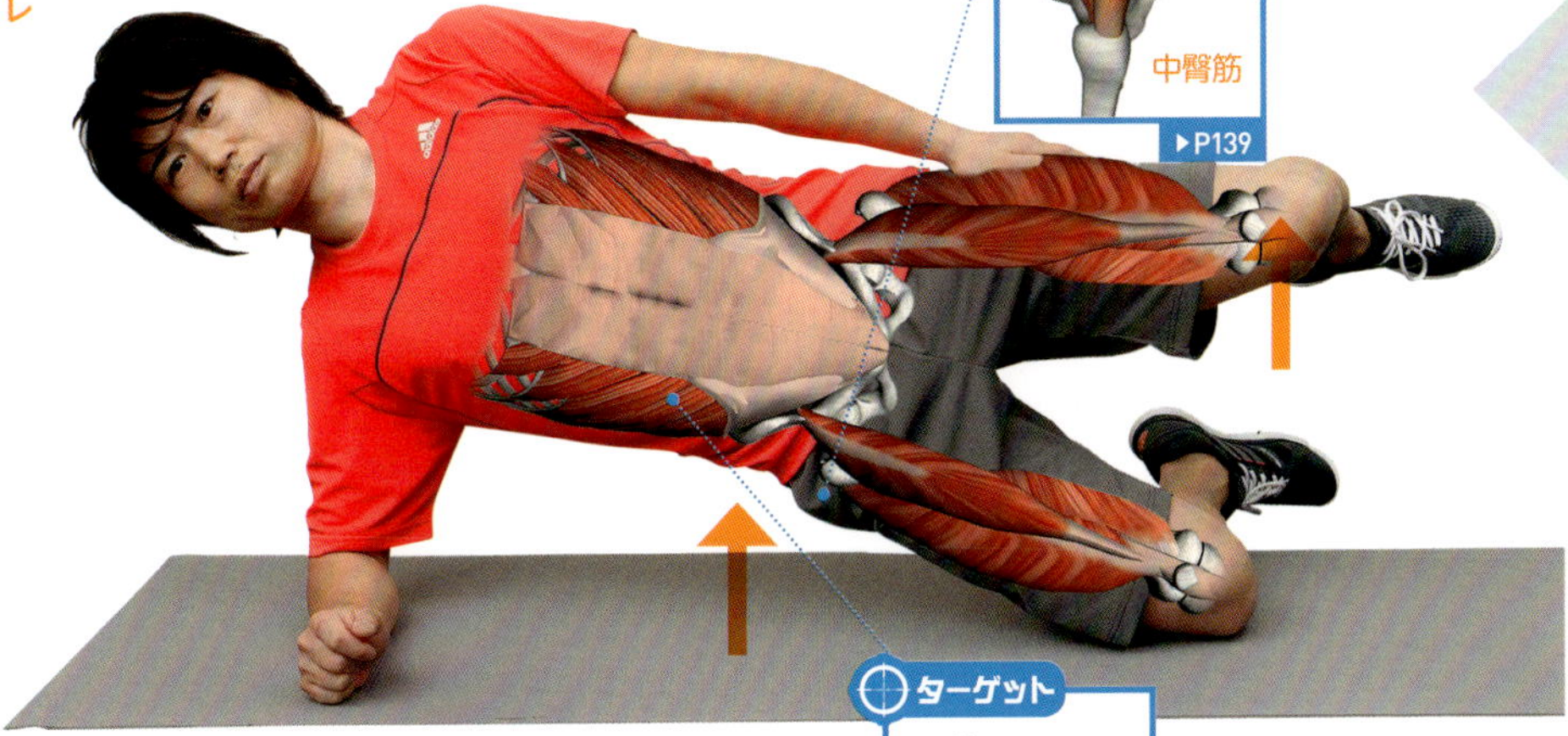

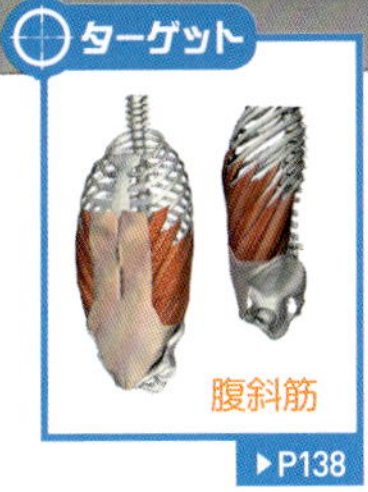

片側20回
×
3セット

Hard

脚を伸ばして行う

両膝を伸ばして、腰と脚を同時に上げる。上体がまっすぐになるまで腰を上げる。

▶片側20回×3セット

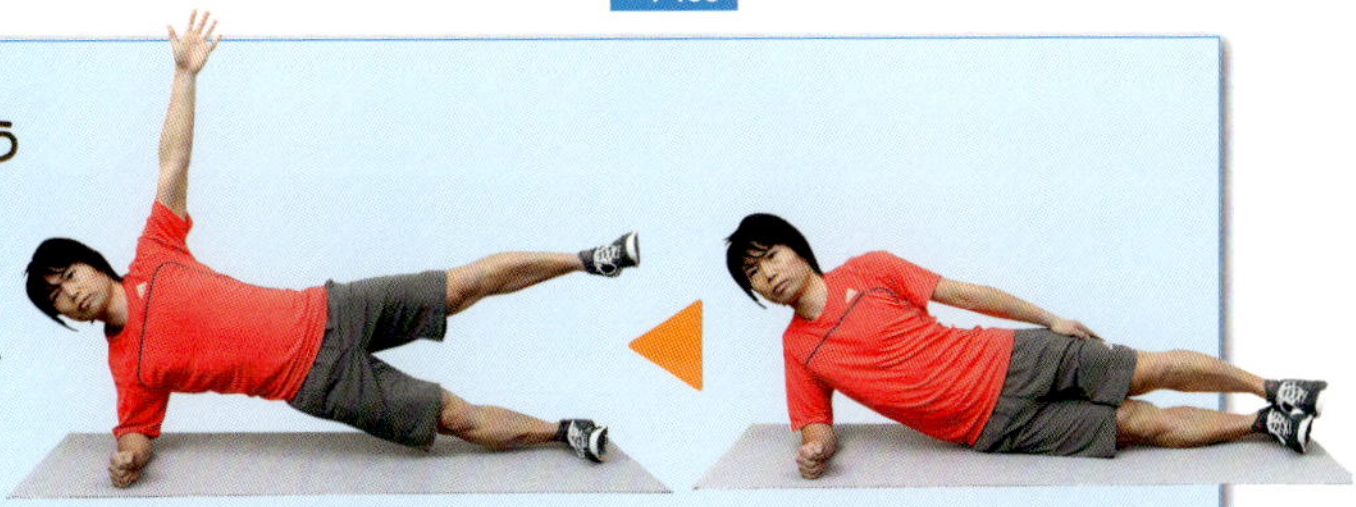

しっかり筋トレ

ここに効く▶ロコモ／肩こり／腰痛／膝痛

フロアクライマーポジション

体幹とお腹まわりを鍛える

効く部位　腕　下肢　胸　腹　背中

体幹とお腹まわりの筋肉のトレーニングです。

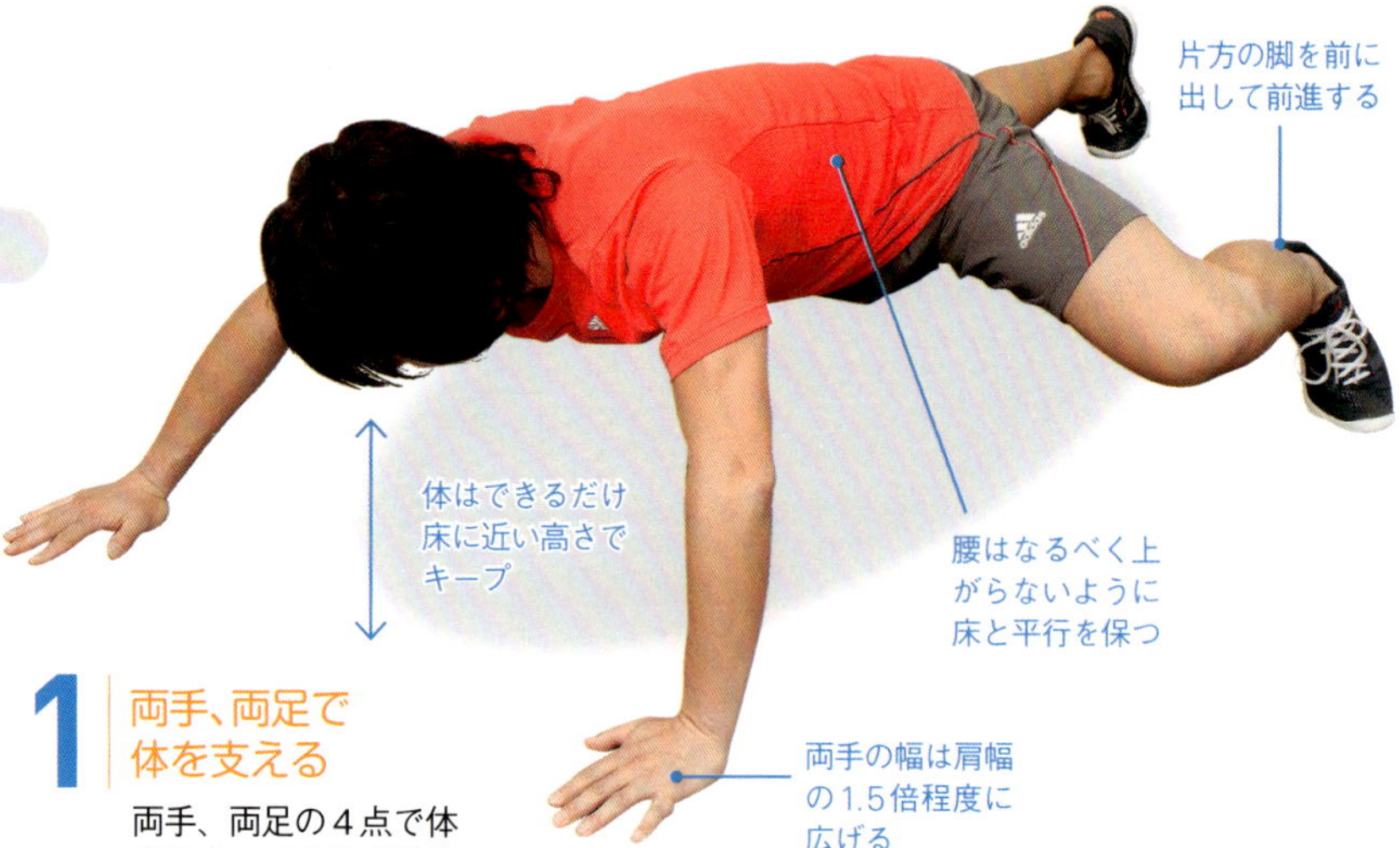
片方の脚を前に出して前進する
体はできるだけ床に近い高さでキープ
腰はなるべく上がらないように床と平行を保つ
両手の幅は肩幅の1.5倍程度に広げる

1　両手、両足で体を支える

両手、両足の４点で体を支え、できるだけ床に近い位置でキープする。頭が下がらないように注意しよう。

Easy　膝立でその場でキープ

両膝を床についた状態でキープする。負荷は小さくなるが、前進しなくても十分に効果はある。

▶10～20秒

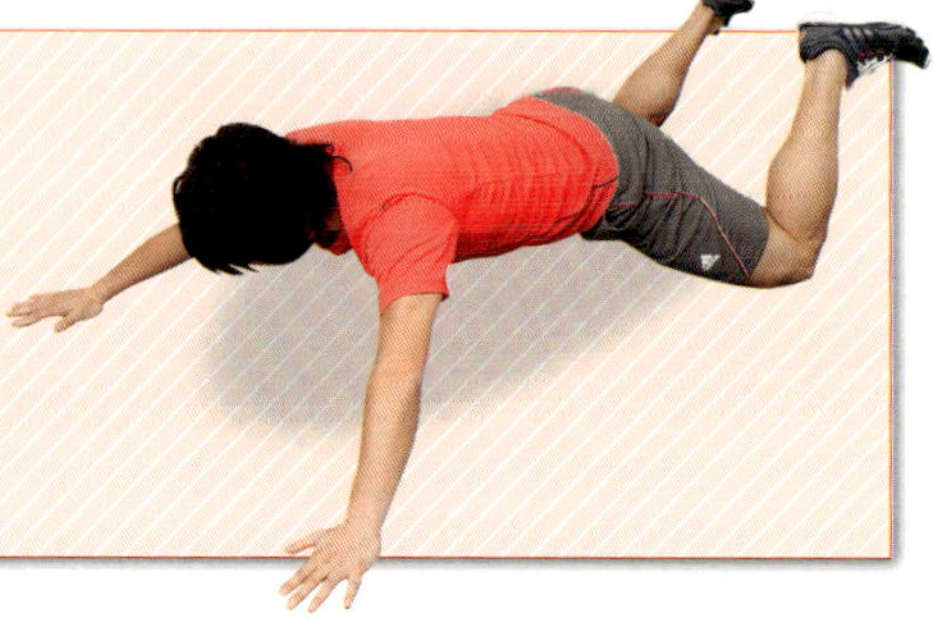

NG

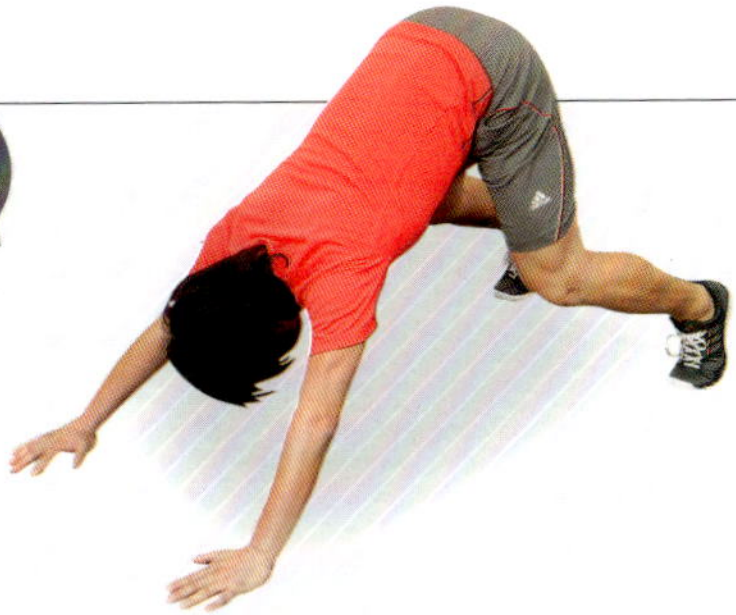

お尻が上がってしまう

お尻が上がると、十分な負荷がかからなくなってしまい、効果が小さくなってしまう。

2 体を浮かせたまま前進する

10秒～20秒

片手、片脚を交互に動かし前進する。慣れてきたら、前進する時間を10～20秒と徐々にのばしていく。

ターゲット

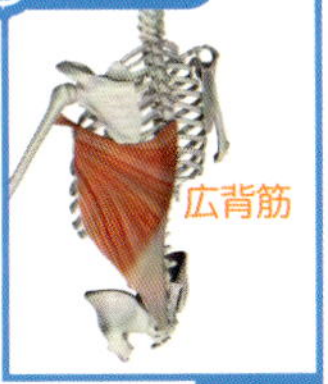

▶P139

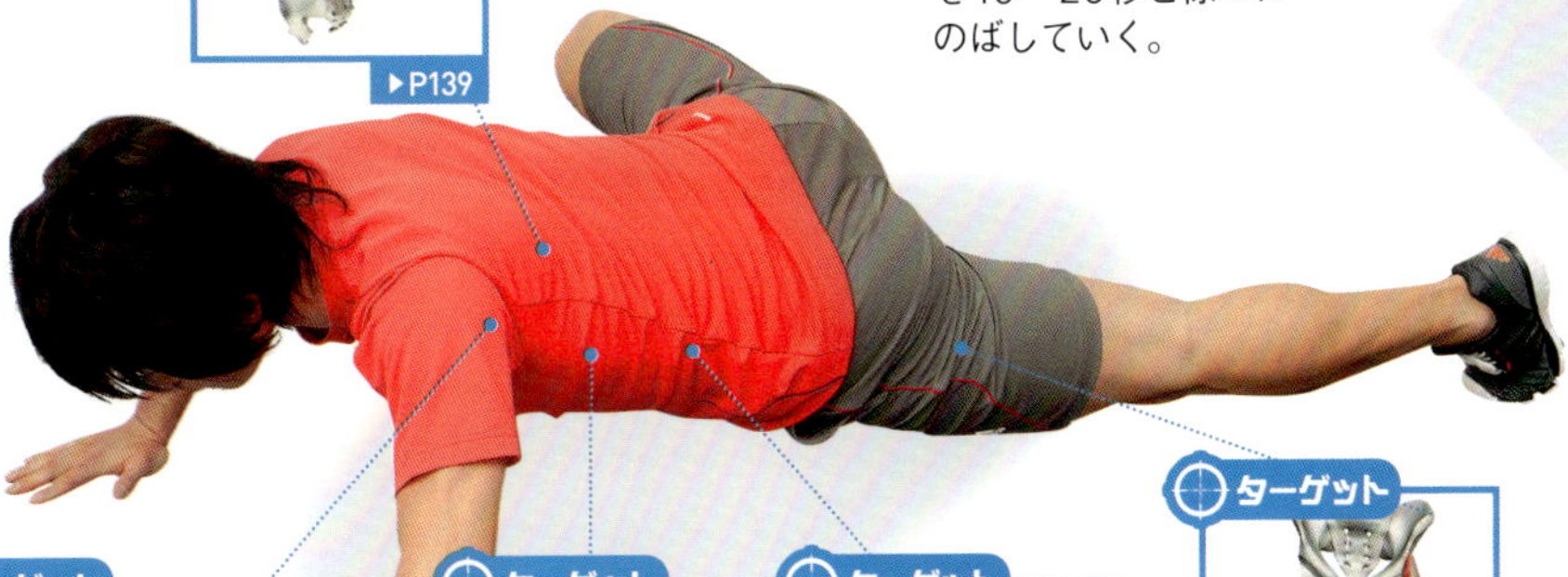

ターゲット

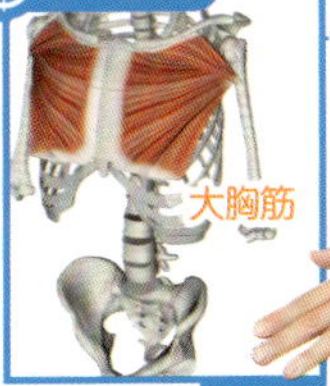

▶P138

ターゲット

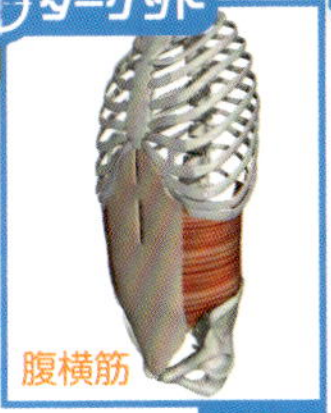

▶P138

ターゲット

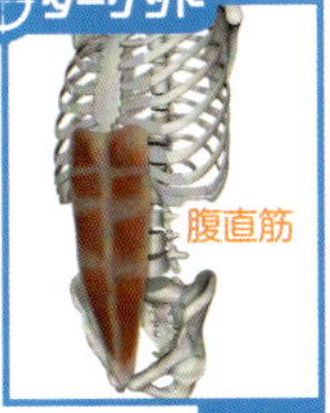

▶P138

ターゲット

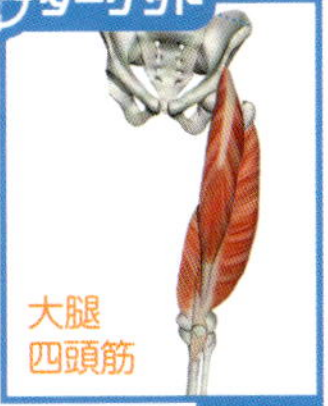

▶P138

Hard

脚の幅、手の幅を狭める

脚の幅、手の幅を狭めることによって強度を高めることができる。この際、手足が滑らないように注意しよう。

▶10～20秒

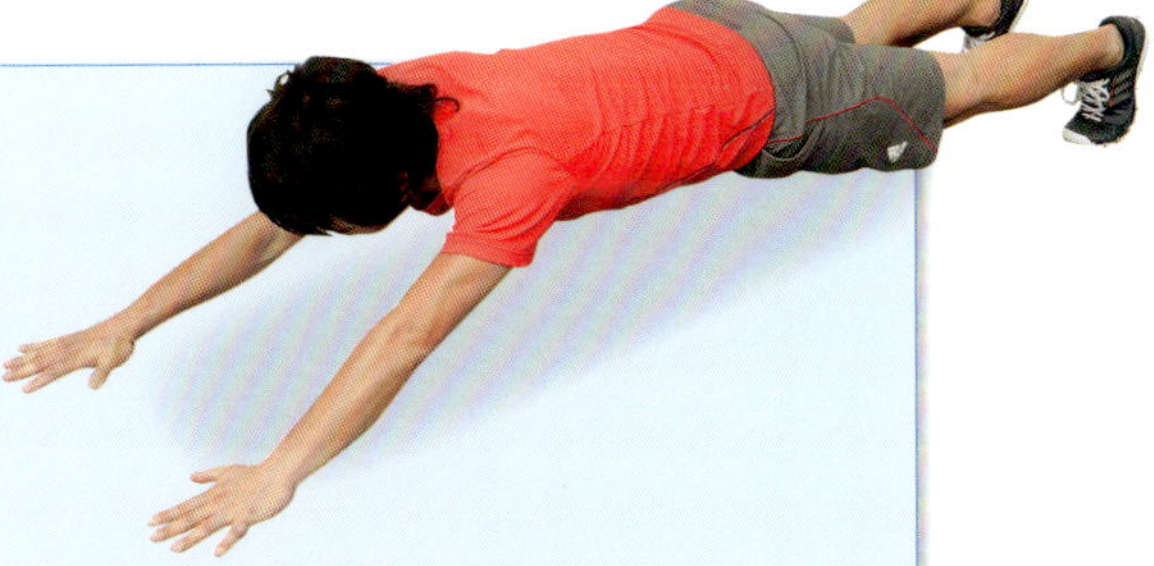

ゆる筋トレ

ここに効く▶ロコモ／膝痛

太ももの筋肉を刺激する

イスの立ち上がり運動

効く部位	腕	**下肢**	胸	腹	背中

太ももの前面にある大腿四頭筋など下肢を鍛えるトレーニング。

1 イスに片脚だけ体重をのせる

脚を前後に開き、前の脚側だけイスに体重をのせる。

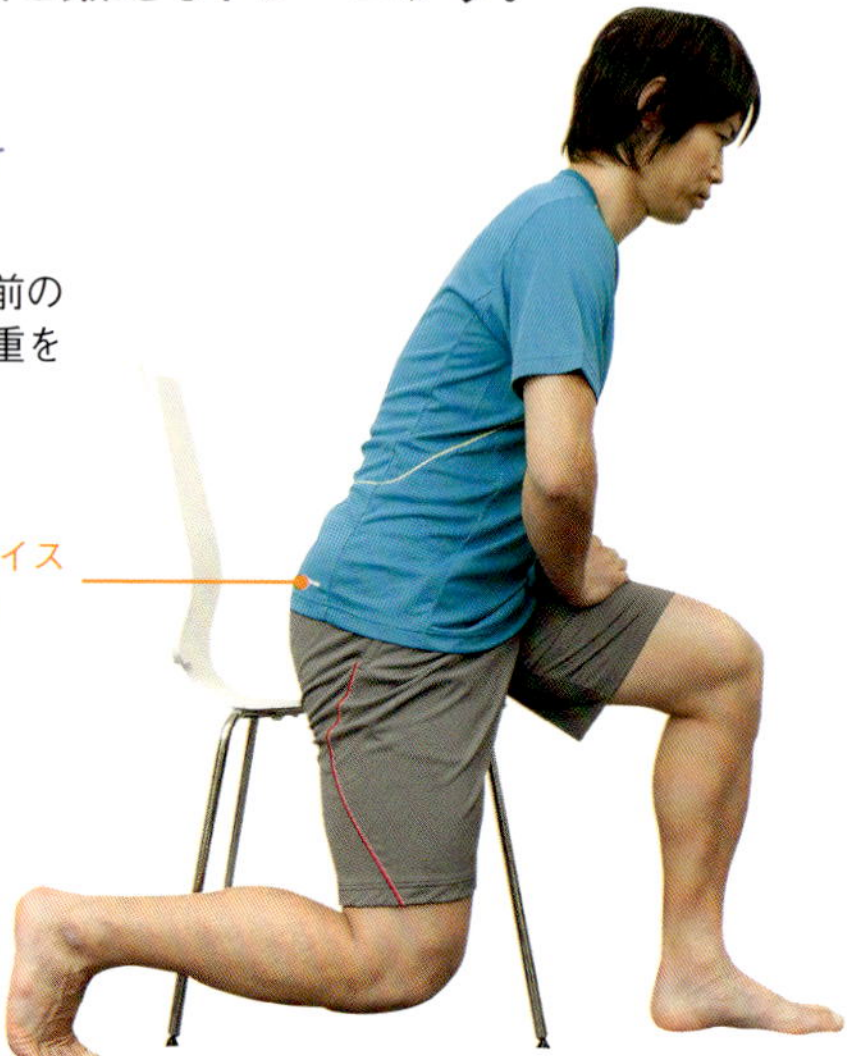

2 背中を伸ばして立ち上がる

できるだけ後ろの脚には体重をのせないように、背中をまっすぐ伸ばして立ち上がる。反対側も同様に行う。

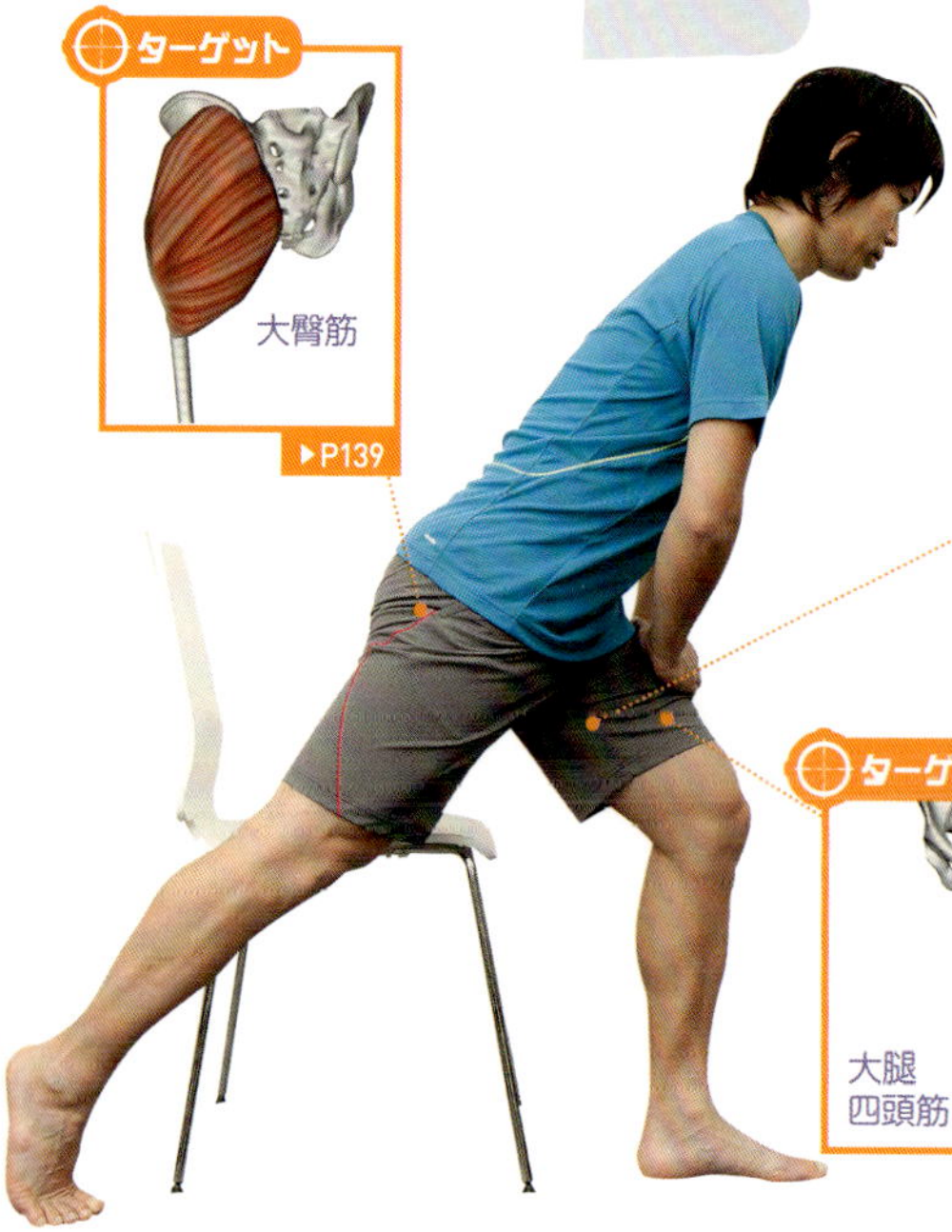

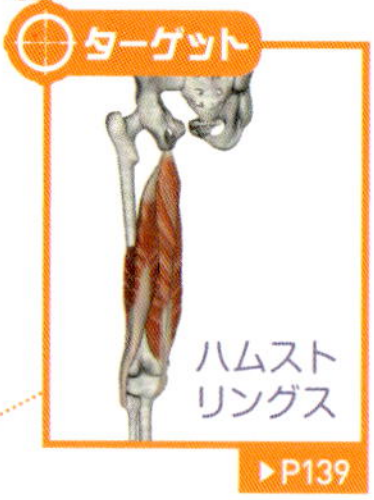

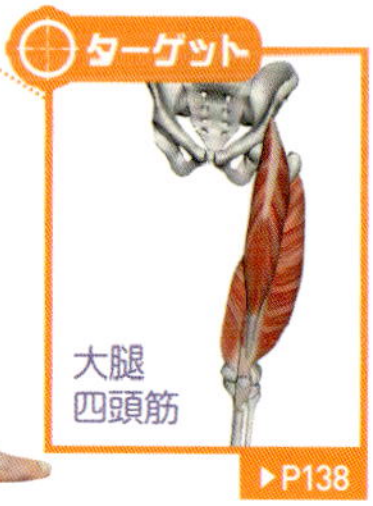

片側20回×3セット

ゆる筋トレ

ここに効く▶ロコモ／膝痛

ふくらはぎの筋肉を刺激する

歯磨きしながら運動

効く部位　腕　**下肢**　胸　腹　背中

段差を使ってふくらはぎの筋肉に刺激を与えます。

20回×3セット

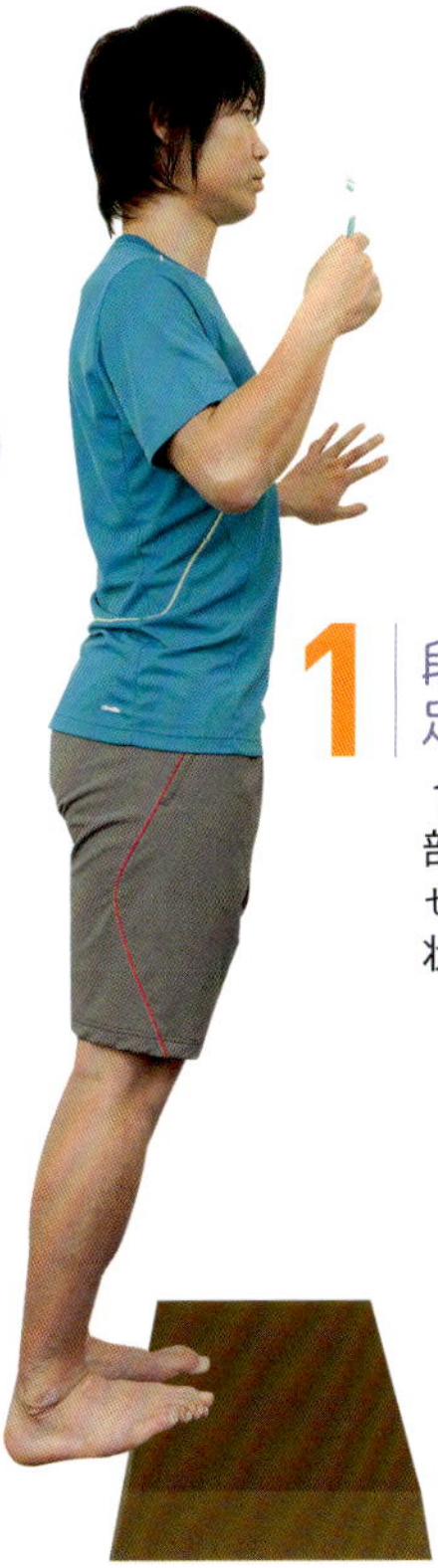

1 段差に足をかける

1段高い台などに足部の3分の1ほどのせ、かかとを下げた状態で立つ。

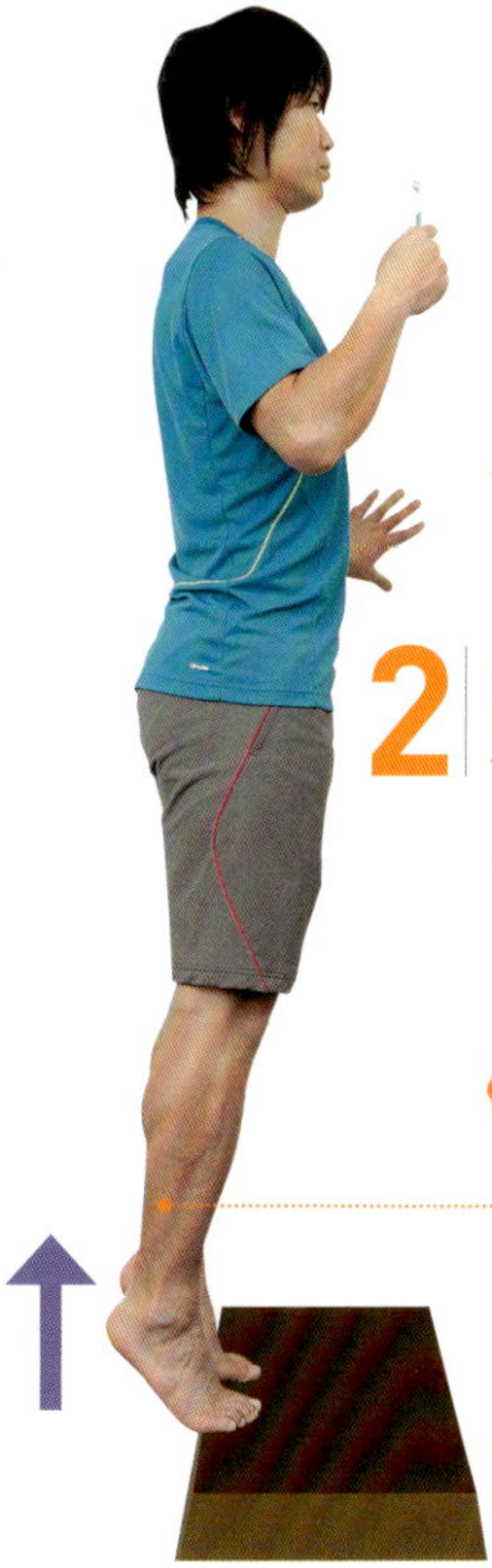

2 かかとを上げ下げする

かかとの上げ下げを行う。ふくらはぎに負荷がかかっていることを意識する。

ターゲット

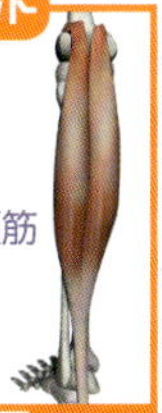

▶P139

Hard 片脚で行う

片脚はもう片方のふくらはぎにかけた状態で、同様にかかとを上げ下げする。より負荷が大きくなる。
▶20回×3セット

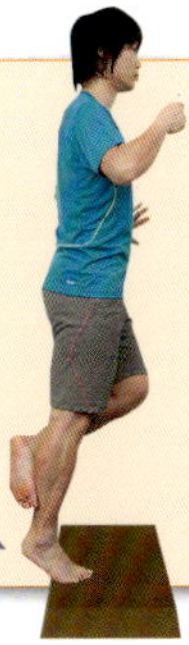
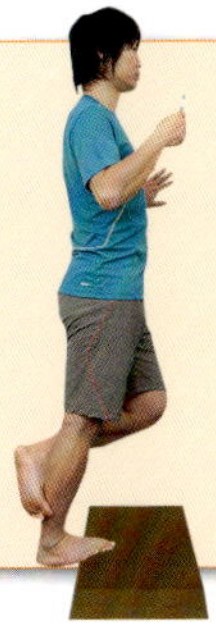

ゆる筋トレ

ここに効く▶ロコモ／膝痛

太ももの筋肉を刺激する
階段を上りながら運動

効く部位　腕　**下肢**　胸　腹　背中

階段を1段とばすことで太ももの筋肉を刺激します。

1 階段を1段飛ばす

階段を１段飛ばした前の脚に体重をかける。

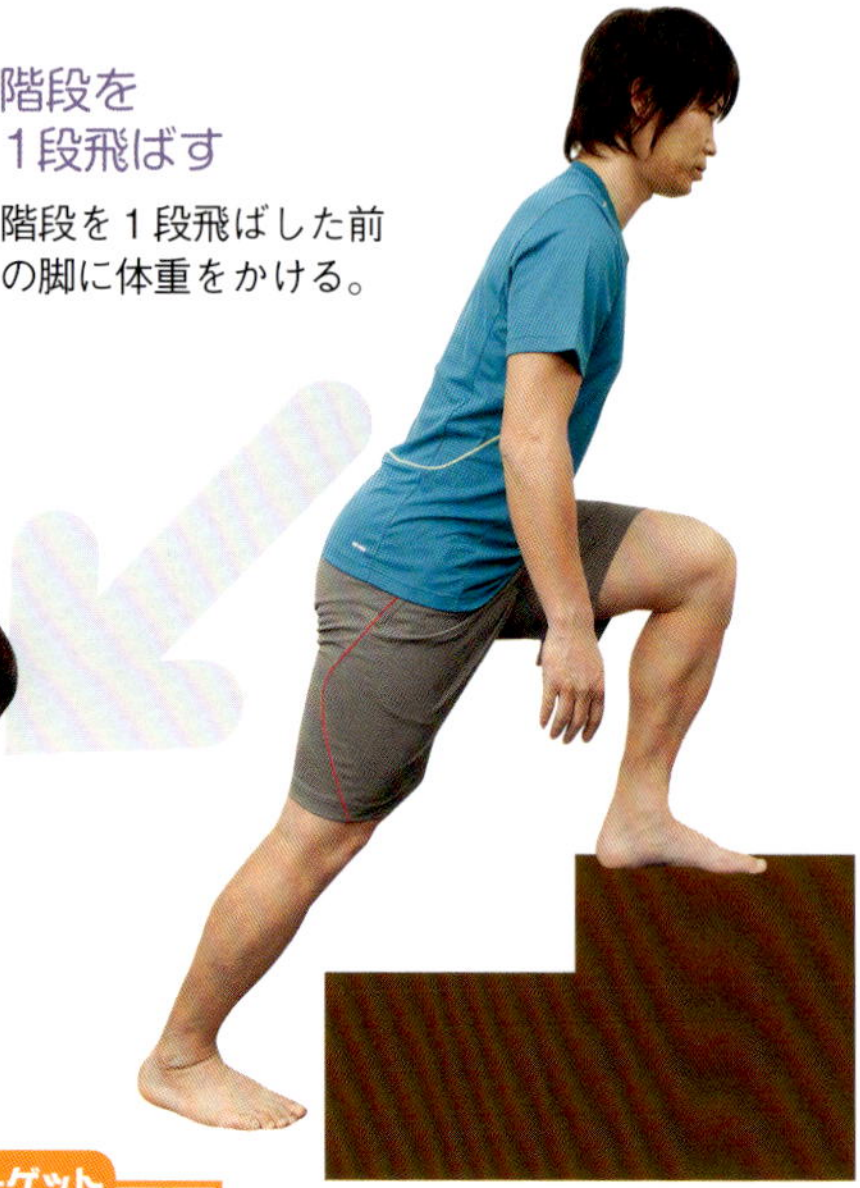

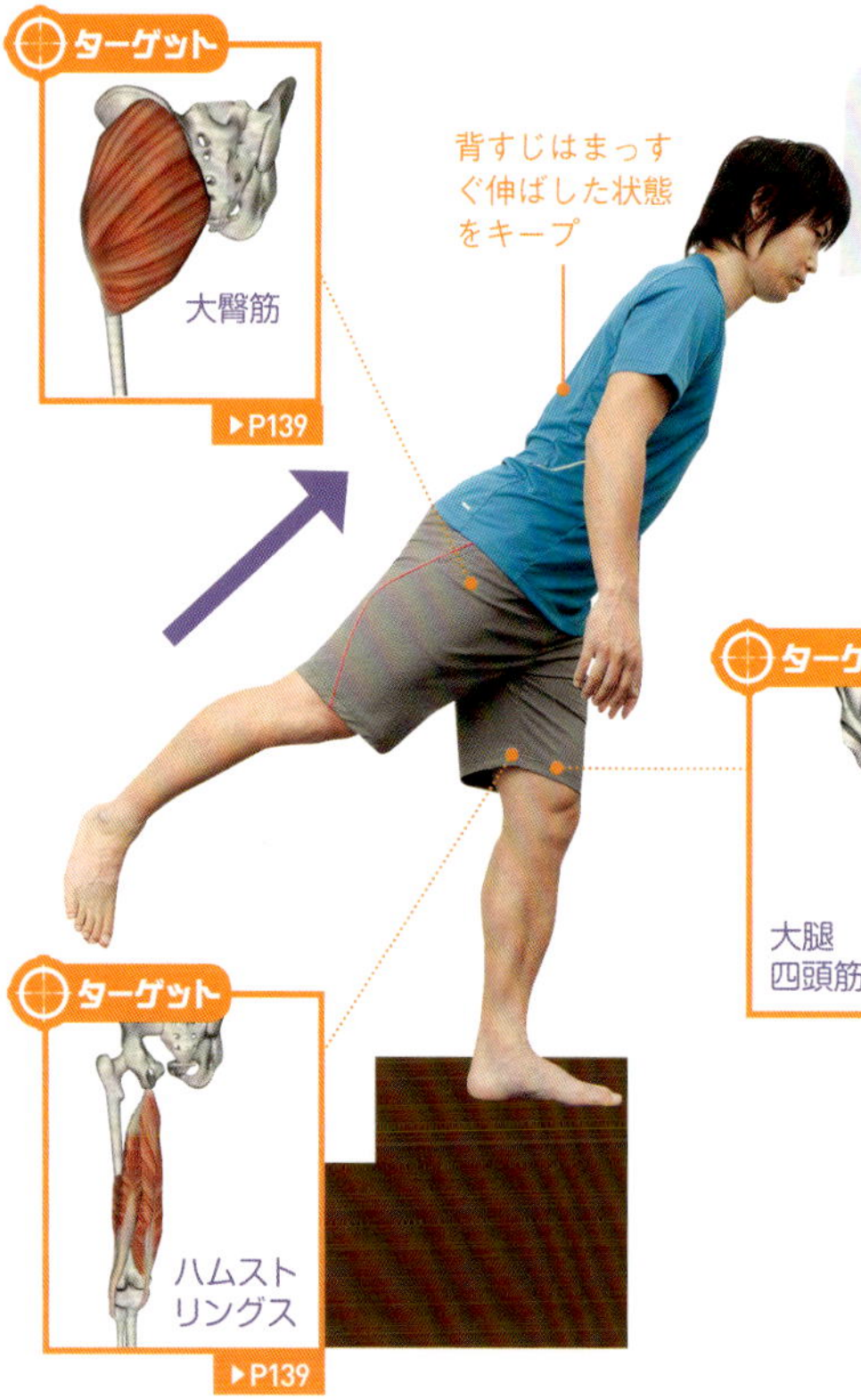

背すじはまっすぐ伸ばした状態をキープ
ターゲット
大臀筋
▶P139
ターゲット
ハムストリングス
▶P139

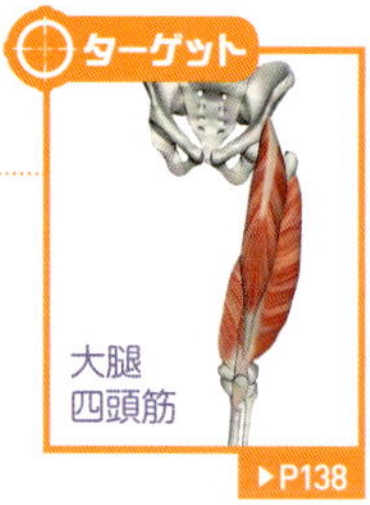

▶P138

20回×3セット

2 前の脚で体を引き上げる

できるだけ後ろの脚で蹴らないように、前の脚だけで全体重を引き上げる。脚を交互に替えて階段を上っていく。

ゆる筋トレ

ここに効く▶ロコモ／膝痛

太ももの内側を刺激する
イスに座りながら運動

効く部位 腕 **下肢** 胸 腹 背中

膝でスマートフォンを挟んでももの内側を刺激します。

1 膝でスマートフォンを挟む

両膝でスマートフォンを横に挟む。太ももの内側が鍛えられる。スマートフォンを落とさない程度の力で挟む。

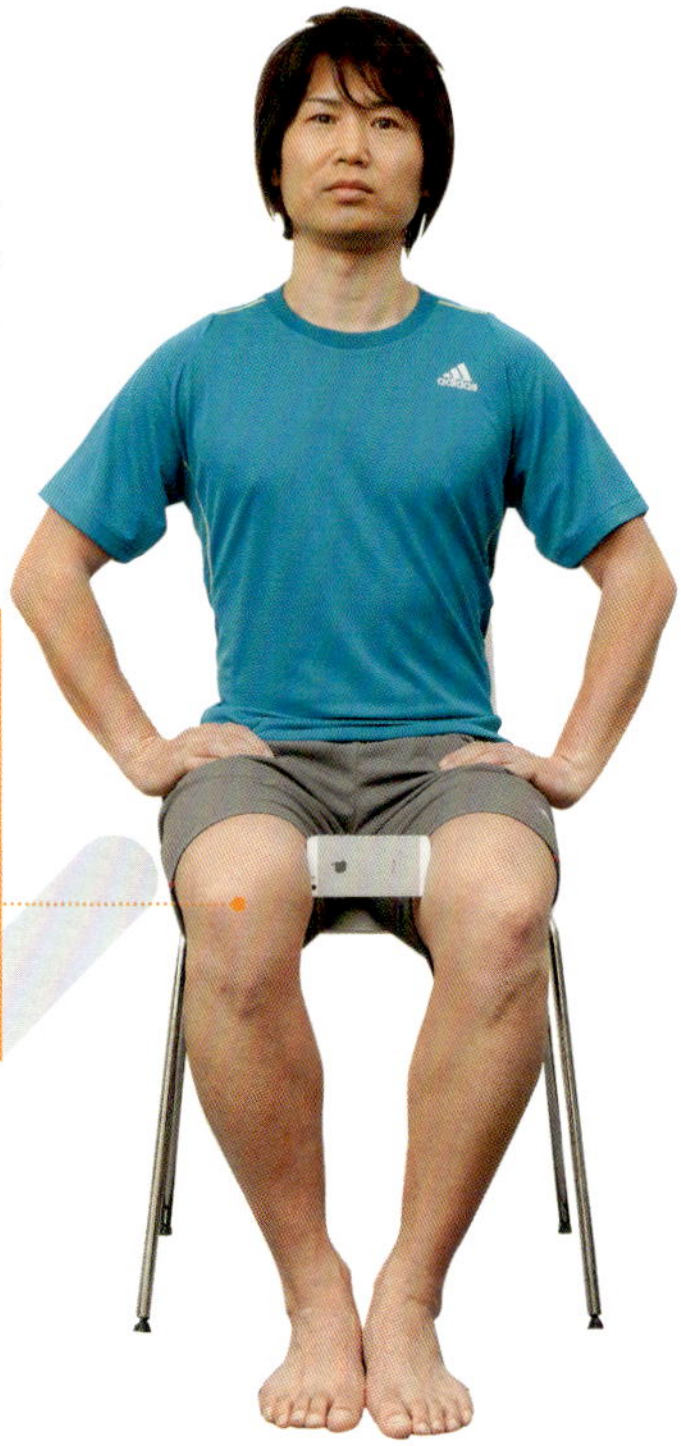

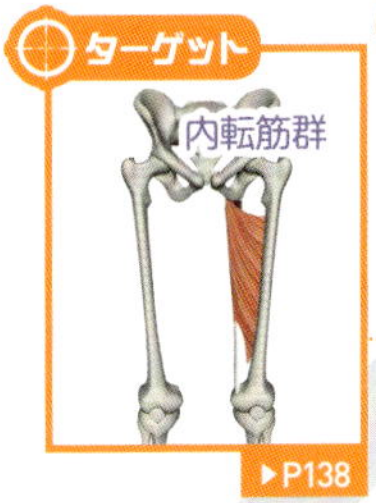

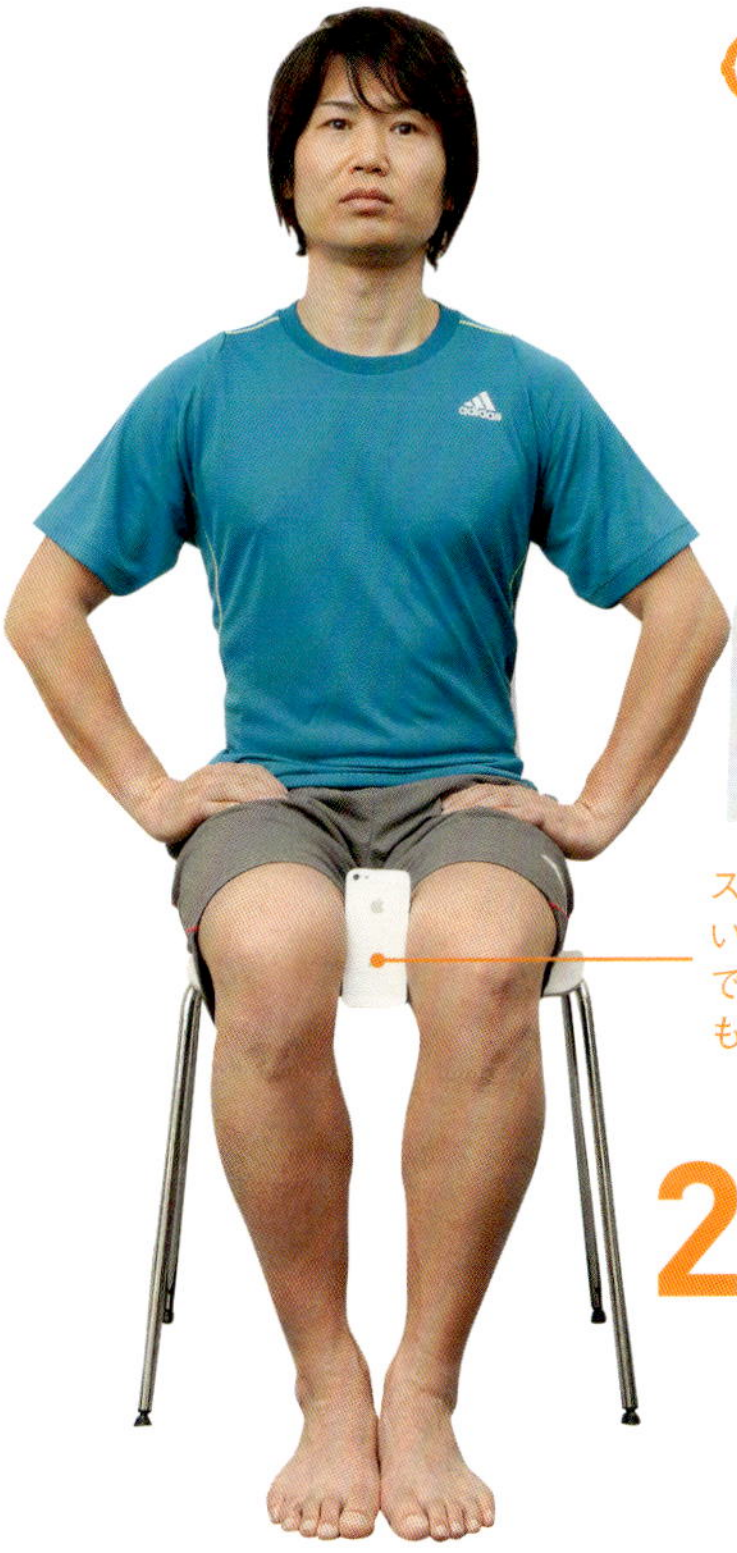

スマートフォンに近い大きさで固いものであれば他のものでもOK

2 スマートフォンを縦に変える

スマートフォンを縦にして、同様に挟む。幅を変えることで運動範囲も変わる。

20秒×3セット

ゆる筋トレ

ここに効く▶ロコモ／膝痛

太ももからお尻の筋肉を刺激する

休憩しながら運動

効く部位	腕	**下肢**	胸	腹	背中

イスの背もたれを使って太ももからお尻の筋肉を刺激します。

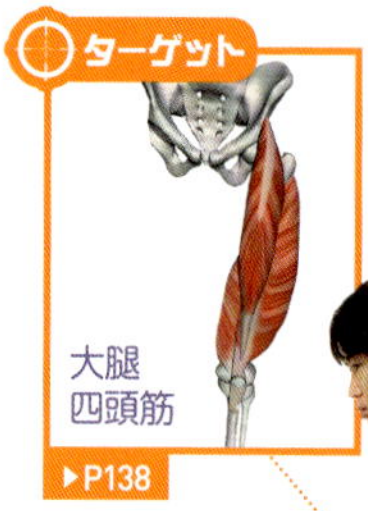

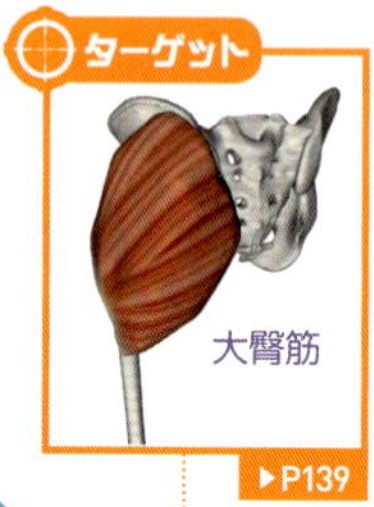

1 イスの背もたれを持って立つ

イスの背もたれを持って立つ。この際、目線は正面に向ける。

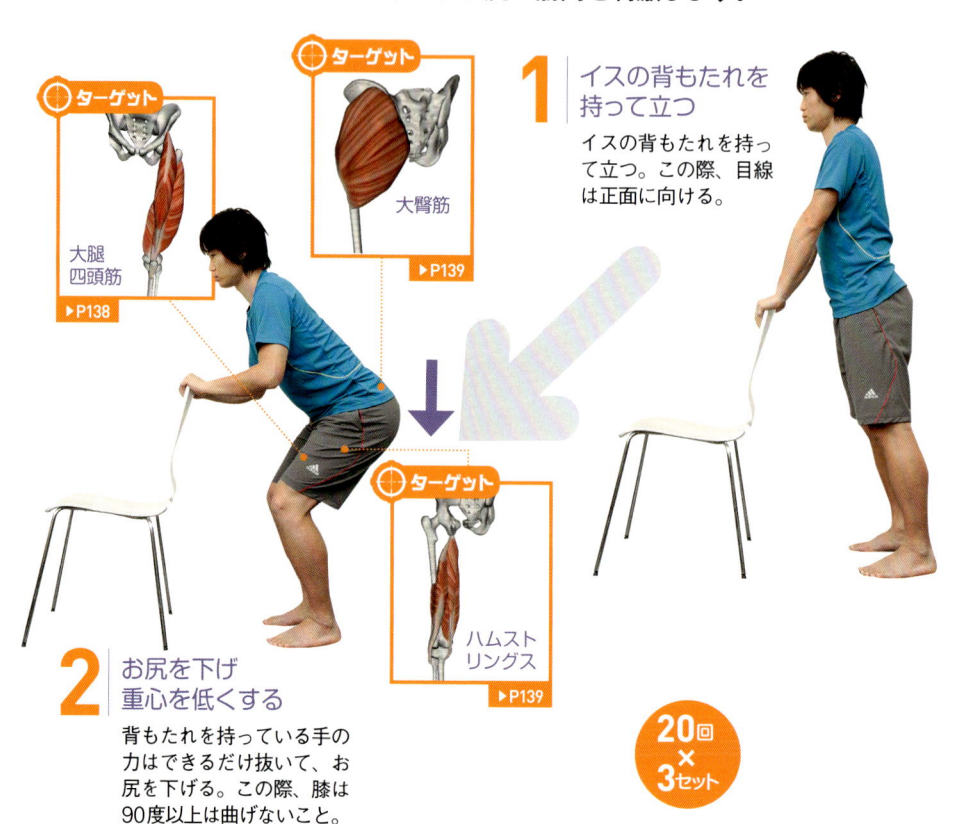

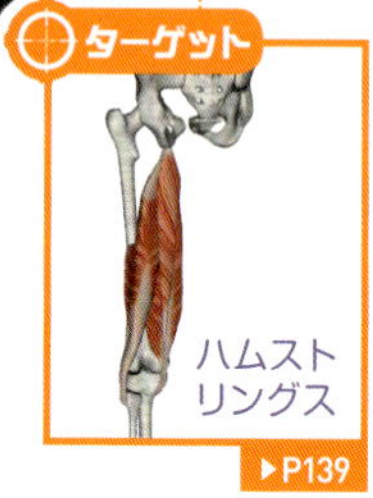

2 お尻を下げ重心を低くする

背もたれを持っている手の力はできるだけ抜いて、お尻を下げる。この際、膝は90度以上は曲げないこと。

20回×3セット

Hard 片脚で行う

慣れてきたら片脚をもう片方の膝にかけた状態で行う。片脚だけに負荷が大きくかかる。

▶片側20回×3セット

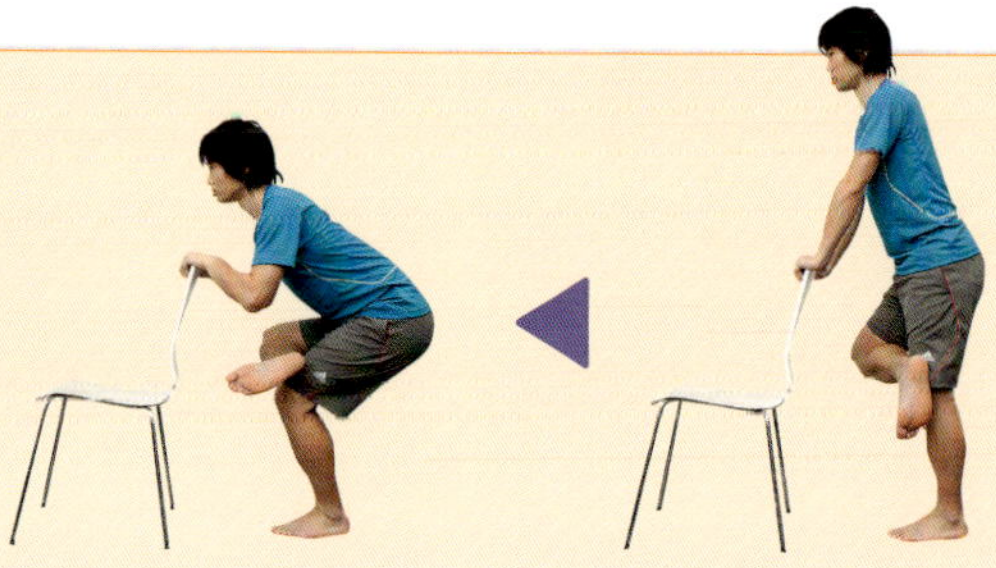

ゆる筋トレ

ここに効く▶ロコモ／膝痛

太ももからお尻の筋肉を刺激する
仕事をしながら運動

効く部位	腕	下肢	胸	腹	背中

空気イスの姿勢で太ももからお尻の筋肉を刺激します。

20秒×3セット

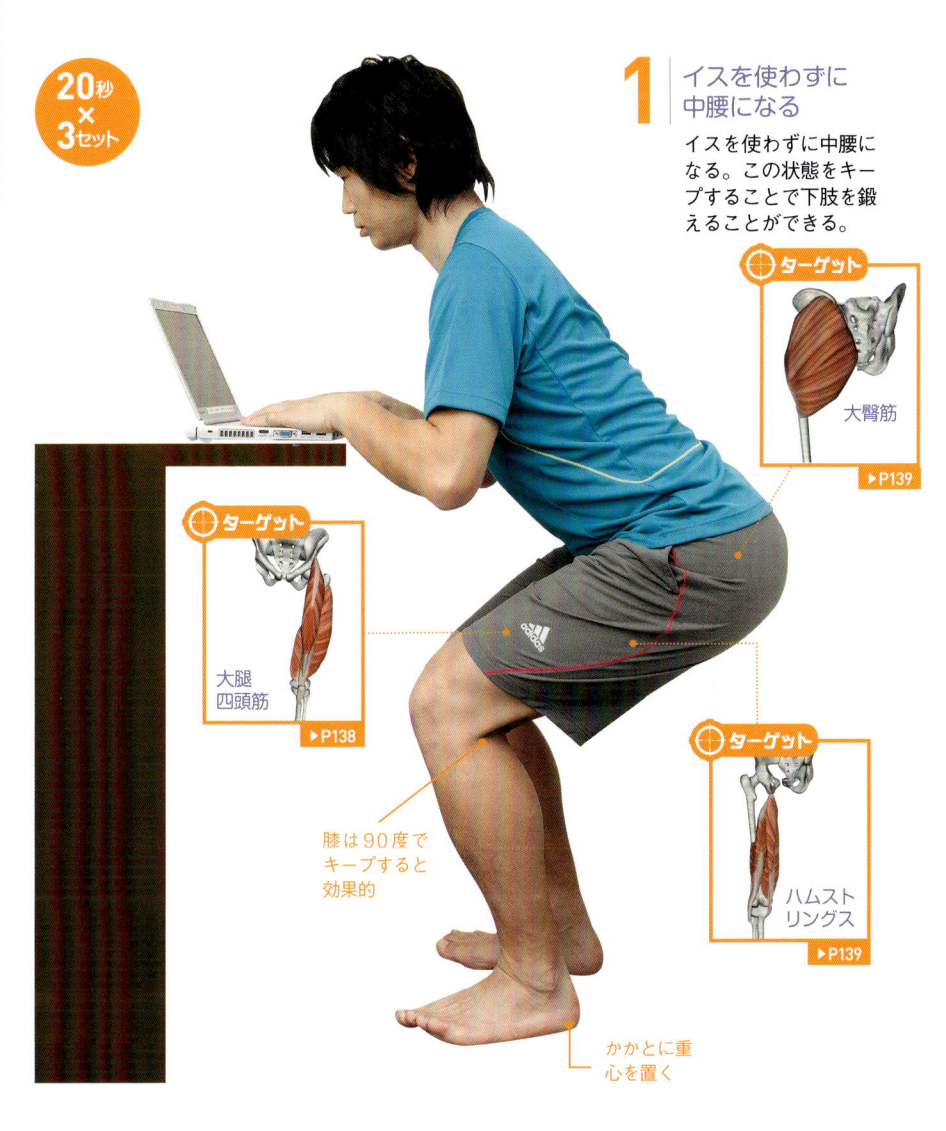

1 イスを使わずに中腰になる

イスを使わずに中腰になる。この状態をキープすることで下肢を鍛えることができる。

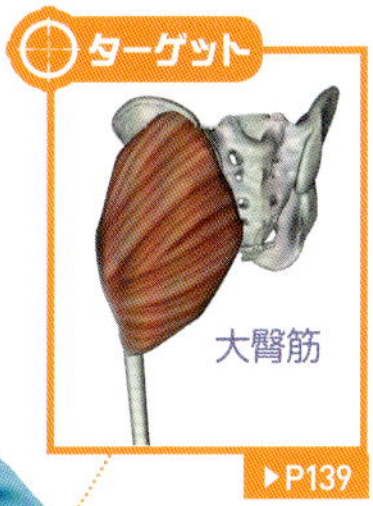

2 ランニングは下半身強化に最適

ハムストリングスを鍛えて下半身の筋肉のバランスを整える

歩くこと、階段を使うことに慣れてきたら、一歩進んでランニングをはじめてみましょう。筋トレと合わせて行えば、脂肪が燃えやすく、痩せやすい体質に変わります。さらに心肺機能が高まり運動能力も上がります。初めは5〜10分と時間を決める、または目標の建物（ゴール）を決めて走ります。続けることで、徐々に長い距離を走れるようになってきます。

ランニングをすることで、下半身の筋肉は通常よりも強い刺激を受けます。中でも太ももの後ろ側の、ハムストリングスが鍛えられます。日本人は大腿四頭筋のような、太ももの前側の筋肉は比較的つきやす

MEMO

下半身の筋肉の衰えは要注意

特に何もしていないのに、脚が細くなってくる場合があります。ジーンズがすんなり履きこなせるのはうれしいことかもしれません。

しかし、筋肉が衰えてしまったために脚がほっそりとしてしまっていたとしたら要注意です。

下半身の筋肉が減ったサインに、電車やバスの中でふらつきやすくなることがあります。下半身の筋肉が減ると、バランス能力も衰えていくのです。

いのですが、後方のハムストリングスはつきづらい傾向があるので、ランニングで積極的に筋肉のバランスを整え、身体蘇生メソッドで重要な下半身を強化しましょう。

またランニング初心者は、どうしてもがんばり過ぎてしまう傾向があり、夢中になるあまり、水分補給を忘れることもしばしばあるので、十分に気をつけてください。ランニング前のウォーミングアップ、ランニング後のクールダウンのストレッチもランニングを無理なく続けるために有効なメソッドです。

ランニングマシンで走る際には

ジムのマシンを使って走ることが多い人は、1.5パーセントほどの傾斜をつけて走ると、ほぼ外で走るときと同等の効果が得られます。また、後傾フォームになりがちなので、意識して前傾姿勢で走りましょう。なお、最初は時速8km前後を目安にしてください。

フォームを変えればわき腹の痛みもストップ

ランニング中に、わき腹が痛くなってしまうという声をよく聞きます。これはランニングでカラダが上下に動くことで、腸管がぶつかりあうことによる痛みも一つの原因です。これを避けるには、上下動の少ないフォームに変えることで、対処できる可能性があります。

レースに挑戦するときは

レースに挑戦するのもおすすめ。その際に気をつけたいのは、レース前後の食事です。内臓に負担がかかる刺激物は避けましょう。レース後の内臓に負担がかかっている状態では、細菌が繁殖しやすいため、生の貝類は避けたほうが無難です。

ハムストリングスを鍛えられる主な筋トレ

- **ワンレッグスクワット**（P82参照）
- **ワンレッグスクワット&ベントオーバーラテラルレイズ**（P84参照）
- **バックランジ with キャスターチェアー**（P86参照）
- **イスの立ち上がり運動**（P104参照）
- **階段を上りながら運動**（P106参照）

PART 3 蘇生理論

3 心肺機能を高めるウォーキングの方法

歩く癖をつけることで運動量を増やしていこう

ランニングをしてみたいけれど、体力がないという人におすすめしたいのがウォーキングです。歩く癖さえつければ、必然的に運動量も上がります。

歩くことに慣れてきたら、少しペースを上げて、「ややきつい」という速度で歩いてみましょう。腰幅でまっすぐ脚を出し、歩幅を広げて歩きましょう。腕振りを大きくすることで推進力が出て、スピードアップできます。かかとから足裏の中央あたりで着地して、つま先で蹴って進みます。

このフォームを繰り返し練習して、カラダに覚え込ませてくださ

知っておきたい「漸進性《ぜんしんせい》の原則」

トレーニングの原則に、「漸進性の原則」というものがあります。これは運動の強さは、体力に合わせて少しずつ上げるというルールのこと。無理なく身の丈にあった運動を続けましょう。走りたい、もっと鍛えたいと思う日は、着実に近づいてくるはずです。

い。まずは、通勤時間からはじめてみてはいかがでしょう。慣れてきたらスピードを上げる、または、降りる駅を変えて、運動強度を上げて行います。

心肺機能の向上で走れるカラダにバージョンアップ！

しばらく運動から遠ざかっている人にとって大切なのは、再び動ける、走れるカラダを再構築することです。連続して速く歩くこともつらい場合は、通常のゆっくりしたウォーキングの間に速歩をミックスする方法にトライしてみましょう。

たとえば、週末に近所を散歩するなら、信号機ごとに速歩で頑張る時間とゆっくり歩く時間を繰り返し、合計20分の速歩を行うというものです。

こうしたウォーキングを続けていくと、肺が取り入れる酸素の量が増え、心臓が送り出す血液量もアップ。血液を筋肉に届ける毛細血管の数も増えて、心肺機能が高まっていきます。こうして持久力が上がってくると、運動できる、運動したくなる心身に無理なくシフトしていけるのです。

MEMO

一番手軽な有酸素運動

徐々に速度を上げて歩くと、次第に全身の持久力が高まり、運動が苦にならなくなってくるものです。これは歩くことにより、太もも、お尻、ふくらはぎといった下半身の筋肉の持久力が上がってきたから。また、歩くことは一番手軽な有酸素運動。これは息が切れないペースで酸素をとり込みながらリズミカルに続ける全身運動のことですが、心肺機能を高めて、スタミナをアップさせる効果が絶大なのです。歩く機会を増やし、運動に対して抵抗感をなくしていきましょう。

ここに効く▶ロコモ

ランニングで重要な2つのポイント

ランニングフォームで意識すること

効く部位　腕　**下肢**　胸　腹　背中

ここではランニングフォームで意識したいポイントを紹介します。

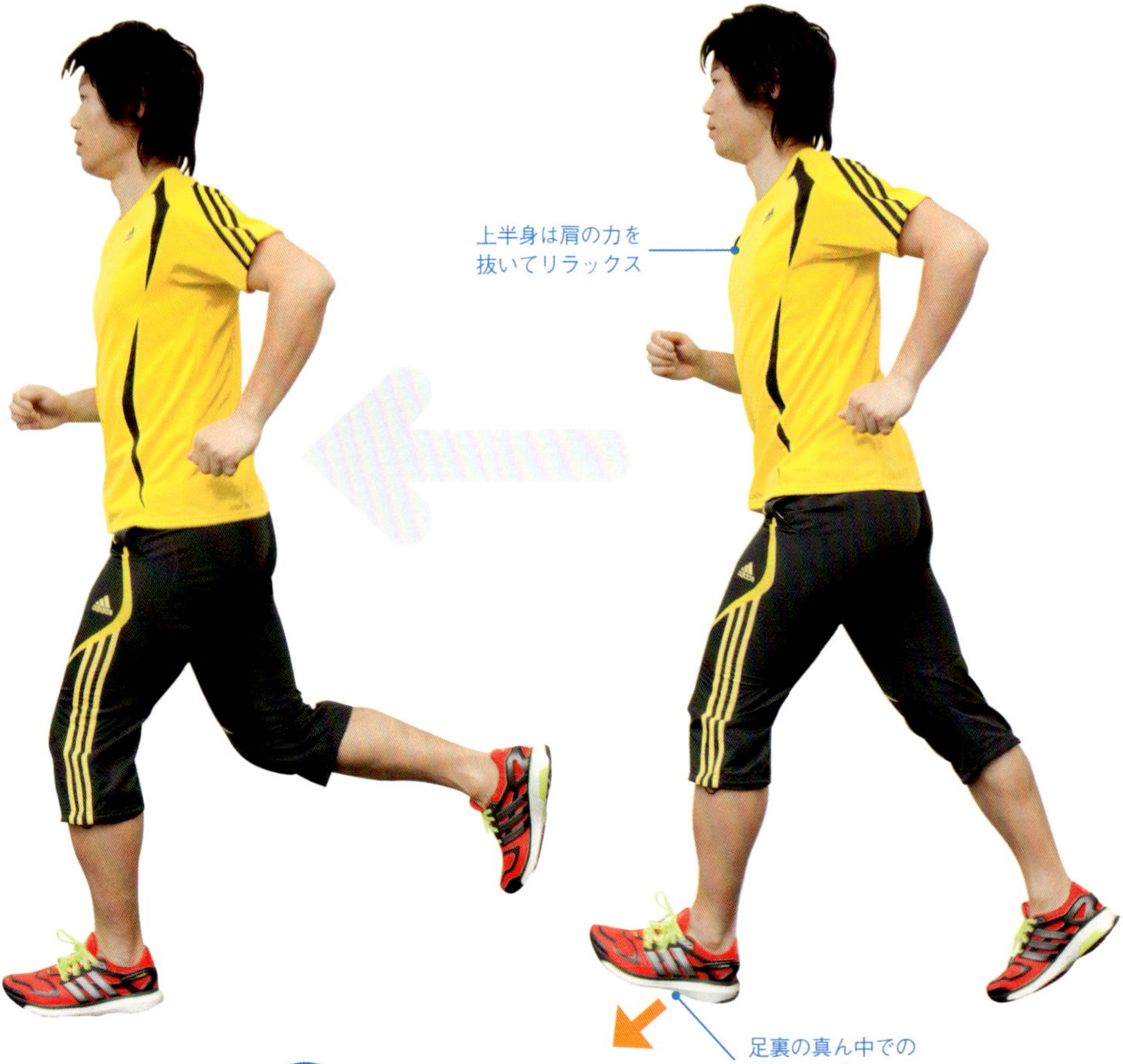
上半身は肩の力を
抜いてリラックス
足裏の真ん中での
着地を意識する

Point 足裏の真ん中で着地する意識を持つ

足裏の真ん中で着地する意識を持つと、自然にかかとでの着地ができるようになる。また、足運びもスムーズになる。

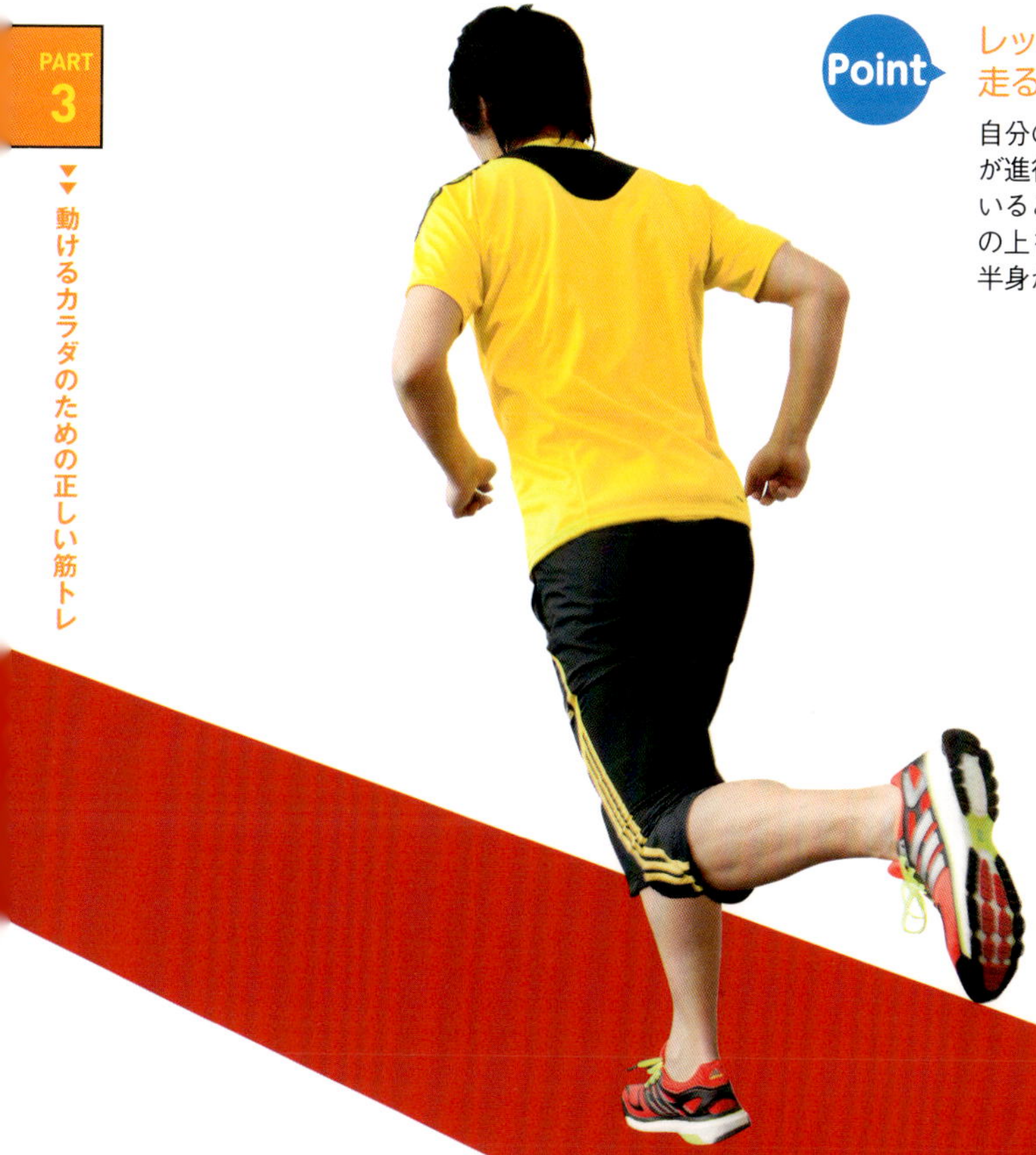
肩幅のカーペット
から外れないよう
なイメージで走る

Point

レッドカーペット上を走るイメージを持つ

自分の肩幅程度のカーペットが進行方向にずっと敷かれていることをイメージして、その上を走るようにすると、下半身が安定する。

NG

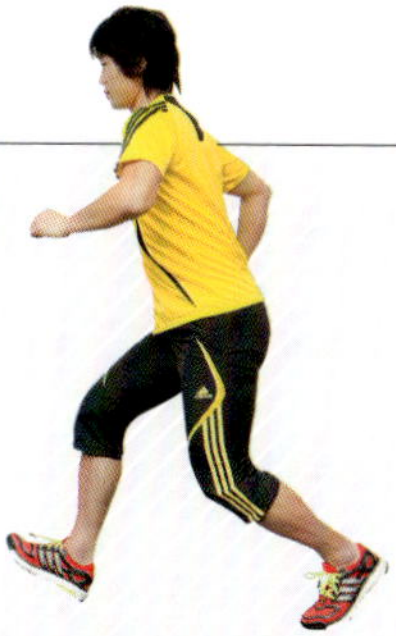

腰の位置が低い

腰の位置が低いと、重心が下がってしまい、脚の運びも窮屈になってしまう。

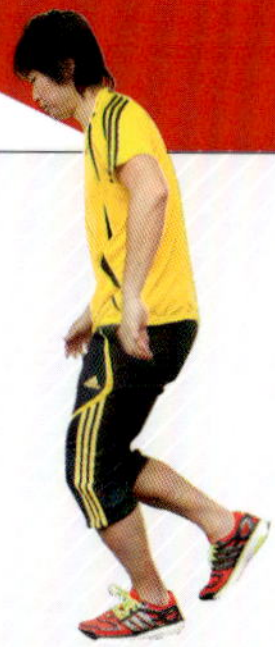

腕が振れていない

腕が振れていないと、体全体での推進力が得られない。腕も使って走ろう。

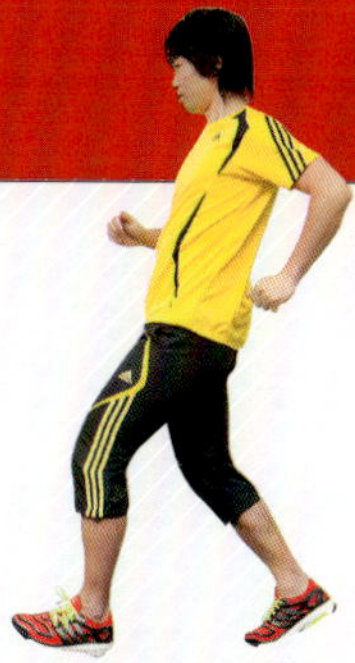

上体が後傾している

上体が後傾すると、下半身と上半身のバランスが悪くなり、足運びも悪くなる。

ここに効く▶ロコモ／膝痛

ランニングで疲労した筋肉をほぐす

ランニング後のストレッチ

効く部位　腕　**下肢**　胸　腹　背中

ランニング後に疲労した筋肉を正しくケアしましょう。

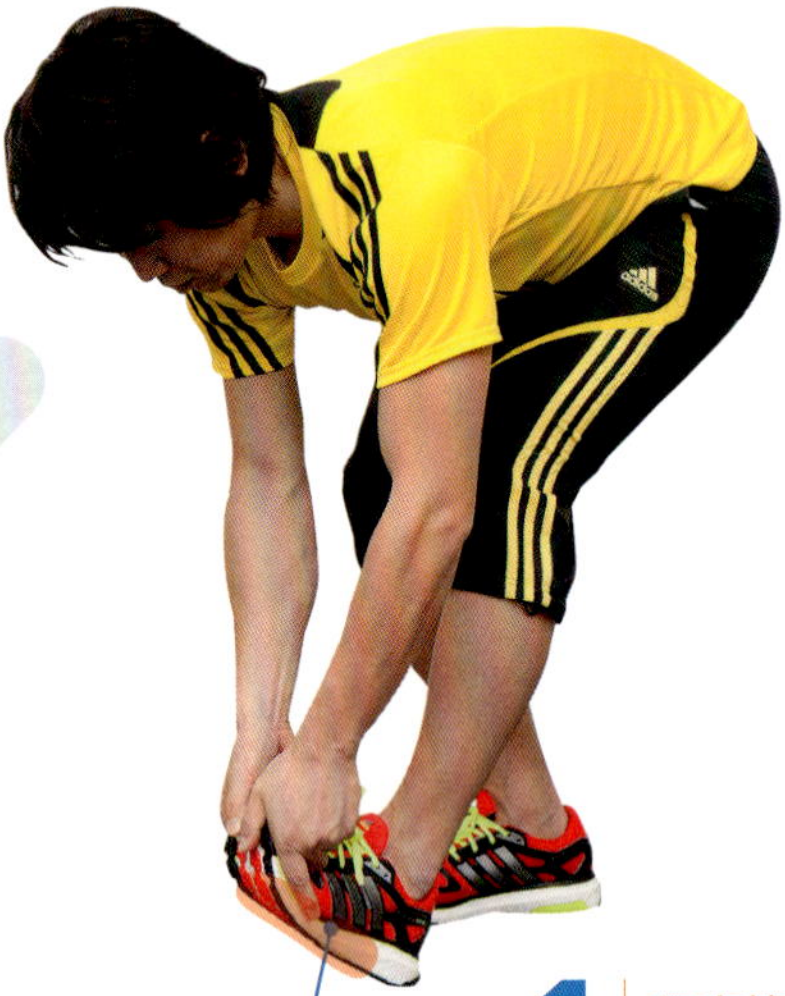

足裏が伸びている
ことを意識する

1 足底筋を伸ばす

足のつま先を両手で持ち、手前に引くようにして足底を伸ばす。靴を脱いで行うとなおよい。

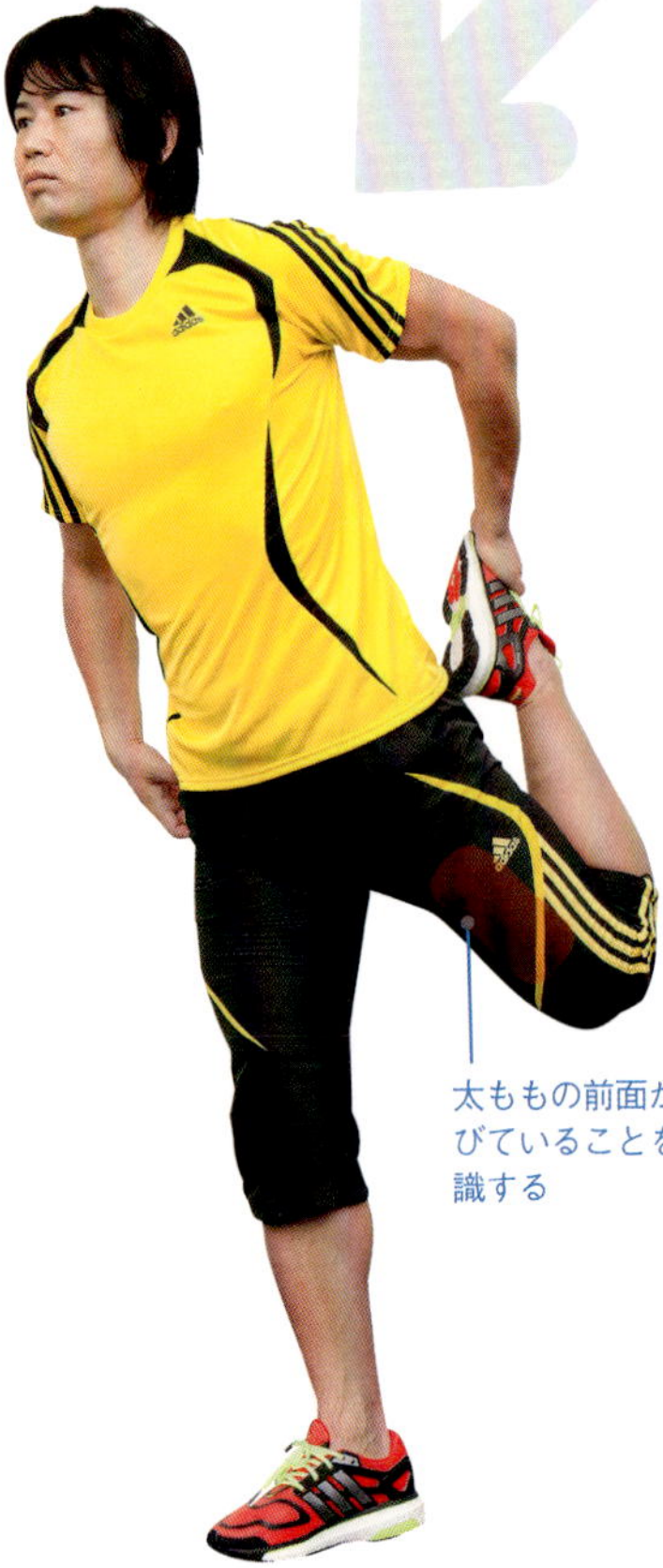

太ももの前面が伸びていることを意識する

2 大腿四頭筋を伸ばす

片手で片足の甲を持ち、かかとがお尻につくように伸ばす。

3 脛骨筋《けいこつきん》を伸ばす

脚を前後に開き、後ろの足の甲を内側に寝かせるようにして伸ばす。

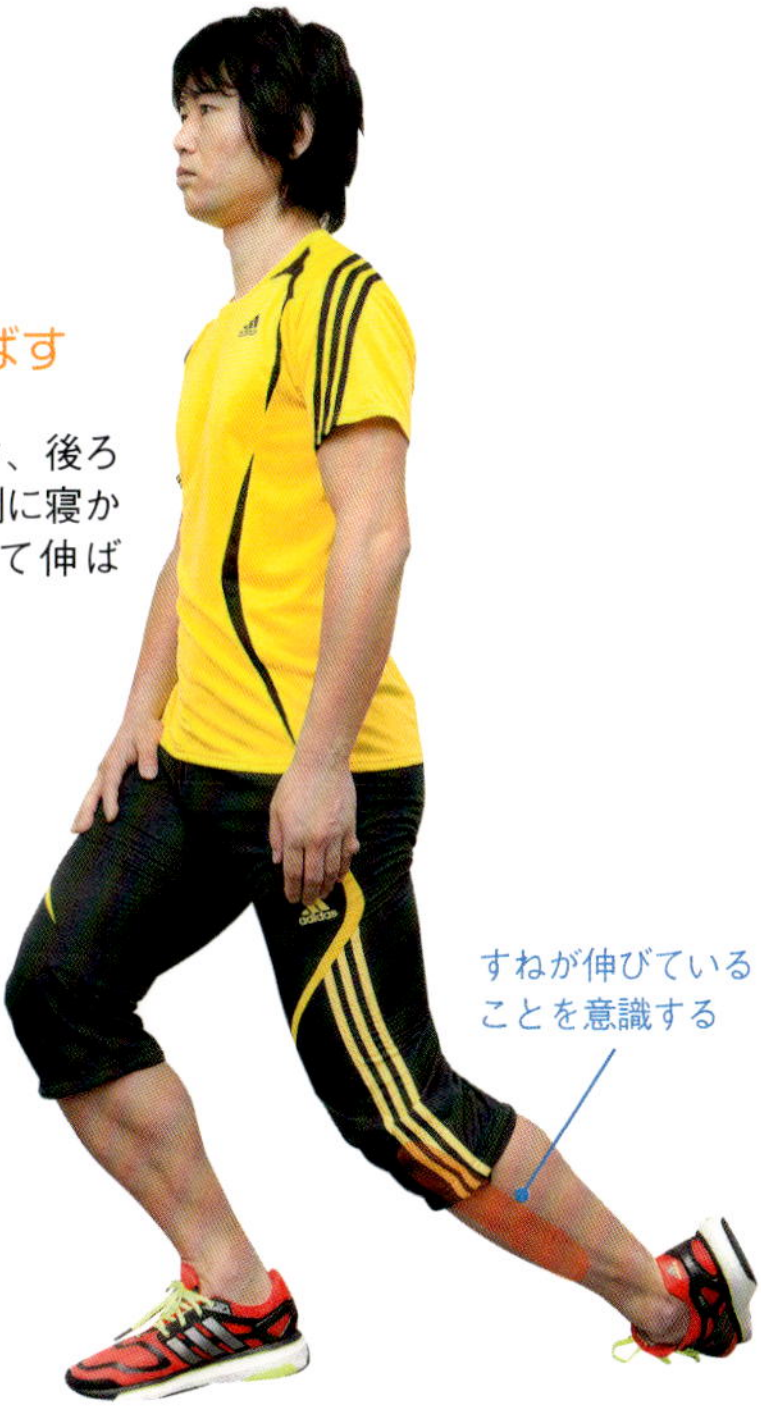
すねが伸びている
ことを意識する

4 ヒラメ筋を伸ばす

脚を前後に開き、後ろはつま先立ちの状態で腰を落としてストレッチする。その際、壁に手をついてバランスをとる。

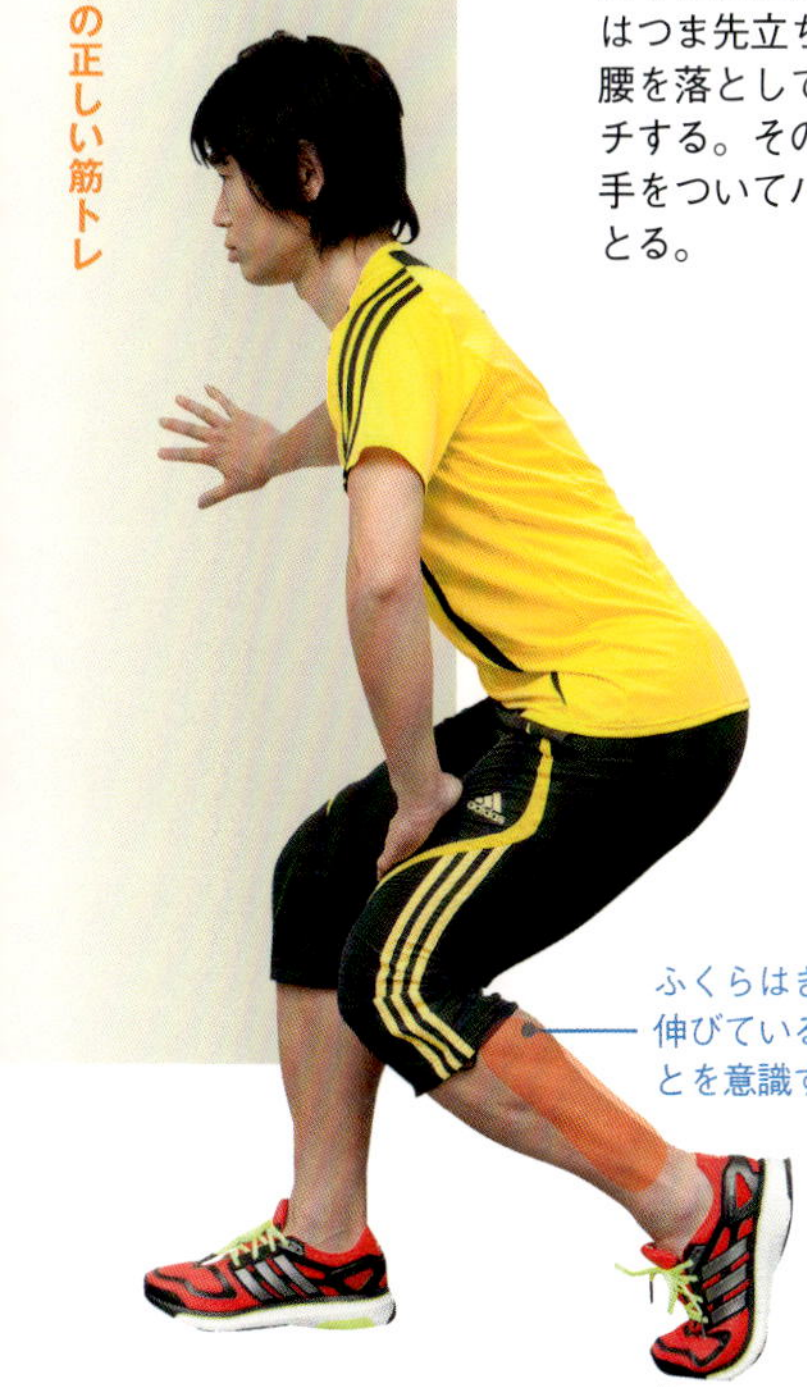
ふくらはぎが
伸びているこ
とを意識する

5 大臀筋を伸ばす

片膝に片脚をのせ脚を組む。腰を落としてストレッチする。その際、壁に手をついてバランスをとる。

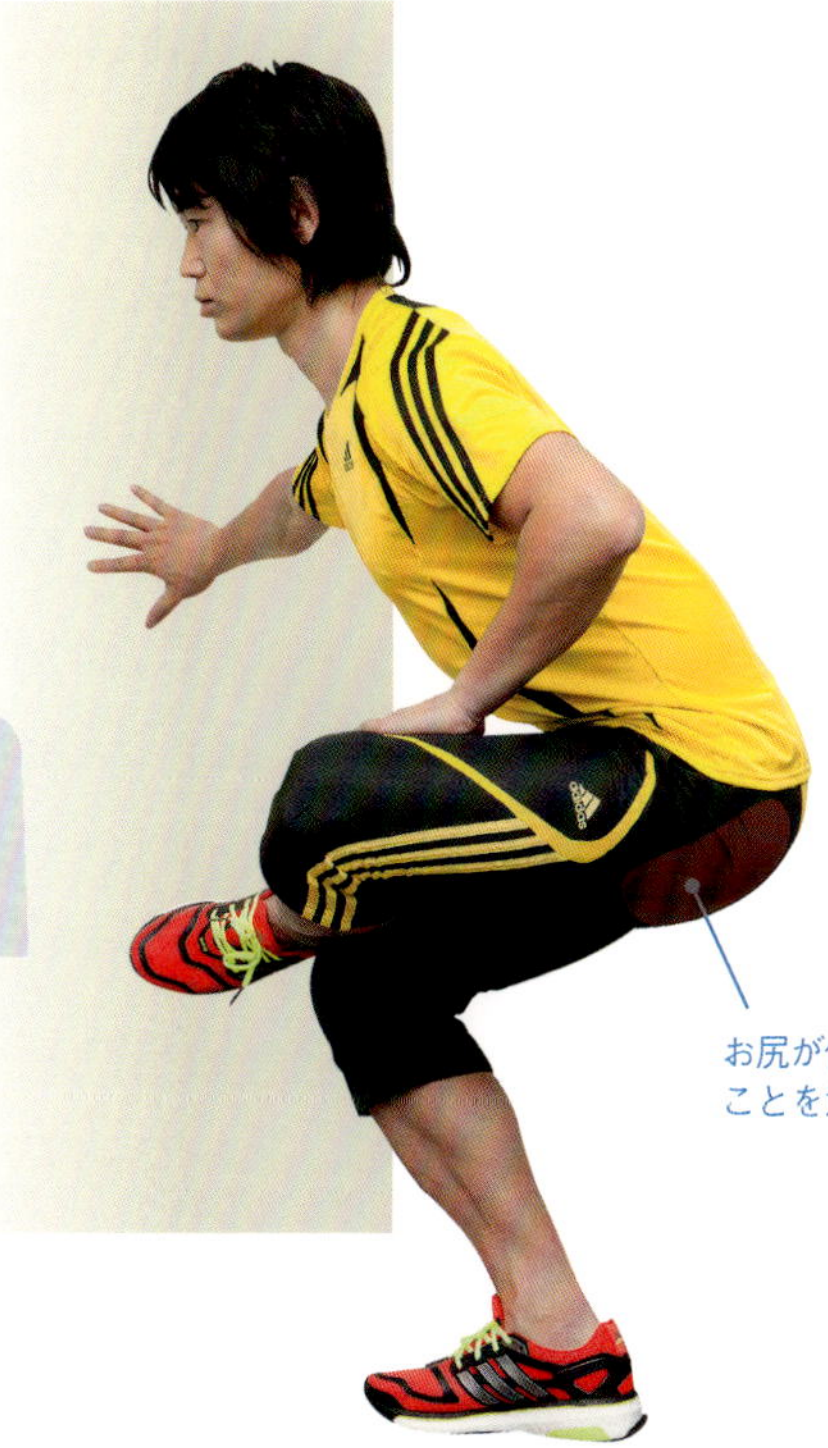
お尻が伸びている
ことを意識する

Column3

若返りたいなら靴選びにもこだわろう

カラダのことを考えるとハイヒールはできるだけ避けたいものだと述べましたが、歩くことを快適にするためには、足にやさしい靴選びをすることも重要です。

足幅の狭い、足を締めつけるような靴は控えたほうがよいでしょう。膝に負担がかかり、足腰の痛みを引き起こす恐れがあります。

また、デザインがかわいいからと、ミュールやサボといった、かかとが固定されていないものも長時間履くことは避けてください。こうした靴を履くと、足をひきずって歩くようになるので、正しいフォームで歩けなくなります。

そして、ソール部分のチェックも忘れずに。すり減ったままのソールで歩くと、傾斜がつくため膝に悪影響が及びます。ソールはこまめに変えるようにしてください。

理想の靴は、足全体をすっぽりと包み込むフィット感があるものです。そんなシューズに出会うと、自然と歩く距離が延び、スピードもアップします。もちろん、ランニングなどスポーツをするときは、専用のシューズを履くようにしましょう。足が快適であれば、運動やスポーツも快適に楽しく行え、継続にもつながっていくはずです。

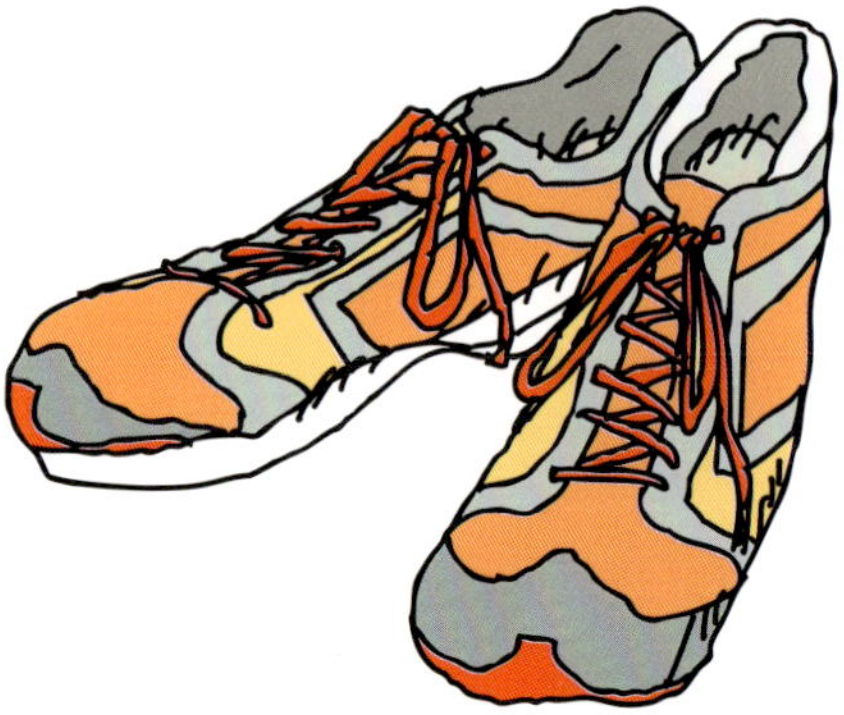

PART 4

食生活でカラダの中から変える

ストレッチ、筋トレと、カラダを動かすことで肉体を目覚めさせる方法を紹介してきましたが、カラダ作りにおいて、食べものは無視できない要素。ここでは食事における身体蘇生メソッドを紹介します。

PART 4 蘇生理論

1 1日14品目の食事で簡単栄養管理

カロリーコントロールより栄養バランスをキープしよう

現代人の食生活はコンビニや外食などによって、栄養バランスを崩してしまいがちです。また、カロリーコントロールばかりを気にして、カラダに必要な栄養素が十分にとれずに、逆に筋肉量を落としてしまったり、体脂肪が落ちづらくなってしまう人もいます。

余計なカロリーをセーブしながら、栄養バランスをキープする手軽な方法をご紹介します。それは「1日14品目の食事法」です。大変シンプルで、実生活でもとり入れやすいので、ぜひ実行してみてください。

穀物類、イモ類、肉類、魚介類、豆・豆製品、卵、牛乳・乳製品、

カロリー計算不要！

1日にとりたい14品目の食品

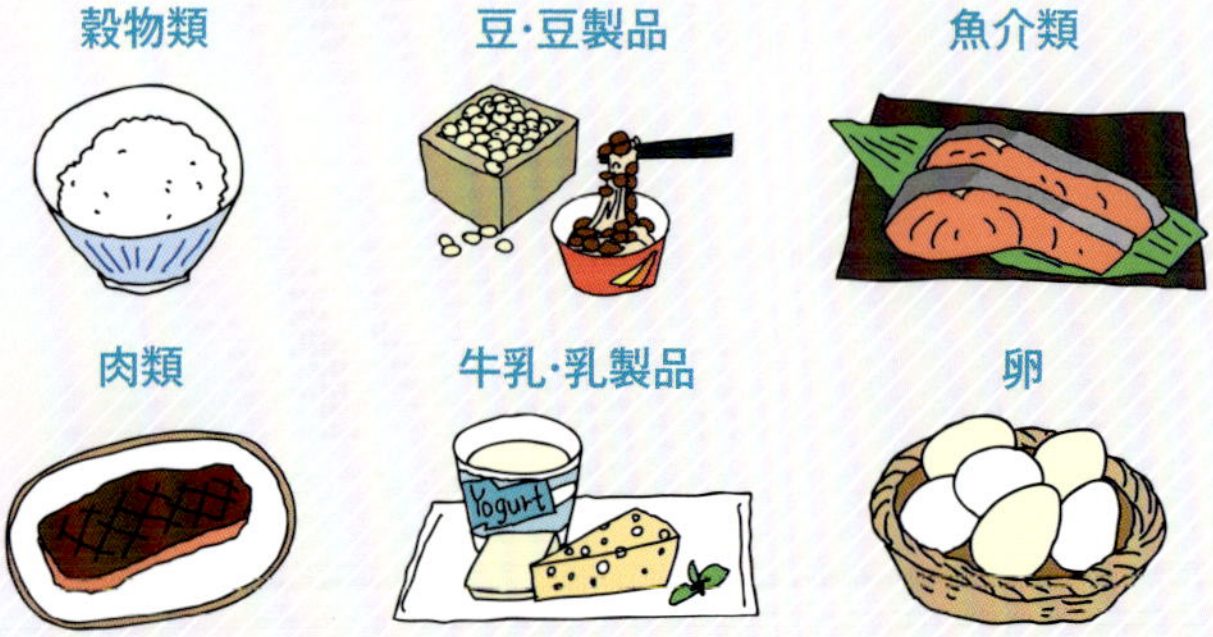

穀物類
豆・豆製品
魚介類
肉類
牛乳・乳製品
卵
Yogurt

緑黄色野菜、淡色野菜、キノコ類、海藻類、果物類、油脂、嗜好品といった14品目を、1日の食事ですべて網羅できるようにするだけで、カラダにとって理想の栄養状態が保てるというものです。

1品目につき、1日1回の摂取がルールです。2回以上食べていいのは、穀物類のみです。一見難しいようですが、実際はそうでもありません。初めのうちは、食べたものを書き出し、14品目がとれているかどうかチェックしましょう。

続けているうちに、どのような献立を組み立てればいいかがわかってきます。

カロリーコントロールを忘れてみよう

14品目をとり続ける食生活をはじめると、思った以上に色々な食品を食べなければならないことに驚くものです。そしてカラダが必要としている栄養をきちんと賄うと、意外に間食したくならないもの。カロリーを気にするより、栄養バランスに注意するべし、なのです。

もっととりたいカルシウムの話

14品目の食事法をしても不足しがちなのは、カルシウムです。特に女性は骨量のアップのためにも、心掛けて増やしましょう。前述しましたが、牛乳、煮干し、干しエビの3アイテムはおすすめです。毎日とりましょう。14品目にプラスして、常食する習慣をつけてください。（P29参照）

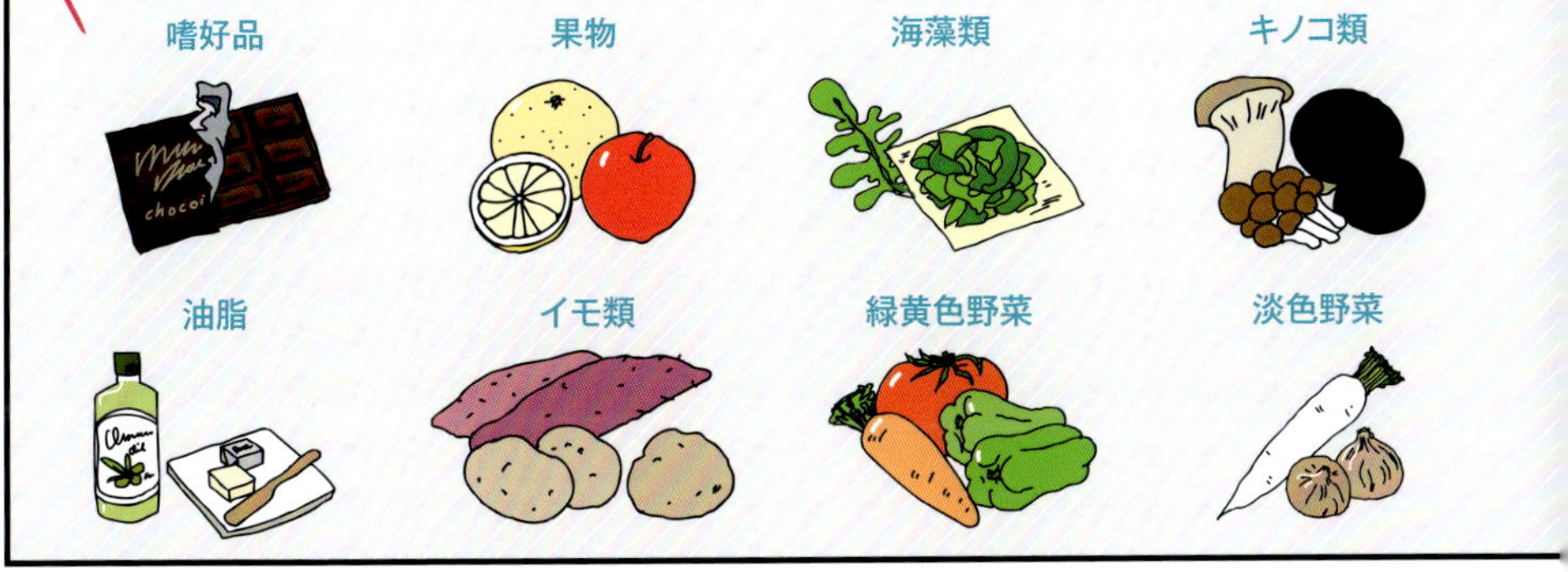
嗜好品
果物
海藻類
キノコ類
油脂
イモ類
緑黄色野菜
淡色野菜

PART 4 蘇生理論

2 食欲コントロールで動けるカラダへ

食べたいと思ったら まずは一度考えてみよう

人間の3大欲望は、食欲、睡眠欲、性欲といわれていますが、もっともコントロールが困難なのは食欲です。美味しそうなものが氾濫している現代に、食べ物に対して理性的でいることは誰にとっても難しいこと。ただ、食べ過ぎは体脂肪を増やしてしまい、動けるカラダから遠ざかってしまいます。

食欲を制御するために大事なのは、何かを食べる前に、一度考える習慣をつけることです。その食べ物を食べたいと思ったときに、「なぜそれを食べるのか？」ということを自問する癖をつけてください。

たとえばチョコレートが食べたいとしたら、「なぜ食べたいの？

MEMO

食べるのは、自分に許可を与えてから

食べたい、と思ってから実際に食べ物を口にする時間が短いほど、人は食べ過ぎてしまいます。食べる際に理由を見つけて、食べてもいいと自分に許可を与えないと、制限なく食べ物を欲してしまうのが人間です。

このように「なんとなく食べる」「目の前にあるから食べる」といった無意識に食べるという行動を起こす人は、食べる前に「今空腹だろうか」と自問自答してから食べるようにしましょう。

そうか今日は1日中、ずっと仕事の資料をつくっていたから脳が疲れたんだ」「今日は階段の上り下りをしたからなんだ！」というように、正しいかどうかは別にして、きちんとした理由が見つかれば食べていいのです。では、理由が見つからないときはどうしたらよいのか？　それでも食べてもいいのです。何も考えずに、思いのままに食べ物を口にする習慣をなくすために行う方法なのです。

そして、こうした自問癖をつけるといいこともあります。それは理由が見つかると、食べ物がいっそう美味しく感じられること。なので自然と運動したりして理由づくりをするようになります。

これはNG！　今すぐやめたい食習慣

Worst 1　食べるスピードが早過ぎる

ほとんど噛まずに、飲み込むように食べる人ほど、オーバーウエイトになりやすいものです。視床下部の満腹中枢に、満腹サインが送られるまでには、個人差はありますが、20分ほどのタイムラグがあるのです。噛む癖をつけ食事はゆっくりとりましょう。

Worst 2　食べ物のことばかりを考えてしまう

ダイエット中に陥りがちなこの状態を避けるには、食べること以上に楽しく、夢中になれることを見つけることも一つの方法です。「寝食を忘れて」しまうほど熱中とまではいかなくても、趣味になるものがきっとあるはずです。。

Worst 3　サプリメントに頼り過ぎる

1日14品目をとっていて栄養バランスが整っていれば、特にサプリメントを使う必要はありません。体質などでとれない食品があるときは医師に相談してサプリメントをとってみてください。

PART 4 蘇生理論

3 スポーツドリンクはトレーニングに最適

スポーツドリンクを上手に利用して効率的な水分補給をする

運動中に水を飲んではいけないということが大きな間違いであることは、広く知られるところになりました。スポーツ中の正しい水分補給の大事さが認識されていることは喜ばしいことです。

しかし、水を多量に飲むと、気持ちが悪くなるといった声も聞きます。これは、水だけを大量に摂取した結果、血中の電解質のバランスを崩してしまったために起きたこと。ひどくなると、意識が朦《もう》朧《ろう》とする場合もあります。

こうした症状を避けるために、市販のスポーツドリンクを活用しましょう。汗とともに排出されたミネラル分が補え、効率のよい理想的

ブドウ糖メインか果糖メインか

スポーツドリンクに含まれる糖分には、ブドウ糖メインのものと、果糖メインのものがあります。果糖メインのものは脂肪の燃焼を妨げないので、ダイエット中には、こちらを選びましょう。

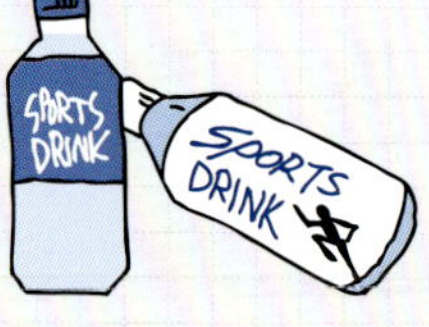

な水分補給ができます。もちろん電解質のバランスも整うのでおすすめです。

運動する前には、喉が渇いていなくても、水分補給をしておくことが重要です。「喉が渇いた」と感じた段階では、すでに体内では水分不足が起こっているのです。スポーツ中の脱水症状を防ぐためにも必ず心掛けてください。

そして、水分だけでなく、運動時に失われる糖分、塩分、ミネラル分も同時に補うようにしましょう。運動中のエネルギー補給はもちろん、疲労蓄積を遅延させ、運動後の疲労を回復させやすくする効果も期待できます。

炎天下では適量の冷たい飲み物で カラダをクールダウンさせる

よく、スポーツ中に冷たいものを飲むのはよくないといわれますが、これは誤った知識です。炎天下での運動のときに冷たいものを飲むと、カラダのオーバーヒートを防ぐ効果があります。もちろん飲み過ぎはよくありませんが、適量ならばむしろカラダによいこと。

気温の高いときには、クールダウンさせるためにも、安心して冷たいものを飲んでください。

脱水症状を防ぐ3つの約束

- その1　運動前には必ず水分を
- その2　水だけを大量に飲まない
- その3　のどの渇きを覚える前に飲む

PART 4 蘇生理論

4 朝食を抜くと筋肉量が減少する!?

朝食を抜くと筋肉が分解されてしまう

「朝食よりも、睡眠を優先したい」そういいたい気持ちはわかります。でも、身体蘇生メソッドにおいて、朝食は筋肉量を維持するために欠かせない重要なもの。朝食抜きの生活を続けていくと、少しずつ筋肉が減っていってしまう場合もあります。それは、「糖《とう》新《しん》生《せい》」という現象が起きるため。

糖新生とは、朝食をとらないことで栄養分が不足すると、人間のカラダは自分の筋肉を分解して糖質をつくろうとすること。せっかく日頃からカラダを動かして筋肉量を増やしても、これでは元も子もありません。

MEMO

丼ものは栄養バランスが本当に悪いのか?

忙しくて丼ものをランチで選んでしまうこともあるでしょう。はたして丼ものは本当に栄養バランスが悪いのでしょうか？　決してそんなことはありません。たしかにこの一食だけを見ればバランスが悪いですが、一日の食事で栄養バランスを見ればよいので、昼に牛丼のみであったら、その分夕食は肉類以外の食品をとれば問題ありません。一日の食事の中で14品目を摂取すること、同じ食品を2回とらないということが守られていれば問題ありません。

朝食の習慣を持った上でカラダを動かせば、効率的に体脂肪が減り、筋肉量が増える傾向にあります。なお、朝食をとると昼前に眠くなるという人は、糖質をカットし、朝食をたんぱく質中心のメニューにしてみましょう。

ビタミンとミネラル不足があなたを太らせる!?

食事をおろそかにしはじめると、つい陥りがちなのが、朝はトースト、昼はラーメンといった、炭水化物中心の食生活です。確かに炭水化物は効率よく空腹を満たしてくれますが、これでは栄養不足。たとえ1日の摂取カロリーが消費カロリーより下回ったとしても、これでは健康的に理想的なカラダはつくれません。

体脂肪を減らしたい人は、野菜、果物、海藻類、キノコ類といった食材をきちんととることで、ビタミンやミネラルを補給しなければ、脂質などの栄養素を代謝して、無駄な脂肪を落とすことができないのです。

また、外見の若々しさや美しさのためにも、栄養バランスは重要。たんぱく質も十分にとりましょう。肌や髪などをつくる材料はたんぱく質です。

5大栄養素が健やかなカラダをつくる

老いないカラダのための食事において欠かせないのが5大栄養素です。

たんぱく質、糖質、脂質、ビタミン、ミネラルの5つ。これらをいろいろな食品から過不足なくとることが、アンチエイジングに直結します。

そのための一番シンプルで簡単な方法が、1日14品目の食事法なのです（P120～121参照）。

PART 4 蘇生理論

5 肉を食べないと太りやすくなる事実

たんぱく質不足で筋肉量が減少してしまう

「肉はカロリーも脂質も気になるから避けないと！」そう思われている人にお伝えします。

肉を食べないでいるとどうしてもたんぱく質が不足し、若々しい元気なカラダをつくっていくことは難しいでしょう。たんぱく質をとらないと、筋肉量は減りやすくなり、基礎代謝量が落ちて太りやすいカラダになってしまいます。

肉類はカラダにとって必須の食品なのです。ただし、肉を食べるときは、余計な体脂肪を蓄えないようにするために、脂質の少ない良質なたんぱく質が含まれている、牛ヒレ肉や豚モモ肉、豚肩肉などの部

MEMO

○ 良質なたんぱく質が含まれているおすすめの部位

【牛ヒレ肉】脂質が少なく、たんぱく質が多い。鉄分、ビタミンB1、B2、B12が多く含まれ、体力アップに効果的。シンプルにステーキやしゃぶしゃぶでどうぞ。

【豚モモ肉】鉄分やビタミンB1が豊富に含まれ、貧血や疲労、肩コリの予防・改善に役立ちます。

【豚肩肉】脂質やビタミンB12を豊富に含み、体力強化や増血作用に有効。シチューやカレーなどの煮込み料理に最適です。

位を選ぶようにしましょう。

たんぱく質は約20種類のアミノ酸から構成されていますが、そのなかの９種類は体内でつくることができないので、食事から摂取しなければなりません。これを「必須アミノ酸」といいます。この必須アミノ酸がバランスよく含まれているものが、カラダにとっての良質なたんぱく質なのです。

キーワードは「アミノ酸スコア１００」

若々しいカラダを育てるためには、すべてのアミノ酸が完全にバランスよく含まれているたんぱく質をとる必要があります。

それは筋肉への吸収率が極めてよいためです。その良質なたんぱく質のことを「アミノ酸スコア１００」といいます。

食品成分表には、このアミノ酸スコアが表記されていますが、肉類では鶏胸肉、鶏ささみ、豚ロースなどがアミノ酸スコア１００の食品です。他にも乳製品や牛乳、鮭、卵などが代表的な食品なので、料理などのバリエーションとして使い分けてもよいでしょう。

アミノ酸スコア100の主な食品

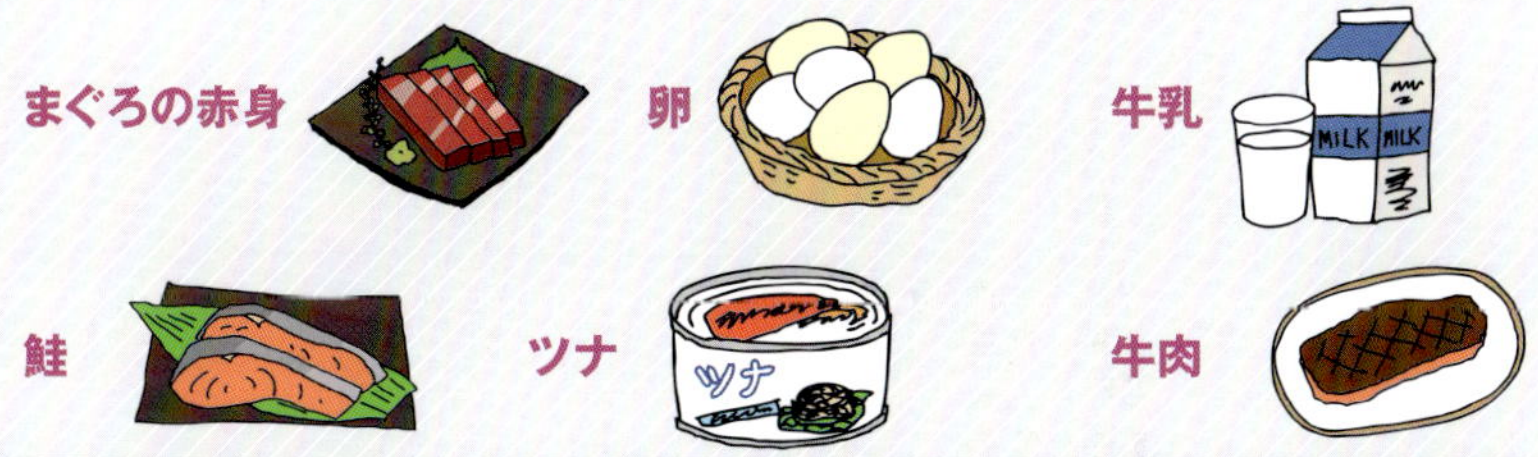

PART 4 蘇生理論

6 嗜好品と上手に付き合う方法

なんとなく食べるではなく理性で考えて食べること

体重さえ増えなければ、毎日甘いものを楽しみたい。多くの女性がそう思っていることでしょう。どうしても甘いものがやめられない人には、118ページの「食欲コントロールメソッド」を行うことをおすすめします。

目の前にあるお菓子を、何となく食べてしまうのではなく、そこに食べる理由を見つけること。やはり本能ではなく、理性で食べてほしいのです。

また、1日14品目をとって栄養のバランスがとれて運動も続いてくると、カラダの変化が感じられるようになります。そうなると人間は

MEMO

甘いもの、お酒ではストレス解消はできません

ストレスを忘れようと、甘いものやお酒に走ることもあるものです。しかし、これはストレス対策ではなく、一時的にストレスの感覚を麻痺させようとしているだけのことで、根本的に解消できているわけではありません。

逆にカラダに負担がかかり、新たなストレスの原因を生み出しかねない、危険な行動なのです。本当の意味でストレスを解消できるもの、スポーツ、映画、読書など発散できるものを見つけましょう。

もっと成果を出したいと思うので、自然とスイーツもコントロールできるようになるでしょう。

お酒は楽しく、適量を守って飲み過ぎはアンチエイジングの大敵

アルコールについては、ワインでイタリアン、日本酒で和食というように、食事を楽しむために適量を飲むのであれば問題はありません。ただし、量をコントロールせずに習慣化させると、アルコールに対する耐性ができて、徐々に酒量が増えてしまいます。こうなってしまうと肝臓に負担がかかり、さらにはアルコール依存症になる危険もあるのです。

ストレスをお酒で解消すると考えている人は、まず飲む前に、その原因をはっきりさせることです。何が自分を苦しめているのかがわかれば、それだけでも気持ちは安定するものです。

また、ストレス発散には、飲食以外の方法をとりましょう。読書や映画など、自分が気分転換になると思えるものがおすすめです。もちろんスポーツも最高のストレス解消法。汗と一緒に、イライラも追い出してしまいましょう。

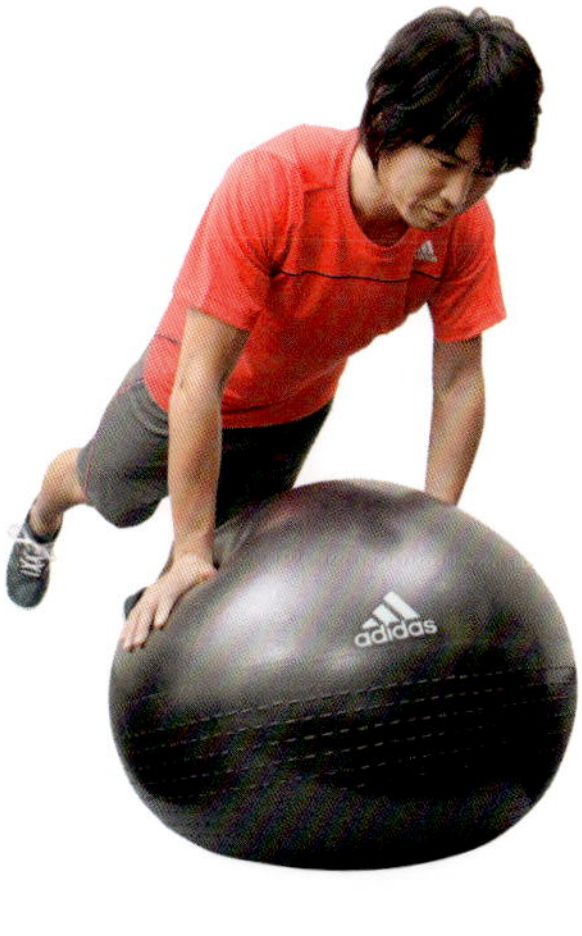

カラダを動かすことも
ストレス解消の一つ！

Column4

明確な動機を持つことが成功へのカギ

衰えつつあるカラダを鍛え直したい。こうした気持ちがあるから、今、あなたは本書を読まれていることだと思います。では、その願望はどこから来ているのでしょうか。

トレーニングの効果を最大限に上げていくためには、明確な動機を認識することが欠かせません。ただ漠然と痩せたいと思っているだけでは、やがてモチベーションの低下がはじまります。

まずはトレーニングをする理由を明らかにさせましょう。20代の頃のようにスポーツを楽しみたい、久しぶりに水着を着たい、健康状態に自信を持ちたいなど、どんなことでもかまいません。自分の本当の目的を再確認してみましょう。そして、その目的をすべて箇条書きにして書き出してみてください。書き出したら、それらの目的に優先順位をつけていきます。

順位の高いものからやる、順位の高いものに時間をかける。このように行っていくことで、自分の目的を見失うことなく行っていくことができるでしょう。

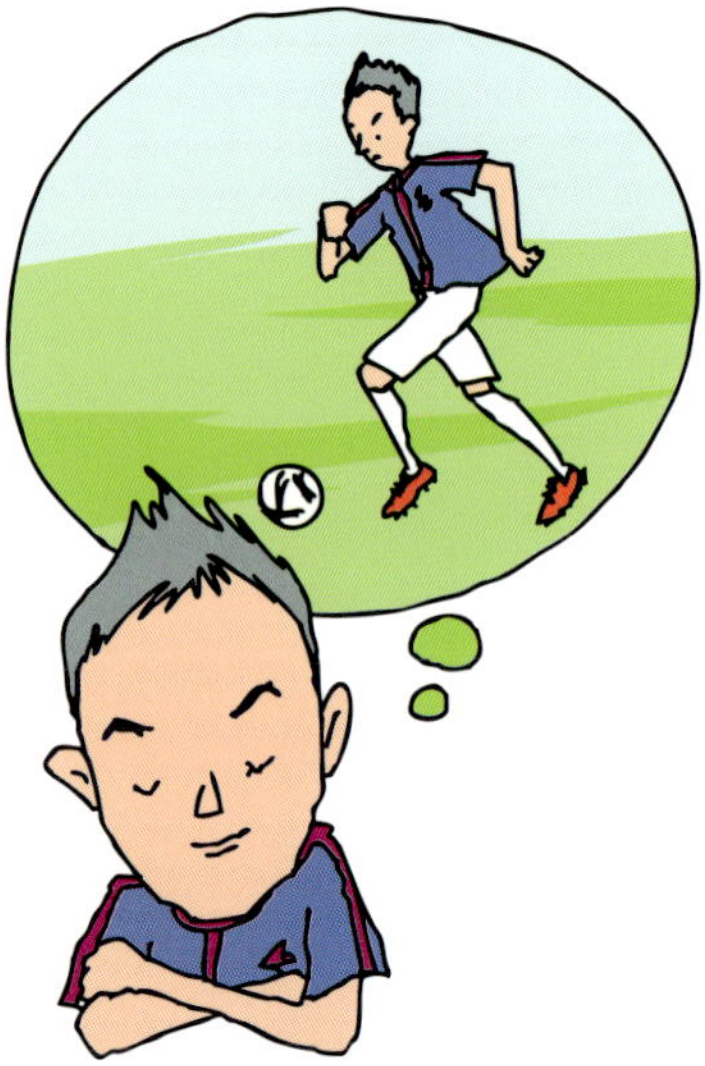

PART 5

継続するための極意

これまで、さまざまな身体蘇生メソッドを紹介してきましたが、それらを実践したからといって、継続しなければ効果はありません。ここでは継続するための技術やコツを紹介します。

PART 5 蘇生理論

1 ほどよい目標が成功へ導いてくれる

目標達成の成功体験が次の目標へ自分を導く

「身体蘇生メソッド」の開始を決意するにあたって、重要なのは目標の設定の仕方です。

決意が強いほどに、つい目標を高く持ってしまいがちですが、これは逆効果になることも。1カ月休まず筋トレを続けることを目標にした場合、人によっては成功するにはかなりの努力が必要でしょう。

もし目標を達成できなかった場合、その失敗は人からやる気を奪います。最悪の場合、挫折してしまうことも考えられます。

しかし、もっと身近な目標にしたなら、十分に成功できる可能性があります。そこで見事目標を達成すると、それは成功体験として心に

MEMO

これまでの成功体験を思い出してみよう

これからみなさんは運動やトレーニングを開始して結果を出し、成功体験をいくつも増やしていくことになるのですが、そのはじめの一歩にどうしても自信が持てないという人も中にはいるでしょう。

そんなときは、これまで自分が起こした成功体験を思い出してください。

何かを成し得た経験を持つ自分なら、カラダだって必ず変えられるのだという、自分の可能性を信じるきっかけにしましょう。

刻まれ、自分はできるのだという自信になります。おのずと次の目標に向かって頑張る気持ちもわいてくるでしょう。

「できそうもない」「不安だ」という思いが芽生えたら、素直に心に従って、目標のレベルを下げてしまいましょう。

特にはじめのうちは無理をしないように。それは決して向上心のないことではありません。自分の可能性を高めていくための大切なテクニックなのです。

ポジティブ・シンキングと ポジティブ・トーキングの効用

やる気を高め、よりよい結果を出すためには、肯定的思考である「ポジティブ・シンキング」が効果的といわれています。しかし、どうしても物事をネガティブに考えてしまいがちな人もいるものです。こうした場合、あえて考えを肯定的に変換して口に出す「ポジティブ・トーキング」を実践してみましょう。大胆に公言すること、断言することはポジティブな考え方につながります。周囲の人に話したり、紙に書き出したりして、思いを外に出すことで否定的思考を減らしていきましょう。

MEMO

成功率50％へのチャレンジ!

成功するかどうかは「自分にもできるだろう」という見込み感が持てる、フィフティ・フィフティの法則が有効です。実現する見込みが50パーセント、実現しない見込みが50パーセントという意味です。

目標はこのレベルに設定するのが理想的。あまりに簡単に達成できるものでは、成功したときの満足感は得られません。しかし、実現率50パーセントでの成功や達成は満足感もあり、自己効力感を得てやる気が高まります。

PART 5 蘇生理論

2 成功体験の多い人ほど成功する

毎日成功スタンプを貯めていこう

何か新しく物事をはじめるとき、「失敗したくない」という気持ちは誰でも持つと思います。それは、失敗した状態から立ち直ることがどんなに大変かを知っているからでしょう。

反対に、成功体験は大変なエネルギーになります。成功を重ねて自己効力感が高まると、困難にも耐えられる強い心が備わります。成功体験は、多ければ多いほどよいのです。

今日から「成功スタンプ」をはじめましょう。成功の数を増やすには、目標設定の細分化が効果的です。仮に1カ月で2パーセント体脂肪を落とすという目標を立てたら、これについてのより細かい目標を

MEMO

○ 結果ではなく未来を記録する

たとえば、来週の1週間で何をいつ行うのか? を未来日記のように記録しておきましょう。そして、それが実際にできたのか?　できなかったのか?　または半分だけできたのかを記録していきましょう。このようにして成功スタンプを集めていきます。毎日体重を測り、細かく記録し続けていると、ちょっとの上下で一喜一憂してしまい、結果挫折につながる場合もあるでしょう。体重の測定、記録は最短で1カ月に1度でも十分です。

立てるのです。

たとえば、「月曜日はスイーツを我慢する」「火曜日は15分ウォーキングする」「水曜日はトレーニングを15分行う」というふうに目標を分割して設定してみます。

そして実際にこれらがクリアできたら、すでに3つの成功スタンプが貯まったことになります。このようにして、2パーセントの体脂肪減という達成までに、たくさんの小さな目標を用意しておけば、たとえいくつかクリアできなかったとしても、スタンプは貯まっているので焦ることもなくなります。

ノートにシールを貼って達成感を視覚化する

成功したらノートにシールを貼ってみたりすると、視覚的な効果も相まって、なお達成感が増してうれしくなるものです。このコレクションはまさに自分の実績。

また成功スタンプはある程度貯まってきたら、自分へのプレゼントに引き換えてみてはいかがでしょうか。おすすめは新しいトレーニングウェアやシューズです。自分が頑張ったことの象徴的アイテムを身につければ、さらにモチベーションがアップすること間違いなしです。

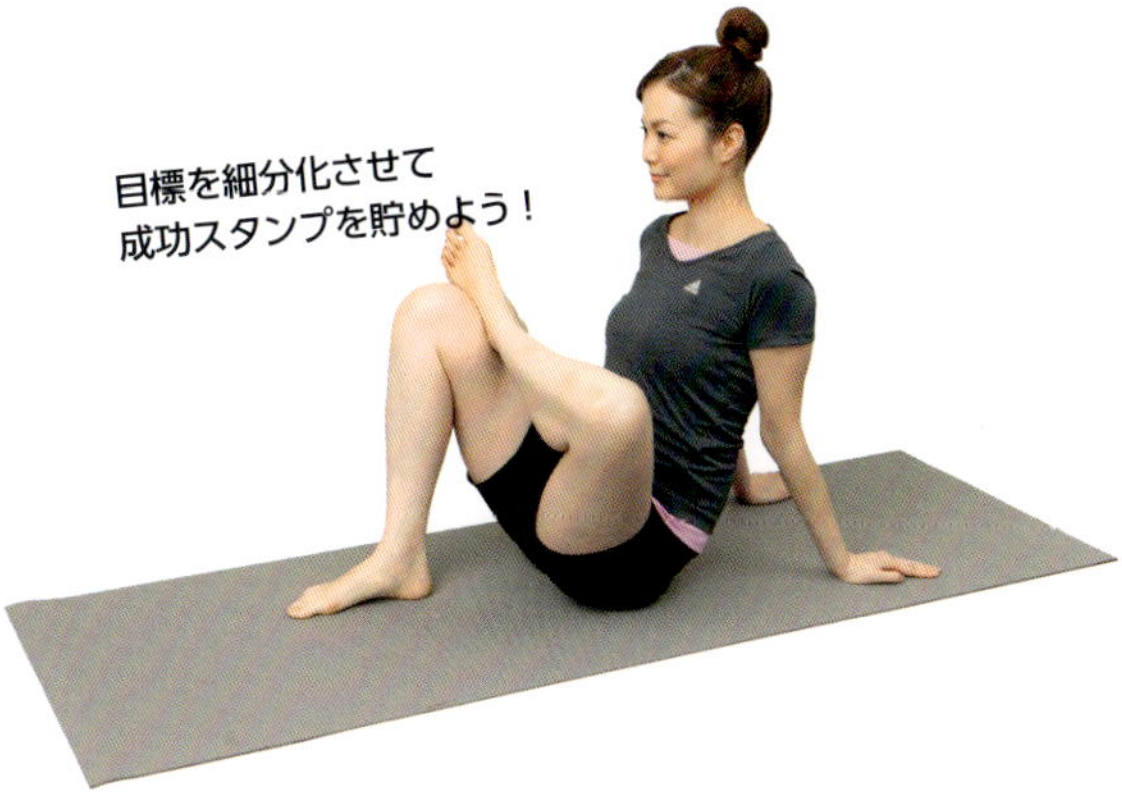

目標を細分化させて
成功スタンプを貯めよう！

カラダの主な筋肉を覚えよう!

全身筋肉図解

身体蘇生メソッドを行う際に、どの筋肉をターゲットにしているのかを意識することはとても重要です。筋肉の位置とその筋肉が担う役割を知っておきましょう。

{前面}

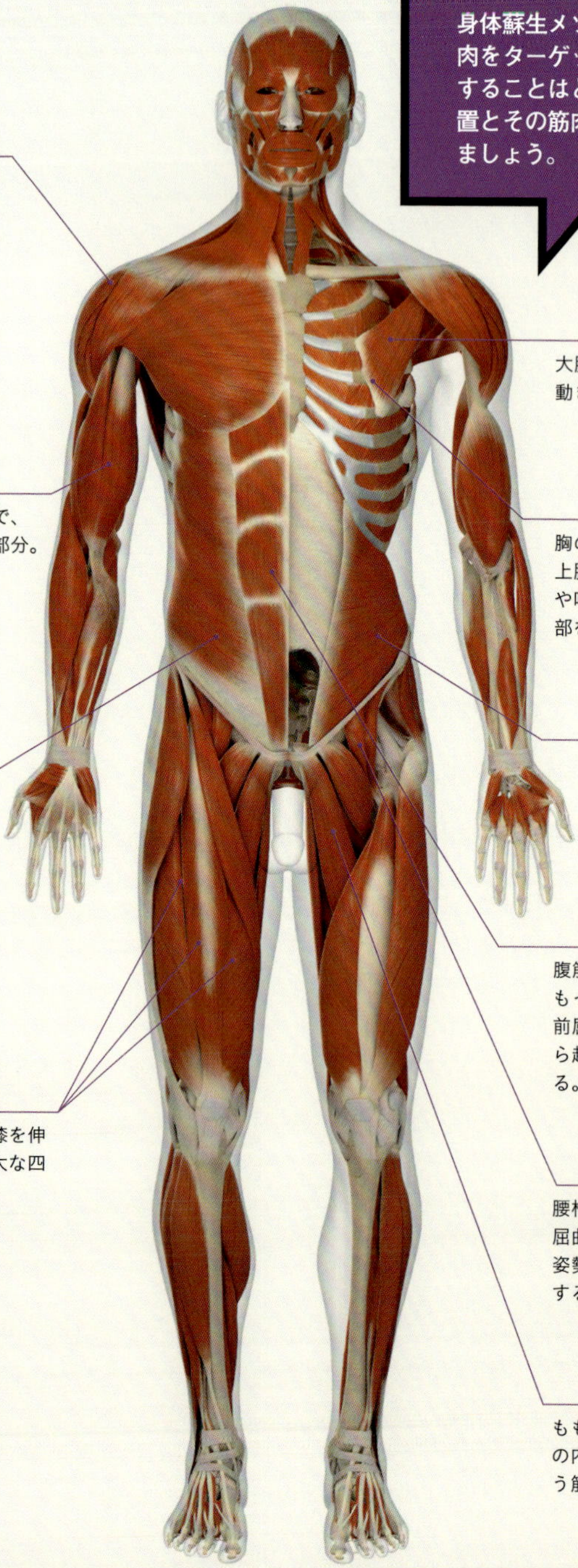

三《さん》角《かく》筋《きん》

肩のつけ根部分に位置する三角形の筋肉。上腕を水平に引き上げる働きを担う。

上《じょう》腕《わん》二《に》頭《とう》筋《きん》

上腕の前面にある筋肉で、いわゆる力こぶとなる部分。

腹《ふく》斜《しゃ》筋《きん》

外腹斜筋と内腹斜筋という2つからなる筋肉。脊柱を支え、体をひねる働きを担う。

大《だい》腿《たい》四《し》頭《とう》筋《きん》

太ももの前面を占め、膝を伸展させる働きを担う強大な四つの筋群。

小《しょう》胸《きょう》筋《きん》

大胸筋の下にあり、肩甲骨の動きにも関与する筋肉

大《だい》胸《きょう》筋《きん》

胸の上部を占める大きな筋肉。上腕骨に付いて、上腕の運動や呼吸運動に関係し、体幹上部を安定させる。

腹《ふく》横《おう》筋《きん》

腹筋の一つで腹斜筋の下に位置し、体幹を前屈、側屈、反対側に回旋させる。

腹《ふく》直《ちょく》筋《きん》

腹筋のなかでも前面に位置し、もっとも目立つ筋肉。体幹を前屈させたり寝ている状態から起き上がる時に主に使われる。

腸《ちょう》腰《よう》筋《きん》

腰椎と背骨を結び、股関節を屈曲させる働きを担う筋肉群。姿勢の維持や転倒防止に関係する筋肉。

内《ない》転《てん》筋《きん》群《ぐん》

ももの内側に位置し、股関節の内転、屈曲させる働きを担う筋肉。

{背面}

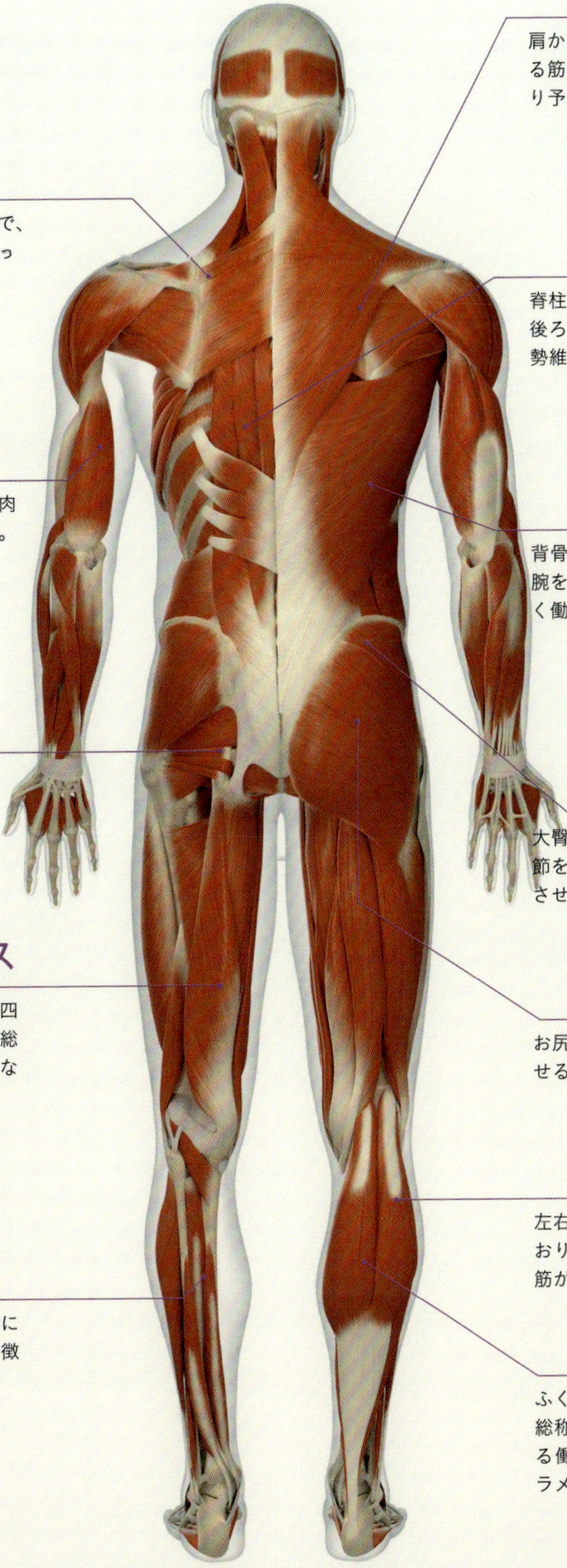

菱《りょう》形《けい》筋《きん》

背部の浅層にある筋の一つで、肩甲骨を内側斜め上方に引っ張り上げる働きを担う。

上《じょう》腕《わん》三《さん》頭《とう》筋《きん》

上腕二頭筋とペアで動く筋肉で、肘を伸ばす役割を担う。

梨《り》状《じょう》筋《きん》

お尻の奥に位置する筋肉。股関節を外旋させる働きを担う。

ハムストリングス

太もも後部に位置し、大腿四頭筋の反対側にある筋肉の総称。地面を蹴るときに重要な役割を担う。

ヒラメ筋

腓腹筋とは違って、膝関節にはまたがっていないのが特徴である。

僧《そう》帽《ぼう》筋《きん》

肩から首、背中にかけて広がる筋肉。鍛えることで、肩こり予防にも関係してくる。

脊柱《せきちゅう》起《き》立《りつ》筋《きん》

脊柱を支える筋肉で、体幹を後ろに反らす働きを担う。姿勢維持にも関係する。

広《こう》背《はい》筋《きん》

背骨の両側に広がる筋肉。上腕を内転し、また後内方に引く働きを担う。

中《ちゅう》臀《でん》筋《きん》

大臀筋の内側に位置し、股関節を外転し、また骨盤を安定させる働きを担う。

大《だい》臀《でん》筋《きん》

お尻の筋肉で股関節を伸展させる働きを担う。

腓《ひ》腹《ふく》筋《きん》

左右２つの筋肉で構成されており、内側腓腹筋と外側腓腹筋がある。

下《か》腿《たい》三《さん》頭《とう》筋《きん》

ふくらはぎに位置する筋肉の総称。足首を屈曲、伸展させる働きを担う。（腓腹筋、ヒラメ筋の総称）

モチベーションノート

Motivation Note

身体蘇生メソッドは継続して行うことで、結果がついてきます。
継続するためにはモチベーションをキープすることが重要。
日々のトレーニングを記録することでモチベーションをキープ！
まずは達成確率が50％程度の目標を書き込んでから利用しましょう。

日付	／	／	／
予定のトレーニング種目や生活習慣			
達成度	□ できた □ できなかった □ 半分できた	□ できた □ できなかった □ 半分できた	□ できた □ できなかった □ 半分できた
感想欄			

【目標】

・

・

・

・

／	／	／	／
□ できた □ できなかった □ 半分できた	□ できた □ できなかった □ 半分できた	□ できた □ できなかった □ 半分できた	□ できた □ できなかった □ 半分できた

【備考】

※コピーをすれば何度でも使えるので、ぜひ活用してください。

おわりに

失ってみて、はじめてそのありがたみに気づくことがあります。その最たるものは、やはり健康ではないでしょうか。しかし、人間のカラダは捨てたものではありません。これまでの生活習慣をあらため、カラダに必要なメソッドをとり入れたなら、必ず再生できるのです。何度でもつくろい直しが可能なのです。

だからといって健康を過信し、自分のカラダをほったらかしにしないでいただきたいことは、本書を最後まで読まれた方にはきっと伝わったのではないでしょうか。

そして今、最後に私がこの場でお伝えしたいのは、自分のカラダを楽しんでいただきたい、ということです。鍛えれば鍛えた分だけ、見た目も恰好よく引き締まったり、体力が上がったり、さらには自分に自信もつく。カラダに対して働きかけるほどに、目に見えて起こる変化は、感動的ですらあります。ですから、驚いたり、喜んだりしながら、自分のカラダと仲よくつき合ってほしいのです。この、カラダと付き合う楽しさを知った人ほど、いつまでも若いカラダをキープし、若い人顔負けの体力を誇っているのは確かな事実だからです。

そして最終的には、若い人たちにとっての希望の存在であっていただけたら、こんなにうれしいことはありません。あなたに、年を重ねることが楽しみになるような、人生の先輩としてのお手本になっていただきたいのです。

いくつになっても、素敵で、魅力的でいられることを、あなたの力でぜひとも立証してください。年をとることは、誰にとっても幸せなイメージであってほしいと思います。

最後までおつき合いいただき、ありがとうございました。いつの日か、昨日よりも、昨年よりも若々しくなったあなたに、どこかで出会えることを祈っております。

中野ジェームズ修一

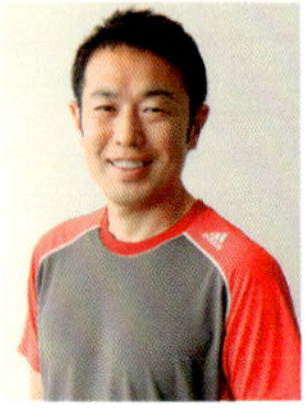

著者／中野ジェームズ修一

1971年生まれ。フィジカルトレーナー・フィットネスモチベーター。米国スポーツ医学会認定ヘルスフィットネススペシャリスト。11年半ぶりに現役復帰を果たしたプロテニスプレーヤー、クルム伊達公子選手の身体蘇生を担当したことでも有名。現在は卓球の福原愛選手を担当。ロンドンオリンピック銀メダル獲得にも貢献した。全国での講演会も精力的に行っている。著書に『体が若返る10の生活習慣』（ソフトバンク新書）、『姿勢を変えて、ロコモ対策超入門』（扶桑社）、また10万部を突破した『きょうのストレッチ』（ポプラ社）など多数。有限会社スポーツモチベーション代表取締役／早稲田大学エクステンションセンター講師／アディダス契約アドバイザリーなど。

有限会社スポーツモチベーション　東京都渋谷区神宮前2-30-9　エスパティオ神宮前101　http://www.sport-motivation.com

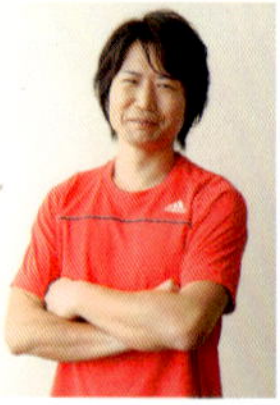

構成アシスタント／佐藤基之

パーソナルトレーナー／フィットネスモチベーター。スポーツモチベーション所属トップトレーナー。1974年生まれ。アメリカエアロビクス＆フィットネス協会認定パーソナルトレーナー。（財）健康・体力づくり事業財団　健康運動指導士。早稲田大学エクステンションセンター講師。東京スポーツ＆レクリエーション学院講師。（社）モチベーションアカデミー講師。ブラジルの体育大学を卒業。スポーツ障害、不良姿勢・加齢による腰痛や膝痛などの慢性的症状を予防するエクササイズ、ストレッチを得意としている。

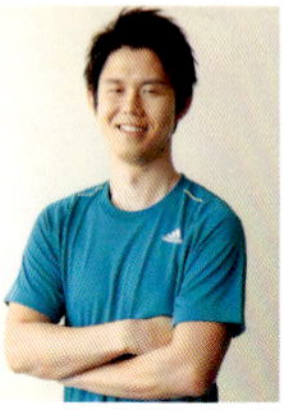

構成アシスタント／森本浩之

パーソナルトレーナー／フィットネスモチベーター。スポーツモチベーション所属トレーナー。1982年生まれ。日本ストレングス＆コンディショニング協会認定パーソナルトレーナー。（社）モチベーションアカデミー理事。水の特性を使ったリハビリテーションや高齢者の機能改善を得意としている。また、俳優の撮影前のボディメイクには定評があり、数多くの映画、ドラマ、写真集などでその功績が認められている。

● **編集協力**
フィグインク、元山裕子

● **本文デザイン**
橘奈緒、安田陽子（スタジオダンク）
芝智之

● **写真撮影**
市瀬真以（スタジオダンク）

● **筋肉イラスト**
デキサホールディングス株式会社
（データ元：「筋肉総覧」）

● **本文イラスト**
藤田裕美（ビューンワークス）

● **モデル**
狩野明日香、
佐藤基之（スポーツモチベーション）

● **撮影協力**
森本浩之（スポーツモチベーション）

● **衣装協力**
アディダスジャパン

動かなくなったカラダがよみがえる

身体蘇生メソッド

2013年7月25日　初版発行

著　者　中野ジェームズ修一
発行者　佐藤龍夫
発　行　株式会社 大泉書店
住　所　〒162-0805 東京都新宿区矢来町27
電　話　03-3260-4001（代）
ＦＡＸ　03-3260-4074
振　替　00140-7-1742
印刷・製本　大日本印刷株式会社

URL　http://www.oizumishoten.co.jp/
ISBN 978-4-278-04269-6 C0077

落丁、乱丁本は小社にてお取替えいたします。
本書の内容についてのご質問は、ハガキまたはFAXにてお願いいたします。